中医经典古籍集成（影印本）

医学纂要（上）

清·刘渊 编撰

李剑 张晓红 选编

SPM 南方出版传媒

广东科技出版社

·广州·

图书在版编目（CIP）数据

医学纂要：全2册／（清）刘渊编撰．—影印本．—广州：广东科技出版社，2018.4
（中医经典古籍集成）
ISBN 978-7-5359-6887-6

Ⅰ．①医…　Ⅱ．①刘…　Ⅲ．①中国医药学—中国—清代　Ⅳ．①R2-52

中国版本图书馆CIP数据核字（2018）第045220号

医学纂要（上）
YIXUE ZUANYAO（SHANG）

责任编辑：曾永琳
封面设计：林少娟
责任校对：冯思婧
责任印制：彭海波
出版发行：广东科技出版社
（广州市环市东路水荫路11号　邮政编码：510075）
http：//www.gdstp.com.cn
E-mail：gdkjyxb@gdstp.com.cn（营销）
E-mail：gdkjzbb@gdstp.com.cn（编务室）
经　　销：广东新华发行集团股份有限公司
印　　刷：广州一龙印刷有限公司
（广州市增城区荔新九路43号1幢自编101房　邮政编码：511340）
规　　格：889mm×1 194mm　1/32　印张14.375　字数280千
版　　次：2018年4月第1版
2018年4月第1次印刷
定　　价：239.00元（上、下）

目录

上

清·刘渊 编撰

医学纂要

（乾集、元集、亨集）

据广东省立中山图书馆馆藏清乾隆四年（一七三九年）翰宝楼刻本影印

王大方伯鑒定

嶺南劉聖泉編輯

醫學纂要

翰寶樓藏板

周禮醫師掌醫之政令聚毒藥以共醫事疾醫掌養萬民之疾病以五味五聲五藥養其病以五氣五聲五色眡其死生兩之以九竅之變參之以九藏之動劉執中曰聚其毒藥有州土之宜有采取之歲有治煉之方以攻療之利悉預知之

然後可以共醫事鄭康成曰五味醯酒飴蜜薑鹽之屬五穀麻黍稷麥豆五藥草木虫石穀病由氣勝負而生攻其羸養其不足也易氏曰九竅皆是經分者觀其證之變而有通塞之二氣九藏皆藏於內者察其脈之動而足浮中沉之三部焉

呼其要微矣夫人受天地之中以生而飲食動定不能自節則陰陽之沴得以緣其隙而爲之寇醫者聖人禦寇之術也不禦於疆場而禦於門庭因敗之道也不治其根本而治其膚末因死之術也士不素習不可以戰藥不素知不可以試趙玉曰神而於

心手之間蓋其難也善兵者熟籌支强弱勞逸之形山川阨塞兵甲利鈍車騎遲速之故太乙壬遁玉帳之占而後可以決戰善醫者能得以震以養以眂而尤在於觀其二候察其三部如晦斯劉不可越也如燎斯斷不可藏也能是敗矣望諸君之破奇

也已收七十餘城惟莒即墨未下頻兵數年久而待其懈使田單得以爲之謀此用緩之失也故兵不神速不若敵藥不峻厲不奏功世之庸工畏峻厲而不敢用惟取一二和緩之品以雖進之以爲平而愈亦得活人之名不愈亦非殺人之剤

也不知其所殺亦已多矣嗚呼蔘苓者庸工之烏喙薑桂者和扁之醍醐顧知其要者難矣惠陽劉生淵以醫名甬中三十年矣其所胗治喜用溫補峻厲之劑始或怪而笑之久未見其失一也其所著曰醫學纂要者頗合於兵家處女脫兔之旨故以

御題之說告之昔歸太僕贈醫士張
雲崖云雲崖世為武弁而司軒岐
以求內七十九家之言靡不洞徹談
論滾滾治人死生立效劉生少曾習
武俊弓馬今已棄去而其為醫亦張
目好大言所至輒驗其著書又能探其
要以活人則靈川所謂百七十九家之

言其已畧見於此與其得其要者與
其亦雲崖之匹與惜無文亦足以傳之也
乾隆四年歲次己未長至日
賜進士出身通議大夫廣東等處承宣
布政使司布政使西蜀王恕題於藩
署之觀循齋

醫學纂要心法靈機

凡例

一是書編閱覽古今醫書咀嚼其骨髓溶化其津液凝爲脂膏精華使後之學者以爲傳授心法

一古今醫書甚多業醫者未免有浩繁之嘆予不揣鄙陋編輯篇句使業醫者易爲記誦之學

一醫貴精明方貴活法苟學無本臨症憒然是書之作業醫者誠能熟讀玩味臨症自有靈其機用之妙

一古今醫方不過立一規模成法業醫者貴乎臨症因病而製方以治病非使泥方執病以湊方故是書之作載集湯方不註分

而使後之學者臨症費一番苦心自有活法之用

一是書之作載方簡要並爲註明病源脉症免遭流方庸碌之輩執方以悞人業醫者誠能玩味咀嚼自然奇方方外有奇方以應病症變態之百出庶不致爲病所困窮

一大道爲公與天下聰明才子業醫名儒以爲心領神會上事君親中能防身下可濟人之器具不與不學無術淺見者爲其所汚目何則潦草從事彼將拒我如之何晝晝爲其所熟讀玩味哉

伏龍山人聖泉子著

輕而分兩重者。未免有藥過其劑之愆。故不註分兩。活法法其中。以俟人之臨症酌量。因病增減。乃見活法之妙用。

一方脉與兒科。雖有大小之境。男婦豈無陰陽之別。其中胎產經期異路。驚風痘疹殊途。雖另立門類。莫非辨其表裏寒熱虛實六字而已。其餘雜症。皆同一體。亦惟於六字之內、體認分明。故詳載於方脉者。即畧於兒科。其計載於兒科者。即畧於方脉。庶免重複之繁。讀是書惟貫圓機、變通吾道。一以貫之之意。不獨請醫者幸甚。予亦幸甚。即天下千萬世之病者亦幸甚。

一古今醫書甚多。業醫者未免有浩繁之嘆。予不揣鄙陋。咀嚼其骨髓。溶化其津液。凝爲脂膏精華。編輯篇句歌訣。冠於首卷。使

業醫者易爲記誦之學以爲傳授心法

一載方簡要註明病源脉證業醫者誠能玩味咀嚼自然奇方方外有奇方以應病症變態之百出庶不致爲病所困窮

一大道爲公與天下聰明才子業醫名儒以爲心領神會上事君親中能防身下可濟人之器具不與不學無術淺見者爲其所汚目何則潦草從事彼將佢我如之何書皆爲其所熟讀玩味哉

伏龍山人聖泉子著

醫學纂要心法靈機

嶺南後學劉　淵聖泉子編輯

內經撮要上

【靈】兩神相搏，合而成形，常先身生，是謂精。上焦開發，宣五穀味，薰膚充身澤毛，若霧露之漑，是謂氣。腠理發泄，汗出溱溱，是謂津。穀入氣滿，淖澤注於骨，骨屬屈伸，洩澤補益腦髓，皮膚潤澤，是謂液。中焦受氣取汁，變化而赤，是謂血。壅遏營氣，令無所避，是謂脉。精脫者耳聾，氣脫者目不明，津脫者腠理開，汗大泄，液脫者骨屬屈伸不利，色夭，腦髓消，脛痠，耳數鳴，血脫者色白，夭然不澤，其脉空虛。

【靈】人始生，先成精，精成而腦髓生，骨爲幹，脉爲營，筋爲剛，肉爲墻，皮

膚堅而毛髮長穀入於胃脉道以通血氣乃行經脉者所以能決死生處百病調虛實不可不通

【靈】人之血氣精神者所以奉生而周於性命者也經脉者所以行血氣而營陰陽濡筋骨利關節者也衛氣者所以溫分肉充皮膚肥腠理司開闔者也志意者所以御精神收魂魄適寒溫和喜怒者也是故血和則經脉流行營覆陰陽筋骨勁強關節清利矣衛氣和則肌肉解利皮膚調柔腠理緻密矣志意和則精神專直魂魄不散悔怒不起五臟不受邪矣寒溫和則六府化穀風痺不作經脉通利肢節得安矣此人之常平也五臟者所以藏精神血氣魂魄者也六府者所以化水穀而行津液者也

原版本缺失

首二

原版本缺失

首二

於心者皆在於心之包絡包絡者心主之脉也故獨無腧焉少陰獨無腧者不病乎曰其外經病絡經而臟不病其行之疾徐皆如手少陰心主之脉行也

靈目者五臟六府之精也營衛魂魄之所常營也神氣之所生也故神勞則魂魄散志意亂精敗則視岐視岐見兩物故瞳子黑眼法於陰白眼赤脉法於陽也故陰陽合傳而精明也目者心使也心者神之舍也故精神亂而不轉卒然見非常處精神魂魄散不相得故曰惑也

素營衛之氣亦令人痺乎曰營者水穀之精氣也和調於五臟灑陳於六府乃能入於脉也故循脉上下貫五臟絡六府也衛者水穀

之悍氣也其氣慓疾滑利不能入於脉也故循皮膚之中分肉之間熏於肓膜散於胸腹逆其氣則病順其氣則愈不與風寒濕氣合故不為痺

靈 風雨寒熱不得虚邪不能獨傷人卒然逢疾風暴雨而不病者蓋無虚故邪不能獨傷人此必因虚邪之風與其身形兩虚相得乃客其形

靈 肺氣通於鼻肺和則鼻能知臭香矣心氣通於舌心和則舌能知五味矣肝氣通於目肝和則目能辨五色矣脾氣通于口脾和則口能知五穀矣腎氣通于耳腎和則耳能聞五音矣五臟不和則七竅不通矣

靈五穀入於胃也其糟粕津液宗氣分為三隧故宗氣積於胸中出於喉嚨以貫心脈而行呼吸焉營氣者泌其津液注之於脉化而為血以榮四末內注五臟六府以應刻數焉衛氣者出其悍氣之慓疾而先行於四末分肉皮膚之間而不休者也晝日行於陽夜行於陰常從足少陰之分行五臟六府

素飲入於胃遊溢精氣上輸於脾脾氣散精上歸於肺通調水道下輸膀胱水精四布五經並行時四五臟陰陽揆度以為常

靈邪之所在皆為不足上氣不足腦為之不滿耳為之苦鳴頭為之苦傾目為之眩中氣不足溲便為之變腸為之苦鳴下氣不足乃為痿厥心悗

素汗出輒復熱脈躁疾不為汗衰狂言不能食病名陰陽交者死

岐伯曰諸風掉眩皆屬於肝諸寒收引皆屬於腎諸氣膹鬱皆屬於肺諸濕腫滿皆屬於脾諸痛痒瘡皆屬於心

五味所入

酸入肝辛入肺苦入心鹹入腎甘入脾

五味所禁

辛走氣氣病無多食辛鹹走血血病無多食鹹苦走骨骨病無多食苦甘走肉肉病無多食甘酸走筋筋病無多食酸

不得臥而息有音

人行逆氣不得臥而息有音者是陽明之氣逆也陽明者胃脈也

胃者六府之海其氣下行入陽明逆而上行不得從其道故不得臥而息有音下經曰胃不和則臥不安此之謂也

衝脉任脉皆起於胞中爲經絡之海會於咽喉別而絡唇口血盛則澹滲皮膚生毫毛婦人數脫血衝任之脉不榮唇口故鬚不生宦者去其宗筋傷其衝脉血寫不復皮膚內結唇口不榮故鬚不生天宦者此天之所不足也其衝任不盛宗筋不成有氣無血唇口不榮故鬚不生

重身而瘖　人有重身九月而瘖此胞之絡脉絕也胞絡繫於腎少陰之脉貫腎繫舌本故不能言無治也當十月復

論稱良醫配比良相豈無謂哉蓋良相有燮理之功良醫有調劑

之力非學問優長才智素裕未足以語此　劉子聖泉於予表弟行也少而穎悟長而能文蜚聲膠序歷試屢拔前茅淹博之餘旁及岐黃深得其秘遂以成名在他人則專家以往而聖泉舉業並攻由是以學問而行其才智故能會古人之意窮古人之神達古人之化變通古人之成法出其機杼著爲論說編以詩歌要使奥義微言顯而易見約而能該其至之於書也將欲自考得失焉乃嗜炙同情始則見稱於江寗　徐樾菴先生梓其最傾入者二卷印刷袖歸所餘四卷工費無力延之至今適　藩憲　鹺憲兩大人暨　南海邑侯魏夫子見而嘉與諸可壽世冏共出俸金併冠以序命聖泉彙刊之合爲六本予披讀嘆曰子享盛名日久矣卷

固多而受益者亦不少今經　當事六人品題足稱佳士是書一出不惟學問才智於此略見一班而生平品行見義必爲遇害不避慷慨激昂上下千古何莫非以學問而行才智所無事哉比之良相子謝不敢以云良醫其庶幾乎

東官愚表兄林其蓁䟦

醫學纂要心法靈機

嶺南惠陽劉　淵聖泉氏編輯　男　輝彩章　文光德華　耀儀昭　仝訂

弟劉起熊兆舉氏較正

受業　壻任其信有恒氏　門人莫聖祐帝寵氏　參訂

總目錄

乾集心法靈機

內經撮要　辯論症治歌訣

元集風寒類似

中風傷寒　丁種類傷寒

醫學纂要心法靈機

輝彩章

惠陽醫者劉　淵聖泉子編輯　男文光德華　仝訂

耀儀炤

弟　劉起熊　受業　仝訂

婿　任其信　莫聖祐

目錄

幼科

瘡科

內經撮要下

素心者君主之官也神明出焉肺者相傳之官治節出焉肝者將軍之官謀慮出焉膽者中正之官決斷出焉膻中者臣使之官喜樂出焉脾胃者倉廩之官五味出焉大腸者傳道之官變化出焉小腸者受盛之官化物出焉腎者作強之官伎巧出焉三焦者決瀆之官水道出焉膀胱者州都之官津液藏焉氣化則能出矣凡此十二官者不得相失也故主明則下安以此養生則壽主不明則十二官危使道閉塞而不通形乃大傷

素腦髓骨脈膽女子胞此六者地氣之所生也皆藏於陰而象於地故藏而不寫名曰奇恒之府胃大腸小腸三焦膀胱此五者天氣

之所生也其氣象天故寫而不藏此受五藏濁氣名曰傳化之府此不能久留輸寫者也魄門亦為五藏使水穀不能久藏所謂五藏者藏精氣而不寫也故滿而不能實六府者傳化物而不藏故實而不能滿也

素 心藏神肺藏魄肝藏魂脾藏意腎藏志是謂五藏所藏心為汗肺為涕肝為淚脾為涎腎為唾是謂五液心惡熱肺惡寒肝惡風脾惡濕腎惡燥是謂五惡

素 心者生之本神之變也其華在面其充在血脈肺者氣之本魄之處也其華在毛其充在皮腎者主蟄封藏之本精之處也其華在髮其充在骨肝者罷極之本魂之居也其華在爪其充在筋以生

血氣脾胃大腸小腸三焦膀胱者倉廩之本營之居也名曰器能化糟粕轉味而入出者也其華在唇四白其充在肌凡十一藏取決於膽也

【素】肝生於左肺藏於右心部於表腎治於裏脾爲之使胃爲之市鬲肓之上中有父母七節之傍中有小心

【靈】何謂德氣生精神魂魄心意志思智慮曰天之在我者德也地之在我者氣也德流氣薄而生者也初生之來謂之精兩精相搏謂之神隨神往來者謂之魂並精而出入者謂之魄所以任物者謂之心心有所憶謂之意意之所存謂之志因志而存變謂之思因思而遠慕謂之慮因慮而處物謂之智

【靈】人有髓海有血海有氣海有水穀之海凡此四者以應四海也胃者水穀之海其輸上在氣街下至三里衝脉者爲十二經之海其輸上在于大杼下出于巨虛之上下廉膻中者爲氣之海其輸上在柱骨之上下前在于人迎腦爲髓之海其輸上在于其蓋下在風府

【靈】夫胸腹藏府之郭也膻中者心主之宮城也胃者太倉也咽喉小腸者傳送也胃之五竅者閭里門戶也廉泉玉英者津液之道也故五藏六府各有界畔

【素】天氣通於肺地氣通於嗌風氣通於肝雷氣通於心穀氣通於脾雨氣通於腎六經爲川腸胃爲海九竅爲水注之氣以天地爲之

陰陽陽之汗以天地之雨名之陽之氣以天地之疾風名之暴氣象雷逆氣象陽

素 諸脈者皆屬於目諸髓皆屬於腦諸筋皆屬於節諸血皆屬於心諸氣皆屬於肺此四肢八谿之朝夕也故人卧血歸於肝肝受血而能視足受血而能步掌受血而能握指受血而能攝卧出而風吹之血凝於膚者爲痺凝於脈者爲泣凝於足者爲厥此三者血行而不得反其空故爲痺厥也

藏府有相合三焦曰孤府

靈 肺合大腸大腸者傳道之府心合小腸小腸者受盛之府肝合膽膽者中精之府脾合胃胃者五穀之府腎合膀胱膀胱者津液之

府也少陽屬腎腎上連肺故將兩藏三焦者中瀆之府也水道出焉屬膀胱是孤之府也是六府之所與合者

五藏異藏虛實異病

【靈】肝藏血血舍魂肝氣虛則恐實則怒脾藏營營舍意脾氣虛則四肢不用五藏不安實則腹脹經溲不利心藏脉脉舍神心氣虛則悲實則笑不休肺藏氣氣舍魄肺氣虛則鼻塞不利少氣實則喘喝胸盈仰息腎藏精精舍志腎氣虛則厥實則脹五藏不安必審五藏之病形以知其氣之虛實謹而調之也

【素】夫人之常數太陽常多血少氣少陽常少血多氣陽明常多氣多血少陰常少血多氣厥陰常多血少氣太陰常多氣少血

足太陽與少陰爲表裏。少陽與厥陰爲表裏。陽明與太陰爲表裏。手太陽與少陰爲表裏。少陽與心主爲表裏。陽明與太陰爲表裏。

五病

五氣所病。心爲噫。肺爲欬。肝爲語。脾爲吞。腎爲欠爲嚏。胃爲氣逆。爲噦。爲恐。大腸小腸爲泄。下焦溢爲水。膀胱不利爲癃。不約爲遺溺。膽爲怒。是謂五病。

五亂

五邪所亂。邪入於陽則狂。邪入於陰則痺。搏陽則爲巔疾。搏陰則爲瘖。陽入之陰則靜。陰出之陽則怒。是謂五亂。

五傷

五勞所傷久視傷血。久臥傷氣。久坐傷肉。久立傷骨。久行傷筋。是謂五勞所傷。

五藏有餘不足

神有餘則笑不休。神不足則悲。氣有餘則喘咳上氣。不足則息利少氣。血有餘則怒。不足則恐。形有餘則腹脹涇溲不利。不足則四肢不用。志有餘則腹脹飧泄。不足則厥。

陽絡傷則血外溢。陰絡傷則血內溢

起居不節。用力過度。則絡脉傷。陽絡傷則血外溢。血外溢則衄血。陰絡傷則血內溢。血內溢則後血。

腸胃寒熱為病

胃中熱則消穀令人懸心善飢臍以上皮熱腸中熱則出黃如糜臍以下皮寒胃中寒則腹脹腸中寒則腸鳴飱泄胃中寒腸中熱則脹而且泄胃中熱腸中寒則疾飢小腹痛脹

脾病而四肢不用

脾病而四肢不用何也四肢皆稟氣於胃而不得至經必因於脾乃得稟也今脾病不能為胃行其津液四肢不得稟水穀氣氣日以衰脉道不利筋骨肌肉皆無氣以生故不用焉

風寒濕雜合為痹

風寒濕三氣雜至合而為痹也其風氣勝者為行痹寒氣勝者為痛痹濕氣勝者為著痹也

痛痹

痹或痛或不痛或不仁或寒或熱或燥或濕何也曰痛者寒氣多也有寒故痛也

不痛痹

其不痛不仁者病久入深營衛之行濇經絡時踈故不痛

不仁痹寒痹熱痹

皮膚不營故為不仁其寒者陽氣少陰氣多與病相益故寒也其熱者陽氣多陰氣少病氣勝陽遭陰故為痹熱

五不痛痹

痹病不痛何也痹在於骨則重在於脈則血凝而不流在於筋則

屈不伸在於脉則不仁在皮則寒故具此五者則不痛也凡痹之類逢寒則急逢熱則縱　以上係內經

陰陽辨

陰陽二字最宜詳察分明積陽爲天積陰爲地陽躁陰靜陽生陰長陽殺陰藏孤陽不生孤陰不長陽和爲發生之本陰和爲成實之基陽亢則害爲焦枯陰勝則凝爲固閉陽動而散故化氣陰靜而凝故成形陽極則生熱陰極則生寒故陽衰者惡寒陰虛者發熱以陰勝則陽病陽勝則陰病故也陽無形而生氣陰有質而成味故清陽之氣出上竅濁陰之味出下竅陽衰則敗陰枯則涸陽離不納則飛越於上而氣喘如鼾陰脫不固則注陷於下而汗出

如泗。寒則傷形。熱則傷氣。氣傷則痛。形傷則腫。暴喜傷陽。暴怒傷陰。喜怒傷氣。寒暑傷形。陰性靜。在內爲陽之守。陽性動。在外爲陰之使。故喜明者爲陽。欲暗者爲陰。陽虛則暮亂。陰虛則朝爭。陽病則旦靜。陰病則夜寧。陽邪盛者朝重暮輕。陰邪盛者暮重朝輕。陽病不能俯。陰病不能仰。陽病臥多向外。陰症睡每朝陰。陽主舒暢而多仰。陰主拘急而多俯。陽多喜涼而貪冷。陰多畏寒而向暖。陰陽既別。榮衛須分。榮主血而屬陰。所以榮養乎中。衛主氣而屬陽。所以護衛乎外。故榮血行於脉中。衛氣行於脉外。氣所以行血。血所以載氣。氣血原不相離。故陰虛陽必走。陽亡陰必脫。氣虛宜扶陽。血脫當固氣。血本有形。不能速生。氣基最微。所當急固。氣血調和榮養護衛百骸貫通脉息行焉呼吸流利朝宗於肺決於寸口診須明辨問不可缺從容婉轉實爲要訣聞音宜審剛柔分別首先急要望形察色條序於後請申其説

命門論

兩腎之間一點眞陽名曰命門相火之位爲坎之象恭人秉生之機卽在此命門一點相火爲人身之至寶化生之源無不出此蒸精粕熏脾胃化津液潤五藏悅顔色無非此火若腎無此火則無以作强而伎巧不出焉膀胱無此火則三焦之氣不化而水道不行脾胃無此火則不能蒸腐水穀而五味不出肝膽無此火則將軍無决斷而謀慮不出大小腸無此火則變化不行而二便閉心

無此火則神明昏而萬事不能應矣故命門爲一身鞏固之關經曰倉廪不藏者是門戶不要也水泉不止者是膀胱不藏也又曰腎者胃之關也雖命門爲精血之海脾胃爲水穀之海均爲五藏六府之本然命門爲元氣之根爲水火之宅五藏之陰氣非此不能滋五藏之陽氣非此不能發而脾胃以中州之土爲灌注之本非此火不能生正爲脾胃之母爲化生之源實爲比辰之樞司陰陽之柄開竅于二陰主持二便前陰主水後陰主便腎主閉藏腎氣虛失閉藏之道故大便爲之頻數小便爲之溺多蓋陰陽和則出入有常陰陽病則啟閉無序有爲癃閉不通者以陰竭水枯乾涸之不行也有爲滑泄不禁者以陽虛火敗收攝之無主也陰精

既竭非壯水則必不能行陽氣既虛非益火則必不能固若使命門陰勝則格陽而元陽畏避龍火無藏身之地以致游散不歸而爲煩熱氣短喘急自汗等症緣眞火之不歸原惟從其性而引之使陽和之氣直入坎中據其窟宅而招之誘之則同氣相求而虛陽無不歸原矣經曰甘溫除大熱正此謂也若使命門陰虛則陽亢以眞火之偏勝而爲煩渴骨蒸潮熱或爲欬血吐血淋濁遺泄等病雖明是火症本非邪熱實熱之比緣眞水之不足當壯水以制陽光惟甘平之劑培補眞陰以配火則陰陽得平而病無不愈益精無氣不行氣無水不化固其大法若欲去火以復水則既虧之水未必可復而並火去之豈不陰陽兩敗乎且苦寒之物絕無

升騰之生氣而欲其補陰無是理也凡治此者惟在慧者之神悟之

機微論

經曰發熱惡寒發於陽無熱惡寒發於陰陽微則惡寒陰虛則發熱陽有餘身熱無汗陰有餘多汗身寒陽微不能呼陰弱不能吸陽盛陰虛下之則愈汗之則死陰盛陽虛汗之則愈下之則死浮緊宜汗應問頭痛發熱惡寒沉實當攻還須便結遶臍硬痛寒熱爲少陽之邪便秘者可下潮熱主陽明之燥未結者可和多眠神復兆向壁臥有陰寒之慮衄血紅汗名動陰血爲厲竭之禁陰症似陽固多陽症似陰間有脉沉足冷知身熱面赤之症非眞重按

無根識數大浮洪之脉是假辨煩燥之當溫認惡寒而禁汗倚裁傍流而硬痛明係挾熱手足逆冷而乍溫自知反伏陽燥多語陰靜無聲倦臥神昏引衣自蓋陰爲的揚手擲足揭去衣被陽可知陰症見陽脉者直陽來復之兆陽症見陰脉者正氣衰微之機邪氣欲傳脉緊盛未來之病循經可推邪氣不傳脉靜和病愈之期屈指可算月滿既生治法又異診脉偏喜沉細若浮躁反爲不佳製方切忌寒涼雖身熱還須禁用陽生於熱熱則舒緩陰生於寒寒則拳急走注而紅腫者知榮衛之有熱拘急而痠疼者識經絡之有寒其機最微醫當分別

部位望色篇

望色知病察候死生五色宜辨部位須分頭爲諸陽之會額爲君火之區左頰屬肝右頰屬肺鼻屬脾土竅通肺氣頦屬腎水命脉縈唇面青爲寒兼主風痛之候色赤屬熱須防戴陽之虞脾土色黃有晦滯陽明熱之辨肺金色白主氣虛血脫之危皎白者肺竭之因黑晦者腎寒之相面黃脾家病色青肝經若光明潤澤可喜腎晦乾枯須憂脊症被腎燥脾熱唇目焦口角青黑陰寒之故唇吻赤腫熱極之徵病退面微黃眼黃爲發黃之漸病深目直視睛斷宜痰飲之防者陽虛之目開惡陰寒而睛閉陰脫者目盲陽脫者見鬼氣虛則眼昏黑血少則目濇濇目爲肝經孔竅實藏府精華眼胞屬脾色白屬肺黑睛屬肝經瞳人屬腎水大眥皆心火小

皆屬相火眼胞陷下難醫戴眼神離不治鼻孔爲肺竅準頭屬脾土孔張痔脹肺經風熱乾燥息鼾竅必流紅氣冷而黑滑陰寒之兆孔燥如烟煤陽毒之徵鼻塞濁涕者風熱竅流青涕者肺寒色青腹中作痛鼻黃小便艱難微黑知有水氣色白定爲氣虛鮮紅有留飲色赤爲脾熱孔竅忽仰而喘急短期可決鼻色枯槁鼻尖冷危亡將至耳爲腎竅經絡少陽紅腫聾聵疼痛實屬風熱壅盛焦枯塵垢無聞誠爲氣脫精衰唇絡脾脉舌乃心苗口乾舌燥心經熱赤脣唇焦脾火強味苦明係膽經風熱甘甜須知脾火爲殃紅潤無胎尚未入裏白微而滑既已傳經黑滑冷涎腎家陰寒之兆焦黃燥渴胃府陽亢之徵舌卷腫硬難治人中平滿莫醫口要

唇反顱搖危亡立至魚嘴氣出不返可決短期齒骨酸疼而焦燥齒屬腎陰枯槁牙肉腫痛而臭腐分明胃火亢陽齒黑焦枯休下藥牙齦脫落不須醫故唇環脾脉之經青遮口角難醫救額爲天堂之位黑掩太陽不治因經曰頭者精明之府頭傾視深神將奪矣背者胸之府背曲肩隨府將壞矣腰者腎之府轉搖不能腎將憊矣膝者筋之府屈伸不能行則僂俯筋將憊矣骨者髓之府不能久立行則振掉骨將憊矣

四言脉訣撮要

脉爲血脉會於寸口切人之脉令仰其掌掌後高骨是名關上關前爲寸關後爲尺浮中沉候三部推尋左寸所居胞絡與心左關

一部肝膽相應小腸膀胱左尺同腎膻中及腑右寸之因脾胃之脉右關一定大腸命門三焦相並皆居右尺仔細推尋婦人子宮胞中同認男子之脉左大爲順女人之脉右大爲順男尺恆虛女尺恆盛浮脉爲陽其病在表如水漂木浮在皮毛風寒暑濕感冒之兆無力表虛有力表實浮緊風寒浮緩風濕浮遲風虛浮數風熱浮虛暑症浮芤失血脉有相兼仔細分别沉脉爲陰其病在裏沉行筋骨如水投石無力裏虛有力裏實沉遲涸冷沉數内熱沉滑痰飲沉濇血結沉弱虛寒沉牢堅積沉緊陰寒腹痛不休沉緩寒濕腰痛爲咎遲脉屬陰象爲不及往來慢遲三至一息主藏爲寒滯痛拘急無力虛寒有力冷積沉遲裏寒浮遲表冷遲濇血少

遲緩寒濕數脉屬陽象爲太過往來越度六至一息有力實火無力虛熱浮數在表風熱喘咳沉數內火腸胃熱結滑主痰飲往來流利滑而冲和婦爲有喜濇爲血少如刀刮竹男主精傷女主胎漏虛主傷暑又爲血虛浮大遲耎實按似無實脉有力長大而弦三焦火邪痞滿實堅長脉迢迢首尾俱端直下直上如循長竿病主有餘氣旺火炎短脉濇小首尾俱俯中間突起不能滿部病爲不及專主氣虛洪脉壯大滔滔滿指爲主氣盛陽亢陰竭微脉細軟似有似無氣虛血衰陽敗精枯緩脉四至往來和勻有脉相兼方可斷病緊主寒邪如解繩索痛連胸脇元氣虛弱芤主失血絕類慈葱浮沉俱有中候獨空弦如琴弦經虛而滑端直以長指下

挺然肝風爲病心胸痛逆革脉弦大浮取即得按之乃空渾如鼓革虛寒相搏亡精失血牢在沉分大而弦實痼瘕痛患陰寒血積濡脉主陰細軟浮分命火衰敗精枯血竭弱脉細小沉分乃得眞氣衰弱陽陷陰絶散脉浮亂有表無裏命主危亡須刻分離細脉如絲直軟似微氣虛勞損血敗精枯伏脉隱伏推筋着骨陰寒受病元陽衰脫動脉如豆形無頭尾厥厥動摇必兼滑數龍雷火越精亡血涸促脉急促數時一止火炎陽亢物停食滯結脉凝結緩時一止陽衰陰寒頗得其旨代脉歇止良久復動病主臟衰危惡之候疾脉急疾陽極陰竭七至八至虛魂將絶寄語醫家一十八

脉詞雖粗陋實爲要訣

脉要歌

脉之主病有宜不宜。陰陽順逆。吉凶可知。中風之脉。却喜浮遲。戰大急疾。兼見難支。傷寒熱病。脉喜浮洪。沉微濇少。証反必凶。汗後脉靜。身涼則安。汗後脉燥。熱甚必難。陽症見陰。命必危殆。陰症見陽。雖困無害。傷暑脉虛。弦細芤遲。若兼滑實。別症當知。勞倦內傷。脾脉虛弱。汗出脉躁。死症可察。瘧脉自弦。弦數者熱。弦遲者寒。代散者絕。洩瀉下利。沉小滑弱。實大浮數。發熱則惡。嘔吐反胃。浮滑者昌。弦數緊濇。結腸者亡。霍亂之候。脉代勿訝。厥逆遲微。是則可嗟。嗽脉多浮。浮濡易治。沉伏而緊。死期將至。喘息擡肩。浮滑是順。沉濇肢寒。皆為逆症。火熱之症。洪數為宜。微弱無神。根本脫離。骨

蒸發熱脉數爲虛熱而濇少必殞其軀勞極諸虛浮軟微弱土敗
雙弦火炎則數失血諸症脉必現芤緩少可喜數大堪憂畜血在
中牢大却宜沉濇而微速愈者希三消之脉浮大者生細微短濇
形脫堪憂小便淋閉鼻色必黃數大可療濇小知亡癲乃重陰狂
乃重陽浮洪吉象沉急凶殃癇宜虛緩沉小急實或但弦急必死
不失疝屬肝病脉必弦急牢急者生弱急者死脹滿之脉浮大洪
實細而沉微岐黃無術心腹之痛其類有九細遲速愈浮大延久
頭痛多弦浮緊易治如呈短濇雖救何及腰痛沉弦浮緊滑實何
者難療兼大者失脚氣有四遲數浮濡脉空痛甚何可久持五藏
爲積六府爲聚實强者生沉細難愈中惡腹脹緊細乃生浮大維

何邪氣已深鬼祟之脉左右不齊乍大乍小乍數乍遲五疸實熱脉必洪數過極而亢渴者爲惡水病之狀理必兼沉浮大出厄虛小可驚癰疽之脉浮數爲陽遲則屬陰藥宜酌量癰疽未潰洪大爲祥若其已潰仍舊則殃中毒之候尺寸數緊細微必危旦夕將殞金瘡出血脉多虛細急實大數垂亡休治婦人之脉以血爲本血旺易胎氣旺難孕少陰動甚謂之有子尺脉滑利妊娠可喜滑疾不散胎必三月但疾不散五月可别左疾爲男右疾爲女女腹如箕男腹如釜肺癰已成寸數而實肺痿之形數而無力肺癰色白脉宜短濇浮大相逢氣損血失腸癰實熱滑數可必沉細無根其死可測喉痺之脉遲數爲常纏喉走馬微伏則難欲産之脉散

而隨經新產之脉小緩爲應實大弦牢其凶可明奇經八脉不可不察直上直下尺寸俱牢中央堅實衝脉昭昭胸中有寒逆氣裏急疝氣攻心支滿溺失直上直下尺寸俱浮中央浮起督脉可求腰背強痛風癇爲憂寸口丸丸緊細實長男疝女瘕任脉可詳寸左右彈陽蹻可決尺左右彈陰蹻可別關左右彈帶脉之訣尺外斜上至寸陰維尺內斜上至寸陽維脉有反關動在臂後別由列缺不干症候經脉病脉業已昭詳將絕之形更當度量心絕之脉如操帶鈎轉豆躁疾一日可憂肝絕之脉循刀責責新張弓弦死在八日脾絕雀啄又同屋漏一似水絕還如盃覆肺絕維何如風吹毛毛羽中膚三日而號腎絕伊何發如奪索辟辟彈石四日而

作命脉將絕魚翔蝦遊至如湧泉莫可挽留醫之診脉將決死生熟讀深思如見古人

宜忌歌

傷寒病熱兮洪大易治而沉細難醫傷風欬嗽兮浮濡可攻而沉牢當避腫脹宜浮大顛狂忌虛細下血下痢兮浮洪可惡消渴消中兮實大者利霍亂喜浮大而畏微遲頭疼愛浮滑而嫌短濇腸澼藏毒兮不怕沉微風痺足痿兮偏嫌數急身體中風浮滑則生腹心作痛沉細則良喘急浮洪者危欬血沉弱者康脉細軟而不弦洪知不死于中惡脉微小而不數急料無憂于金瘡吐血鼻衄兮吾不喜其實大跌撲損傷兮吾則畏其堅强痢疾身熱而脉洪

其災可惡濕病體煩而脉細此患難當水瀉脉大者可怪亡血脉實者不祥病在中兮脉虛爲害病在外兮脉澀爲殃腹中積久而脉虛者死身表熱甚而脉靜者亡

死脉歌

指下如湯沸湧時旦沽夕死定無疑尾掉搖搖頭不動魚翔腎絶亦如期去疾來遲勢劈勞命絶脉來如彈石三陽穀氣久虛空胃氣分明屋漏滴散亂還同解索形髓竭精枯見兩尺蝦遊靜中忽一躍魂去行屍定生憂雀啄連來三五啄脾無穀氣定難留欲知心絶幷榮絶如刀壓刀細推求更有肺枯幷胃乏如麻疾促至無休指下渾然如轉豆三光正氣已漂流

寸平無病何謂死只澤原來脉不存君知此理是何物猶如草木一無根

死證

屍臭舌卷囊縮肝絕肌肉不滑唇反胃絕髮直齒枯遺尿腎絕毛焦面黑直視目瞋陰氣已絕眶陷系傾汗出如珠陽氣已絕聲如鼾睡吐沫面赤面黑唇青人中腫滿唇反出外髮眉衝起爪甲肉黑手掌無紋臍凸跗腫面青欲眠目視不見汗出如油肝絕之期在於八日眉傾膽死手足甲青或漸脫落呼罵不休筋絕之期亦如於肝肩息直視心絕立死髮直如麻不得屈伸自汗不止小腸絕也六日而死骨痛身重不可反覆乃爲胃絕五日而死耳乾背

腫溺血尿赤乃爲肉絶九日而死口張氣出不能復返乃爲肺絶三日而死泄痢無度爲大腸絶齒枯面黑目黄腰折自汗不休乃爲腎絶四日而死齒黄枯落乃爲骨絶

五臟絶證

五藏已奪神明不守故作聲嘶循衣摸床譫語不休陽明已絶妄語錯亂不語失音則爲熱病猶或可死脉浮而洪身汗如油喘而不休乃爲肺絶陽反獨留形如烟熏直視揺頭乃爲心絶唇吻反青漐漐汗出乃爲肝絶環口黎黑柔汗發黄乃爲脾絶溲便遺失狂言直視乃爲腎絶陰氣先絶陽氣後竭臨死之時身面必赤腋温心熱水漿不下形體不仁作靜作亂乃爲胃絶六府氣絶足冷

腳縮五藏氣絕便利不禁手足不仁手大陰絕則皮毛焦足太陰絕口唇不紫足少陰絕則骨髓枯足厥陰絕筋縮引卵漸及于舌三陰俱絕眩轉矇目六陽俱絕陰陽相離腠理泄絕汗出如珠旦沽夕死夕沽旦死

徵其脉小色不奪者乃為新病其脉不奪其色奪者乃為久病脉色相奪乃為久病俱不奪者乃為新病

詐病

向壁而臥聞醫驚起而目盼視三言三止脉之嚥唾此為詐病

聞聲辨

大笑不止乃為心病喘氣太息乃為肺病怒而罵詈乃為肝病氣

不足息。乃爲脾病。欲言不言。語輕多畏。乃爲腎病。前輕後重。壯厲有力。乃爲外感。倦不欲言。聲怯而低。内傷不足。攢眉呻吟。必苦頭痛。叫喊呻吟。以手捫心。爲中脘痛。呻吟身重。轉即作楚。乃爲腰痛。呻吟摇頭。攢眉捫腮。乃爲齒痛。呻吟不起。爲腰脚痛。診時吁氣。爲屬鬱結。摇頭而言。乃爲裏痛。喉中有聲。謂之肺鳴。火來乘金。不得其平。形羸聲啞。咽中有瘡。肺被火囚。聲音暴啞。風痰伏火。會係喊傷。不可斷病。聲嘶色敗。久病不治。氣促喉聲。痰火哮喘。中年聲濁。痰火之殃。獨言獨語。言談無緒。思神他寄。思慮傷神。傷寒壞症。啞爲狐惑。上唇有瘡。蟲食其藏。下唇有瘡。蟲食其肛。風滯于氣。機關不利。出言謇澀。乃爲風病。氣短不續。言止復言。乃爲奪氣。衣被不欲罵詈親疏神明之亂風狂之類若在熱病又不必論欲言復寂忽又驚呼病深入骨聲音低微聽不明徹必以膈間有所阻凝啾然細長頭中之病氣來短促不足以息呼吸難應乃爲虛甚素無寒熱短氣難續知其爲實吸而微數病在中焦實則可生虛者不治上焦吸促下焦吸遠上下睽違何以施療

死症歌

氣粗息喘面塗脂鼻起烟煤是死期耳黑乾枯休用藥人中平滿斷難醫口張氣出無回閉汗出如珠魂脫離黑掩天庭壽數盡青遮口角命幾希遺尿失禁發搦搐摸床譫語與循衣舌焦唇反眼神露昏昧乾枯滿面皮黑繞眼眶唇色白無言短氣頭傾似瘡形

肉從豬肝柴麻木痛癢總不知就有神仙難醫治明師須記此篇題

傷寒要訣

傷寒病　細參詳　六經傳變分陰陽　冒風感寒須明辨
足太陽經屬膀胱　風傷衛氣脉浮緩　發熱惡寒頭項强
鼻塞聲重並乾嘔　汗出惡風桂枝湯　宜和營衛解肌熱
隨飲熱粥更爲良　煩渴飲水飲則吐　五苓散用最相當
熱結膀胱休發汗　邪熱衝心病如狂　小腹急結大便黑
桃仁承氣世無雙　汗出不解仍發熱　陽虛陰逆誤汗湯
心悸頭眩身瞤動　心神恍惚真武湯　汗出不正仍惡風

附子加入桂枝中　肺氣壅逆有微喘　桂枝厚朴杏仁同

汗出惡寒陽虛弱　附子甘草與芍藥　陽氣內陷作結胸

六一順氣湯最確　太陽發黃頭有汗　茵陳方用無差錯

寒傷營血名傷寒　體重身疼骨痛酸　發熱惡寒脈浮緊

惡風無汗氣喘煩　嘔逆頭痛宜發散　麻黃湯劑如仙丹

脈來反沉當救裏　四逆湯用可相安　心中悸煩腹急痛

小建中湯服後寬　不惡寒　反惡熱　邪入陽明何須說

實熱內蒸津液傷　調胃承氣須當啜　邪入傳裏成痞鞕

嘔吐下利作寒熱　大柴胡湯用眞熱　兩解表裏爲眞訣

協熱下利多糜黃　黃芩芍藥爲準則　純利清穀身疼痛

救裏四逆當緊切　傷寒無汗多煩躁　大青龍湯如點雪
發熱乾嘔小腹滿　水逆肺氣噎喘欬　或渴或利水不通
小青龍湯真妙絶　身出汗　熱煩渴　白虎湯方除煩熱
傳入陽明是胃經　鼻乾目痛爲身熱　脉來洪長不得眠
柴葛解肌爲中節　三陽邪熱傳經府　潮熱自汗爲譫語
煩熱發渴不惡寒　揚手擲足如亂舞　揭去衣被陽可知
邪熱内鬱用白虎　痞滿躁實須當下　大承氣湯真堪取
便秘遶臍時疼痛　脉沉有力方爲準　邪在上焦小承氣
中焦調胃無傷損　足少陽　屬膽經　脉來弦數見沉吟
耳聾脇痛寒熱嘔　口苦咽乾目眩運　半表半裏當和解

小柴胡湯用如神　鬱鬱微煩裏症急　大柴胡湯正相因

足太陰經脉沉細　腹滿而痛兼咽乾　食不下　作嘔吐

桂枝大黃湯可觸　無熱自利是臟寒　加味理中湯最端

足少陰經脉沉細　欲吐不吐口舌乾　燥渴自利多欲寐

引衣倦臥兼心煩　陰寒入臟邪傳腎　溫之四逆可相安

煩躁厥冷作吐利　吳茱萸湯如仙丹　心中煩　不得臥

黃連阿膠湯可餐　或欬或悸水不通　裏急下利兼後重

四逆散用除熱厥　服之可除腹中痛　自利清水色純青

口燥咽乾心下疼　協熱而利腹脹滿　大承氣湯真如神

發熱頭痛脉沉細　麻黃附子合細辛　或渴或嘔或下利

小便不通腹脹疼　四肢沉重多酸痛　眞武湯方可相親
脉微欲絶不惡寒　面赤腹疼乾嘔煩　咽痛下利脉不出
通脉四逆眞莫慢　脉來沉弦足厥陰　煩滿囊縮氣撞心
饑不欲食食吐蚘　烏梅丸方眞如神　心中痛熱兼消渴
白虎湯方亦相因　發熱身疼須解表　下利腹脹當温裏
温裏四逆湯可用　解表還須用桂枝　吐而發熱小柴胡
下利譫語用承氣　寒中陰經口不乾　身疼發熱自下利
脉細沉　又無力　回陽救急湯最的　身有熱　頭無痛
面赤飲水不下咽　庸醫誤認爲熱症　豈知虛火泛上炎
自是戴陽多不曉　復元湯服得安然　陰格湯　難遍詳

陰極發厥面戴陽　欲赴井中脉無力　急救回陽返本湯
水不下咽厥血症　須用犀角與地黃　治吐血　典衄血
生地芩連湯可嘗　身如硃　眼似火　發斑狂叫風熱過
病在三焦陽明胃　三黃石膏湯最可　發斑之症先欬嘔
耳聾足冷定無他　休發汗　愈斑爛　消斑青黛飲莫慢
勞力感寒症又異　補中益氣湯可餐　亡陽症　過汗多
頭痛振振病不和　筋惕肉瞤虛太甚　益氣養榮煎最妥
食積症　類傷寒　發熱惡食不惡寒　痞滿嘔逆身不痛
須向太和飲內談　時行症　多發熱　六神通解正相安
時氣流行多風熱　柴胡飲服可怡顏　夾疫症　類傷寒

寒熱昏迷頭又眩　涎出日中爲症驗　加味導痰湯可增
大頭瘟　是天行　頭頸浮腫寒熱煎　一劑芩連消毒飲
痰飲喉痺盡安痊　聊舉傷寒多疑似　醫門心法廣流傳

病機論上

六氣乃乾坤之運用七情爲氣血之傷根病源難測岐黄著素問之經醫學玄微仲景作傷寒之論名家帙出病人有望倒懸之解諸説紛紜學者恒深浩瀚之嘆欲傳後人姑撮其要中風之症卒然昏倒診脉之因貴審分明急疾者死緩微者生雖由邪氣乘虚而入實屬元陽衰弱而成河間主説心火暴甚丹溪推原地濕生痰本氣自病東垣之論非風之辨景岳之言須别陰陽閉脱宜明

精血虧衰雖有經絡藏府之殊莫非寒熱溫涼之辨神昏志亂實屬陽衰氣去體廢肢弛原因形壞陰虧痰涎壅滯由津液所化實屬脾腎之弱筋骨拘縱本寒熱攸關須明榮衛之分衛氣受傷則氣虛不攝筋軟難收而廢弛榮血有虧則血燥不榮筋枯欠潤而拘急故筋緩者當責其無氣筋急者當責其無血風送寒來寒隨風入傷寒有六經之傳但寒傷營血風傷衛氣榮衛兩感須明表裏汗下和解之法暑暍有傷中之辨然內傷生冷外感貪涼中因受熱宜審陰陽溫散清理之方濕屬痰飲有上下分消之法不外開鬼門潔淨府發汗利小便是也躁胃強脾蒼朮之功爲大痙有剛柔明陰虛血躁之症莫離生津液扶元氣滋腎養陰血是道塡

精補髓地黃之力宜多火有陰陽熱分虛實陽火可瀉芩連之湯陰火可引桂附之屬實熱宜下硝黃之類虛熱宜補參芪之功貴明陰盛格陽之患須察陽極似陰之虞坎水是陰一陽在內豈正真寒易識離陽屬火二陰居中半爲假熱難情六氣須明辨七情要審因喜過傷心氣散怒從氣逆肝傷思慮傷脾宜明氣結之患憂愁傷肺須識氣沉之虞驚則傷膽而氣亂恐則傷腎而氣怯飲食傷胃固有虛實之辨色慾傷腎還當陰陽之分勞倦傷脾調補中氣酒毒傷陰清利濕熱陰虛作熱壯水之主陽浮之躁引火歸原脚氣有乾濕之分熱而痛宜養血潤燥濕作腫則利濕疏風夾痰明虛實之辨邪有餘宜導痰消飲氣不足則補氣扶元瘟疫以

疏風解熱毒爲主。眩運以補氣養精血爲神。瘧疾之作，風寒之因，無汗要有汗，以發散風邪爲主；有汗要無汗，以扶正元氣爲良。血爲熱逼妄行，有中焦虛寒不能統血歸肝之因，宜明勞損陰虛血脫之患。鬱爲結聚不通，有氣血食痰，不但風濕寒熱之異，須察憂愁怒逆思慮之情，臨症施治，貴審分明。

病機論中

嗽屬外感，咳因內傷，宜審陰陽寒熱。喘爲邪實，氣促自汗，遂成氣脫陽亡虛損之因，無非酒色勞倦、七情飲食所致，須察氣虛精衰之辨。喉痺一症，不但風熱胃火、陰虛水虧爲患，復有陰盛格陽之虛。頭痛多風熱，清降疎散，猶有陰虛陽弱之患。口舌有生瘡，七情火盛須明重舌木舌之因眼月之症肝經爲患非屬風熱有餘即爲肝腎不足紅赤腫痛踈風清熱發散翳膜昏花壯水養血滋肝鼻爲肺竅氣通呼吸鼻塞濁淵者宜散風熱竅流清涕者當溫肺寒孔張而痔脹如風熱之內鬱竅衄而流紅識暑火之上炎清心保肺寒涼可以退熱滋陰降火壯水亦制陽光凡病瘖啞當知虛實風寒襲肺宜散邪上焦鬱熱而降火若由元氣內奪實屬虛損之因滋腎壯水補肺養金牙齒疼痛火亟腎虛浮腫糜爛者多由腸胃積熱動搖踈豁者實屬腎陽虛衰牙床腐爛謂之牙疳齒齦脫落大爲凶候速瀉陽明之火急用氷白之敷腫脹之病內外之分中滿者脹原因氣滯宜審虛實之異外浮者腫總屬脾困當分

風濕之殊。實積宜下。痞滿堅實可據。虛寒當補。吞酸噯腐須憑中寒多脹滿。溫脾補腎。外感必浮腫。利濕疏風。通身浮木。實保中州泛濫。飲食不節。宜明氣水之分。補虛須用金匱腎氣。利濕無如蒼朮胃苓。臍腫突高。死候。人中平滿危期。肚大青筋。難治。掌腫無紋休醫。若論泄瀉。本於脾胃。須察寒熱虛實之辨。宜明食積風濕之殊。濕熱分利水穀。虛寒溫補中州。脾瀉飧後。腎泄天明。暖命門之真火。補腎家之元陽。腸滑酸斂。肛脫升提。痢疾出藏腸胃受病。暴泄非陰。分利濕熱。積滯久痢非陽。調補氣血。脾腎瀉因津液枯涸痛屬腸藏受傷。急救脾家之母。須補腎中之陽。凡病心胃腹痛須明寒熱虛實。雖有上中下三焦之別。豈無寒食蟲九種之分。暴疼多實入痛多虛拒按爲實喜按爲虛熱每舒緩而仰臥寒多拘急以朝陰暴痛因風寒食滯之氣漸疼多火亟痰血之因實積宜下消食疏風而散寒行滯虛寒宜補醒脾煖胃以補腎扶陽凡病脇痛之症本屬肝膽二經雖有外感内傷痰滯之辨當以養血疏肝行氣爲良腰痛之症勞役傷腎雖屬少陰經衰陽虛不足所致宜明墜跌挫閃風寒濕瘀之妨病患呃逆總因氣滯寒可溫而熱可清遂宜降而食宜消雖有傷寒雜症之辨宜明陰陽衰脫之忙大病虛弱遠補傷寒失下當攻聊纂醫門心法可爲後學啟蒙

病機論下

嘔吐之症虛實宜辨食停實滯兼痛吞酸噯腐屬寒間或暑氣火

熱炎上至因胃弱虛寒居多霍亂吐瀉反復不寧之狀受風感寒
揮霍撩亂之因食停積滯行氣消食為主寒濕犯脾溫中散寒為
要初起宜鹽湯探吐病後當養胃醒脾惡心不寧胃口泛逆非由
飲食邪滯即屬胃氣虛寒酒濕傷脾固有元陽衰弱更多噯氣吞
酸總由脾腎之虛弱反胃吐食實屬命門之火衰病患噎膈不通
飲食難下情因精血枯涸氣結不行非憂鬱太甚虛弱元氣即酒
色過度耗損真陰調脾補腎以舒氣養血潤燥以滋陰嘈雜為病
懊憹胸膈喜食而餓症屬有餘當清火以化痰痛雜不飢病因虛
弱宜溫胃而健脾血少嘈雜因有陰分虛寒亦多驚悸之因神昏
氣亂速宜養心而定志怔忡為病血少陰虛每當補氣以生精液

不寐神不安總屬不交心腎治宜滋養精血三消原因陽亢遂成火炎上燥乾渴總屬陰虛以致津枯液涸重陽者狂理宜清火重陰者癲治用降痰風癇由正氣之衰弱痴獃因七情之過傷黃疸爲病陰陽之分濕熱宜清利虛寒用溫補表邪則當發汗解散驚恐須從補虛定神遺溺本脾腎氣虛不能收攝癃閉由陰陽虧衰失於氣化大便秘結虛實之因須察寒熱之異宜明陰陽之分實熱宜清虛寒當補氣弱不能傳送理宜補陽而扶正氣血少枯槁澀滯法當滋潤以養真陰痿躄是之症肌肉筋骨軟弱爲病之因肝腎精血虛虧脾氣虛則無力以運動肝陰竭則少血以榮筋理宜扶脾而固腎法當養血以填精陽痿不起命門火衰并七情憂鬱

即勞倦損傷，因精血虧冷，以致虛弱，元陽必須培養，心脾應當溫補腎藏。疝氣為病，雖有寒熱虛實，初起之症，無非風邪氣滯，應當溫經以散寒，更宜行氣而除濕。脫肛為病，大腸之因，本屬脾氣虛寒而滑墜，實由腎陽不固而衰脫。補中益氣，升提五味，烏梅收濇。詞雖粗鄙，醫實要訣。

婦科經脈論

婦以血為主，經以調為平。經本藏府之陰血，實為水穀之精英，和調於五藏，灑陳於六府，統攝於脾，生化於心，宣布於肺，藏受於肝，施泄於腎，灌溉周身，上入乳房為汁，下歸血海為經。勞倦色慾不謹，老壯強弱相凌，或因風寒燥火襲傷衝任，或因鬱怒憂[illegible][illegible][illegible]

真陰。遂有淋瀝亂期之患。難逃帶濁崩漏之驚。血熱妄行。固有氣虛不攝。非輕應識燥熱枯濇。留難當分血逆凝滯。不行邪實脹疼。未行之前作。難虛寒為痛。既行之後。維勤氣倦神疲。當溫當補。形壯脉旺。宜疏宜清。右尺沉細。陽衰的確。左脉細數。血少分明。調經之要。惟貴和平。養脾胃以資生化之源。固腎氣以安陰血之營。知斯二者。治得其精。

胎孕

胎氣不安。病本非一。既有寒熱之辨。豈無虛實之分。煩熱燥渴。須知胎氣有熱。吞酸嘔惡。症屬胃寒。是宜脉來沉細無力。自應固胎。旺氣滑兼洪數。有餘治宜涼血保陰。無心嘔吐。妊娠惡阻之症。脹滿作痛。胎氣不和之因。香蘇飲氣有效。砂仁安胎最靈。懷孕經來喚名胎漏。壯實無病。血有餘何慮。脾腎虛弱。氣不攝堪驚。防血熱之妄動。省勞慾之傷情。挫閃撲跌。應識鬱怒搖動。須明便血無非脾受困。墜胎皆屬腎無根。既有稟質之虛弱。豈無年力之衰。貪爵怒憂思枯困血海。經脈房勞色慾擾亂子宮。精英胞蒂於腎。胎繫於脾。氣虛則提攝不固。血弱則灌溉不清。應當補養氣血。須要扶脾固腎。子煩則心驚膽怯。氣血衰弱之故。子腫則面目虛浮。脾胃虛濕之因。子淋之症。小便短澀淋瀝。無非膀胱氣弱失運。子癇之患。項強搦搐痰壅。本屬肝經風熱相侵。胎孕症候煩多。醫人施治分明。

鬼胎癥瘕痞塊

症有鬼胎之說病非外邪之因由本婦之質弱邪思蓄注而成血隨氣結不散脉道壅瘀不行莫非癥瘕之類實屬痞塊之形補氣調元爲主通經消瘀分明癥由血結堅硬有塊瘕因氣滯聚散無定由產後失護視經期爲輕外受風寒內傷冷生瘀餘未淨氣滯血凝乳癰屬膽胃風熱蟠摶燥火乳巖由肝脾思鬱耗損眞陰總之風邪宜散實熱當清消瘀行滯的確補虛攻積眞倩

孕脉

欲知孕婦須憑脉滑數冲和自異常手少陰經心脉動尺中應指喜洋洋浮沉症等無他病月信自然不到房微弱脉情不易看滑

形隱隱自相將

癥瘕痞塊部位

婦科多有癥瘕病，食積痞塊要分明。瘕屬無形多是氣，癥因瘀塊有留停。瘕近脇肋時聚散，癥居臍腹便成形。痞緣氣虛生脹滿，積停胃腕作沉吟。貪涼飲冷四時痛，形似拳擂氣頂心。血癥積塊宜攻伐，痞瘕氣壯自流行。不痛難醫痛易治，醫人施治貴精靈。

欲產之婦脉離經　沉細而滑認分明

胎產　大小不調時欲止　來朝日午定知生

胎產婦勿驚慌，自有時辰作主張。腰痛不勤非是產，試胎弄月總無妨。寬心行動情舒暢，房室溫和產婦強。冬月陰寒須用火，夏天火熱要開陽床前女婦不宜衆清淨幽問人莫忙熱氣薰蒸情可惡門風陰冷忌貪凉渾身下體要和腰血氣調匀便是方兒逼產門縠道挺腰疼腹痛苦難當水流胞破是時候努力推兒便下床氣虛無力難傳送催生煩飲獨參湯陰戶乾枯不易產茶油猪脂應相將胞衣不下氣虛冷熱水薰蒸臍腹良補氣須當兼活血時時隨進酒和薑胞胎既下耳鳴响眼黑頭眩神慌蕩手冷口開六脉細氣虛血脫參附當交骨不開陰不足芎歸加味正相當產門不閉氣虛弱益氣歸脾身自強產後應當補氣血外邪托補可安康少年體質有强弱外感風邪並內傷浮沉遲數須當辨寒熱虛實要分張無力屬虛有力實汗下溫清勿亂忙產後腹疼兒枕痛

陰門壅腫因受傷。血海空虛何須說。調和氣血要扶陽。嘔吐寒邪並泄瀉。溫中暖胃用炮薑。產後發熱須明辨。風邪脈緊帶浮胘。陰虛發熱脈細數。歸耆補血便爲良。內火亢陽脈滑數。寒涼壯水制陽光。產後虛勞寒熱作。調元補氣效無雙。喘屬寒邪因外感。陰虛自汗怕浮陽。貞元納氣須當飲。產後此症用心防。惡露常來時不止。脾虛氣弱不收藏。產類中風名痙症。渾身抽搐頸項强。陰血大虧陽氣脫。參耆歸附急商量。產婦血枯多便秘。芝蔴水飲和蜜糖。產後乳遲氣血弱。八珍方內有奇方。君能熟讀此篇語。便是醫家一錦囊。

幼科病機論上

小兒之病最要精詳非風寒外感即飲食內傷吐瀉驚風變態癇疳煩燥異常須辨表裏虛實要分寒熱溫涼臟腑甚脆氣血易傷剝殘易受萎謝須防故必內察其脉候外觀其形相聲音辨短怯雄壯體質分柔弱盛強脉息有虛細滑實色形有亦白青黃唇紅唇白辨寒熱足冷足熱分陰陽察觀的確虛實難藏五臟宜明辨六府要分張呵欠頓悶知爲肝木所主咳嗽噴嚏明是肺金之恙兩目赤而驚悸者心火實盛手足冷而昏睡者脾土衰亡嘔吐食停冷積泄瀉風邪虛涼胃火乾嘔作渴脾熱積滯糞黃換亂爲煩明是心熱憤怒爲躁皆因腎亢小腸熱兮小水努力啼叫胃府熱兮煩熱躁渴顛狂壯熱爲外感之邪猶慮陽浮復熱之患潮熱屬

陽明之躁須防蒸熱陰虛之殃渴屬熱盛起于泄瀉便是津枯液竭喘為邪實作于自汗遂成氣脫陽亡痞分五症總皆津液枯敗補有二端莫若脾胃為艮兩手心熱而口乾緩以滋陰為王五指稍冷而腸滑急于扶元始當剛柔二痙氣血虧耗有似癇驚搦搐吐瀉兼作脾胃受病須明積滯冷傷寒熱肥怯胎禀之異食重冷積胃痛之綱膀胱冷弱兮遺尿大腸虛滑兮脫肛撮口臍風本是風寒所襲行遲膝軟皆因氣不剛氣倦神疲難免寒濕侵脾之界面青色白能逃食冷積之傷目浮兮邪濕為患面赤兮風熱乖張皎白者肺弱之可晦者腎寒之相面黃脾家病色青肝經脾家熱煩[illegible]火强詞雖粗鄙意覺精詳幸熟讀而玩味

庶無嗟於望洋

幼科病機論下

欲觀氣色，先分部位。左頰屬木爲肝，右頰屬金爲肺，天庭高爲心火之區，承漿低爲腎水之位，準頭實屬脾土，鼻竅肺爲通氣。色青爲寒，兼主風痛之候。面赤屬熱，須防戴陽之浮。脾土色黃，有晦爲閉熱之辨。肺金色白，主氣虛血脫之危。黑色爲陰，主寒作痛。浮木屬燥風邪，水氣不分春夏秋冬，何論青黃赤黑。忌暗晦而昏枯，喜光明而潤澤。鼻屬脾土，紅黃者吉。舌乃心苗，黑刺者凶。年壽光赤兮多生膿血，山根青黑兮頻見災危。瀉痢面戴陽者，殆忌咳嗽。色掩藍者，可畏疼痛方殷。唇撮色青，眉自蹙，驚風欲發，面紅目直睡多驚氣乏則脾冷腎虛則滯頤倦臥神昏兮陽虛氣弱揚手擲足兮風熱火熾面目虛浮兮必胸脹而氣喘眉毛頻蹙兮定腹痛以多啼手如數物兮肝風將發面若塗硃兮心火已熾坐臥愛冷兮煩熱之蒸伸縮就暖兮風寒之畏肚大脚細兮脾欲困而成疳瞠目張口兮熱已危而速治弄舌脾熱解顱腎憊重舌木舌兮實熱積於心脾哽氣喘氣兮風火浮於肝肺齦宣息露兮牙疳熱積而黃肌瘦兮脾胃食滯唇乾口作渴腸鳴腹自利必熱欲言而不能脾虛無時而好睡揚手去衣被陽可知引衣自蓋陰爲的病後聲啞者腎怯咳嗽失音者肺痿胃痛口流清水者蟲腹疼傾瀉腥臭者積口頻撮而虛寒舌長伸而火熾龜胸兮肝火乘于膻中龜背兮

腎風入於骨髓肚大筋青木强土潰不能吮乳者熱在心脾常欲俯卧者火蒸脾胃喜視燈火者煩熱在心愛吃泥土者脾熱在脾熱則驚生風由肝致急驚由於風熱之深凉散最妥慢驚得千虚弱之後温補爲貴保赤心專粗詞何畏

切脉歌

小兒有病須憑脉一指三關定數息遲冷數熱古今傳浮風沉積當先識浮緊無汗是風寒浮緩傷風自汗液浮洪多是風熱盛沉細寒因乳食積沉緊腹中痛不休弦緊喉間作氣急緊促之時痘疹生若然緊數驚風至虚軟慢驚作瘈瘲緊實風癎發搐搦軟而細者爲疳虫牢而實者因便閉芤脉大小便中血虚細驚悸兼失

氣。滑主痰飲冷所傷。弦急客忤君須記。遲濇胃脘氣不和。弦長肝膈有風襲。沉而數者骨中熱。沉緩虛寒瀉補脾。急大小不勻爲惡候。散亂代脈治無益。五至爲虛四至冷。六至平和曰無疾。七至八至病非輕。二至三至病危急。

死候歌

眼中赤脈貫瞳人。顖門腫起又作坑。指甲黑青鼻乾燥。鴉聲忽作肚青筋。青遮口角難醫救。黑掩太陽不治因。氣色頓移形容變。皮乾肉折空勞神。虛舌出口心家絕。腎絕嚙牙兼喫人。口噤鼻張又氣冷。目多直視不轉睛。魚口氣急啼不出。蛔蟲既出死形真。手足擲搖由汗出。靈丹十救一無生。咳嗽須防自入眉。中風切忌面粧新瀉出黑血成條塊。痰如牽鋸定損身。

痘機論上

痘本胎毒之發越。全憑血氣之壯旺。毒非血不載。血非氣不行。惟藉精血以發達。實賴元氣而收漿。氣至而血不隨。雖起發而貫必不周滿。血至而氣不充。雖潤澤而毒終有隱藏。氣所以拘領其血。推逐痘毒以發泄。血所以歸附其氣。承載痘毒而貫漿。氣虛有平塌嫩薄之患。血少爲乾枯黑紫之殃。蠶種蛇皮。氣至而血不榮。運蚊跡蚤斑。血至而氣不方。剛氣不可虧。虧則陽會不及。圓暈之形有缺。血不可溢。溢則陰乘陽位。倒陷之禍相將。氣不及則頂陷不起。血不及則漿毒空囊。邪盛者水泡發越。血熱者丹瘢飛颺。毒氣熾盛則血枯燥自不能運毒而外散元氣虛弱則血寒凝亦不能推毒而成漿實熱有毒盛之勢虛寒須內敗之防紅紫毒盛者宜涼血而解毒頂陷灰白者當補虛以助陽風寒宜慎腠理固密則氣血充暢營運周流自無表虛癢塌之患飲食當節脾胃氣壯則生化有根滋灌不息焉有內弱陷下之殃寒涼傷滌可畏跡泄辛散須防汗多遂成瘡溢濕爛之患滑泄難免氣餒塌陷之傷氣血凝滯須識寒涼過度宜陰炙煿皆因燥熱亢陽實熱不解自然變黑歸腎虛寒不補遂成毒陷空亡發動則由乎外感輕重乃過乎內傷所喜者稀少而可愛所畏者稠密而難當胃寒則毒遏而不出過熱則表虛而發揚毒之輕者熱必微發亦少自能察識熱之

盛者毒必甚。發亦多，貴在隄防。寒熱往來，徐徐而出者吉兆；驟然
壯熱，一齊湧出者凶亡。更嫌皮薄，發痒而灰白；最忌皮乾，枯黑而
焦黃。喜蒼蠟而惡昏昧，愛明潤而防水漿。紅不欲艷艷，驕易破；白
不欲灰灰，塌難暈。色宜老而怕嫩，皮欲厚而惡光，頂要尖而不宜
平塌，漿要滿而最忌空殼。根窠散漫兮，為熱入血室，痒塌之症可
待；頭面先腫兮，為火熾太陽，陷伏之禍相將。在兩顴兩頰兮，稀而
磊落者順；利在胸前臑上兮，無而稀少者安康。頭額多而可慮，腰
脇少而無妨。咽喉痛兮，瘡必生于喉舌；飲食嗆兮，痘必鎖于項吭。
必熱甚兮乃發驚，而發搐；胃熱甚兮則如顛而如狂。痛屬邪實，當
疎邪以涼血；痒為氣虛，宜補氣而扶陽。飲食少而濕居脾胃，腰脇

痛而毒在膀胱肚痛吼食者氣逆而內脹咬牙戰慄者風熱而火强煩燥譫語兮知爲熱盛而神亂發渴作瀉者知爲咽焦而滑腸目睛露白氣雖洩而猶可救面腫忽退毒已入而爲難暈抓破血流有復可灌之理變黑下陷急尋能起之方其諸變症千態萬狀神而明之仔細推詳

痘機論下

痘科之症變態異常要知輕重之互變由於調理之乖張風寒不謹而肺經受病飲食自倍而腸胃乃傷衣衾太厚火氣太盛着亢則必害房慾不禁經穢不防着犯則相妨多飲則飲氣流溢而成消泄過食則停積不化而成膨脹大小便秘兮分腸胃之壅滯赤

白痢疾兮辨氣血之受傷虛火上升而惡心乾噦之症發作毒氣攻肺而失血發泡之患施張肝經流毒兮致兩目之生翳脾藏鬱火兮乃手足之生瘍腹中作痢者腸必積熱牙齦血爛兮口必生瘡遍身痘黑色潤肥飽滿却有鴉翎之美號脫膚肌發熱舊處重萌應知檮杌之惡相遍身痘黑陷獨有潤肥飽滿在天庭美作天根何患週歲膚未堅般如點血肉痣或混白蒸爲血曆無妨草尾珠因骯骨一團飽滿兩頭痘喜胸腰腹背無瘡足指先見粒六七頂方齊面上 實發腳下水泡白疔起那堪雪風之醜態緊小形圓暈鶴顆頂塌陷皮厚又無膿八九發熱腹脹利難免茱萸之惡望天空因天庭黑陷中屯奈腹背濃旺頂聚痘雖百會起瘤而聚

痘似乎危險貝生蛆因表發太遲而搔破實屬無妨鎖喉恐呼吸往來氣難升降而隔絕瞞胸因清陽毒陷神不守舍以危亡痘毒蒙頭須識諸陽獨亢而氣化絕者可慮砂紅塗頰分明肝盛剋脾而滑泄之症須防蚊跡蚤斑蚕種蛇皮魚子者早登鬼錄酒朱點墨青黛丹瘤羊眼者定入泉鄉且如出不快者宜升發大便秘者宜疏通熱盛者滋陰涼血為準的毒滯者疏邪微汗而端詳起發遲者中必濇爛收靨慢者後必蝕瘡治虛寒以辛熱治實熱以苦涼灰白塌陷者參耆之功為大紅紫乾燥者歸芎之力所長赤桂活血黑附回陽保元者人參黃芪甘草而並用養血者當歸白芍地黃而相商涼血分在犀角紫草解毒分在荊芥牛蒡連翹乃為

家之要傾車前爲利水之良方發散表邪兮用柴胡乾葛而佐以桂枝通調臟府兮宜只壳厚朴而加大黃白朮爲補脾之劑色乾枯者非其所用黃耆爲托膿之藥色紅艷者豈其所長內無停滯雖氣實而戒乎只實毒雖壅遏但表虛而忌乎荆芥咽痛者玄參甘桔胃寒者丁香木香止泄波與如梅蓮理頭痛必用芎防頭面引經須白芷爲切當腰膝下部必牛膝爲最良氣逆者青皮陳皮之可用腹脹者砂仁神曲而稱強定喘須杏仁五味止嘔必半夏生姜更以山楂消食加麥芽而又妙麥冬止渴佐乾葛而又良蟬退止痒輔杞菊木賊而去目翳人參托毒加歸茸赤桂而起夫陷瘡其諸活法貫在審詳用之必得其當醫者則可以稱良

疹機論

痘本胎毒發泄而出於肝腎疹由表邪不解而內犯太陰值氣候之不正兼時令之流行其發也先從發熱其出也形症分明此蓋毒起於脾熱流於肺惡溫暖以爍火喜清涼而滋陰與傷寒而相類似痘症而不輕或兩目之流淚或噴嚏而連聲咳嗽氣喘煩燥不寧隱隱于皮膚之內磊磊于肌肉之間以燈照而得見以手摸而可捫其形如疥其色如丹或既出而復沒或乍見而又隱形皮膚紅甚者夾乎斑根窠腫起者兼乎瘾鮮明起發出透者萬無一失黑燥青紫隱伏者百無一生鼻血出者毒從血解何慮利不止者邪從利去須明出三番三次者方無餘毒熱三日五日者必

重不輕欲飲水者內熱甚不欲食者胃不平既出而身復熱者勢
可畏一出而即消沒者命必須大便血利兮因毒流於腸胃咽喉
腫痛兮爲邪入於肺經口爛舌瘡者心脾蘊火皮焦發槁者津液
不生治當先爲升陽表汗次宜凉血滋陰藏府秘結者通利腸胃
皮膚毒滯者疏解衛學成用平鵝羊雞肉休餐平美蒜椒薑風寒
切忌冷硬休烹用荆防以開其腠理加升葛以使其熱清黃芩入
肺以定喘川連瀉火而清心連翹山梔開鬱熱之邪毒有蒸玄參
治浮火之奔騰黃栢知母滋陰而降火麥冬花粉止渴而生津喘
不止者杏仁五味之同用熱不退者薄荷竹葉而並行白芍爲治
腹痛之要藥白朮有補脾胃之令名肺中伏熱者骨皮桑白小便

赤癍者車前燈心山查麥芽消食有驗荊防牛旁解毒且最靈牙齒生瘡人中白散必用咽喉成痺玄參甘桔須急氣血衰弱者八物水穀不入者二陳鼻血不止者地黃犀角氣虛作脹者香砂六君疹症多由屬火涼解之治爲精功全在于發透毒不使其留停詞雖粗鄙治疹準繩

癰疽論

癰疽發背爲何生好好身軀出此形內被七情干藏府憂愁思慮總關心外又六淫傷氣血風寒暑濕火相臨膏粱厚味多無忌房慾勞傷致損陰故將五臟多乖變自然六腑不調匀發于心背多危險五藏相干事可明心之巳下多成順六腑之因亦許評脾家

積毒生肩脊心經火毒對心臨兩肩左右雙生發肺肝積受不虛名蓮子蜂窠防毒陷腰間腎俞發傷精偏正腦疽從項發俗名對口故相稱偏屬膀胱經難治正從督脉病爲輕何期耳後多生發夭疽銳毒亦傷人又有脫疽生手足丹方補術孽根因欲知生死爲明哲順險逆中論可憑

瘡形看法

初起瘡形頂要高根窠紅活勢滔滔發熱焮腫多疼痛鮮明潤澤免憂勞已成瘡勢多焮痛皮薄頂尖色又光二便調和無別病三飧飲食照如常潰後膿稠無臭味痛隨膿減腫隨消新肉易生腐自脫週圍根脚卽蕭條瘡口白黲膿自斂四時癢極喜湯澆此是

瘡科一順症。醫人不必費心憔。

逆症

初起瘡平根脚散。紫紅枯痳暗生愁。不疼不熱微漫腫。氣倦神昏食不谋。瘡成腫硬多煩燥。不腐不腫痛不休。皮爛肉堅腫不退。臭味難聞血水流。新肉不生腐不脱。咬牙寒戦塌瘡頭。此是瘡科一逆症。醫逢此病甚堪憂。

險症

初起瘡頭似火燒。葉莫形影像胡椒。微熱微寒微赤腫。半昏半爽半平高。脉來雖數多無力。飲食雖飧便不消。腫而不潰因脾弱。潰而不斂爲膿饒。大便多溏小便數。上身有汗下身焦。五善雖兼有七惡。未全逃。口渴甞茶腸腹痛。面浮麼飲足心高。心煩不穩睡神亂。怕音焦。投方應病始爲妙。陰轉爲陽漸可調。此屬瘡科爲險症。

餘生半死好心焦。

陽瘡

癰疽不論上中下。惟在陰陽二症推。發背雖有正與偏要取高低兩樣看。純陽初起必焮腫。更兼身熱有微寒。頂如尖字高突起。腫似彎弓根有盤。七日之間多焮痛。二七之期濃漸漫。動息自宜。食知味。二便調勻無瀉乾。腫消膿潰精神爽。腐脫新生氣血完。五善自然臻並至。七惡全無半點干。痛漸隨膿減。腫消從潰寬。新肉已生紅艷艷。腐皮自斂白漫漫。一身多爽快。五藏盡和寬。此屬純陽俱易治。百人百可保全安。

陰瘡

陰瘡初起不知瘡粟米之形疙瘩僵不紅不腫不知痛少熱少焮少隄防七朝之後身體俺瘡根平大喜澆湯頂不高兮根不活色不光兮腐不穣陷軟無膿空結聚脉浮散大細飛颺飲食不飡身戰戰嘗湯急許意忙忙瘡上生衣如脫甲孔中結子似含芳膿多臭味身難便舉動愴惶韻不長瘡形成紫黑面色變青黃精神昏憒多鼾睡言語無人自發揚口乾多舌强痰喘定身亡此屬純陰俱不治百人百可到泉鄉

五善

心善精神爽言清舌潤鮮瘡疼兼不渴睡醒得安然　肝善身輕便志舒神壯旺指頭紅活色坐臥覺安康　脾善脣滋潤食韓蘭

麝香凡食俱有味膿厚更肥黃　肺善聲音响無痰韻更長肌膚多滑潤大便自尋常　腎善誠爲要腰脇無痛傷口和兼不渴小水得稀長

七惡

一惡神昏憒心煩舌上乾瘡形多紫黑言語自多端　二惡腰身便目睛帶邪狂瘡頭流血水驚悸是肝殃　三惡形消瘦膿清臭穢生瘡形多軟陷脾敗不知疼　四惡皮膚槁聲嘶韻不長痰多兼喘急鼻動肺將亡　五惡成消渴隨飲即隨乾形容多慘黑囊縮腎傷殘　六惡身浮腫腸鳴嘔呃頻大腸多滑泄臟府危亡因　七惡瘡倒陷形如剝鱔同四肢多冷逆汚水自流通

治法

癰疽發背怎生醫不論陰陽先灸之隔蒜灸來眞妙用毒從此出便稱奇不痛灸至痛痛灸不痛時内服萬靈丹一服外將神火照三枝用膏貼頂上敷藥四邊圍氣盛兮頂自高而突起血盛兮根脚束而無疑高腫起者忌用攻利之藥以傷元氣平塌漫者宜投補托之劑以扶陽虚内熱甚者量加消毒清劑便秘燥者必須通利相宜使藏府得宜通脾氣血自流利十日之間瘡尚堅必用披針當頭點破半月之後膿自潰須將膏藥對頂拔提使膿管得流通膩頭無閉滯頰將湯洗切忌風吹變生出乎此候關[illegible]在乎斯時治當大補得全收斂之功最忌寒涼致取變生之[illegible][illegible]全

類脾土滋養調理必須口腹防微飲食自然戒口冷硬腥物僥希。冬要温床暖室夏宜明窗淨几堪誇芳香馥郁最忌臭穢婦疑陽變爲陰皆因内外被寒凉尅伐陰變爲陽無非首尾得辛熱過施陰陽疑似要在用心辨别神聖工巧誠爲後學靈機

瘡機論上

瘡科之症醫貴精詳非六淫之邪外感即七情之因内傷須辨寒熱虚實宜明表裏陰陽外感者邪在經絡無非風熱擊搏之患疎散爲貴内傷者病從臟府明屬氣血衰疑之症托補爲良頂尖高起者陽毒平塌漫腫者陰瘡症類繁多難逃順險逆陰陽之辨醫家要法惟在温清補汗之方裏症發熱脉洪數而煩燥作渴宜用

用芩連瀉火表症惡寒脉浮緊而拘急無汗可將敗毒荆防瘡紅紫而便秘口乾煩躁毒盛者宜攻下以救陰液頂塌陷而昏沉厥冷寒戰氣虛者應溫補而回元陽瘡勢已成托裏消毒誠爲正法內膿將潰調元活血最得相當人參養榮治潰後虛熱發作木香流氣散結腫寒濕爲殃飲食不甘定用香砂開胃精神怯少須將參朮爲糧陰虛陽虛八珍最爲要領盜汗自汗三陰眞屬可方潰後多疼雖屬血枯氣少須察胃風餘毒之變腸鳴作瀉固爲胃弱脾虛宜明腎泄火衰之防濃水淋漓不歛皆因瘡口虛冷葱水糟湯洗浴潰後不生肌肉應識氣血衰寒參耆歸附煎嘗脾虛胃弱四君子血少陰枯四物湯氣血兩虛須用十全大補陰陽將脫應

當六味回陽胃弱生痰參朮二陳加竹瀝脾虛作脹香砂六君用棗姜血去過多有虛熱煩燥之症補血湯稱為獨品脾虛不攝多驚悸不眠之兆歸脾湯號曰無雙血脫固氣獨參湯功備第一暑炎灼肺生脈散效當異常身原自汗腹痛腸鳴而嘔吐吳茱萸應合四逆氣短喘急真陽不足而厥冷參附飲宜加丁香元海無根由少陰枯應識貞元飲之妙用命門火衰氣虛作腫須知腎氣丸之仙方八味補火而生脾土六味壯水以制陽光勞倦感寒清陽兩失陷補中益氣有升提補散之効神思過度心悸而自汗人參養榮能扶理虛弱之良飲食少思脉來微細而虛弱豈逃異功散之奏捷睡臥不寧虛陽發躁而膿多定用聖愈湯之所長竹葉石

膏湯治煩渴身熱者何須疑慮麥冬清肺飲治膈熱有痰者毋待商量三焦火盛而狂躁黃連解毒血熱妄行而吐衄犀角地黃小柴胡除客邪往來寒熱大防風攻腿膝寒濕爲殃防風通聖散疏解表裏風邪實熱芩連消毒飲能除時疫頭項腫强咽喉腫痰定用清咽利膈散斑丹紅紫豈逃化斑解毒湯三陰煎精血不足堪藥四神丸脾腎滑泄奇方黃芩芍藥治腸藏積熱下利參苓白朮調脾胃虛弱便溏胃關煎爲藏府瀉痢通用甘露飲治口齒腐爛相當六和湯堪和脾而止吐瀉雙解散能辦表以理內傷肝經鬱結知逍遥之可用氣怯短少應保元以補[illegible]養陰補下元腰膝酸痛涼膈散解三焦實熱多狂黃龍湯下傷寒邪熱[illegible][illegible]之結實

白虎湯除胃火煩燥作渴斑黃腸胃痞塊積聚化鐵丹吞之滅跡肚腹陰寒疼痛保和丸服下安康梅蘇丸療咳嗽效應甚捷小靈丹止瀉痢功實非常頗識醫家治法以爲傳授心方貴乎圓機變化不可偏執爲良

瘡機論下

夫人秉生之機全要精神完足榮養之妙實由氣血壯旺根命門爲化生之源本脾胃爲灌溉之鄉癰疽之症無非氣血凝滯膿血易生惟憑脾胃剛强發背雖有膀胱督脉之辨病源無非酒色鬱怒過傷高起焮疼而赤腫脉浮數有力者陽毒之症漫腫微痛而色黯脉細緊無力者陰疽之瘡膿易腐而潰流穢隨斂而肌生何

慮皮破裂而肉瘀血水出而淋漓須防最怕精神昏悶堪憂飲食如常臍後生疽雖屬膀胱積熱俗名對口分明腎陰虧傷耳爲腎竅經絡少陽發熱焮痛有辨疽生兩鬢同方非腎虛相火妄動即肝經風熱猖狂牙齦腫痛痄腮相彷多屬時行肝膽少陽風熱或因炙煿腎虛胃火亢陽瘰癧之病頸項腫强須識膽經風熱血燥宜分肝腎精血虧傷虛火內動固有憂思鬱怒當防疔因熱毒客於經絡中觸多端瘧感四時不正之氣傳染異常均有增寒壯熱之症最宜疏邪化毒爲良肺癰肺痿病本風邪熱毒結在肺藏咳嗽短氣而汗出惡風唾吐膿血須辨桔梗杏仁煎功稱第一乳癰乳岩情多憂思鬱怒傷于肝脾發熱惡寒而焮腫疼痛兒口氣吹

當分柴胡疏肝飲效實無雙胃痈疽多因寒熱不調熱聚胃口無非濁遏氣壅為患腸腹癰實屬飢飽不宜勞慾過度以致血敗瘀結成殃流注作疾皆因氣血衰弱凝滯之症附骨生疽本屬陰寒乘虛入裏為瘡腸風藏毒病本醇酒厚味勤勞辛苦蘊毒流注結成以致肛門腫硬便血痔漏情因多食炙煿過飧生冷房勞酒色過度遂貽脾胃受傷暴病多屬積熱火病延成寒涼下甘為病濕熱淫毒感觸為患須辨瘀垢穢氣傳染玉莖魚口便毒邪火慾念鬱滯而成宜明敗精濁血凝結膀胱楊梅瘡症翻花情狀偶中濕熱固有傳染淫毒當防腳發之症乾濕不同枯細而疼三陰精血虧損浮腫作痛三陽濕熱為殃瘡形水泡頭面滿身太陰陽明風

熱之所致疎邪解熱涼血而相當赤白遊風本屬脾肺氣虛丹班疹毒皆因時症傳染無非腠理不密之故以致風熱擊搏相傷臁瘡赤腫濃水淋漓初因陽經濕熱入屬瘡口虛涼腎胞濕痒抓破成瘡腎虛外邪所襲風藥洗爲良腿肪細小鶴膝成形腿瘤者無非風寒濕氣爲患枯細者全屬虧損陰血之瘍治宜養氣滋陰清火爲主須辨風寒濕鬱成熱之防跌打損傷自然瘀腹痛甚從高墜撲應有敗血凝傷瘀結腹脹脈息堅勞實大爲穩血亡太多堪諳虛細沉小相當血脫須知人參固氣汗多應識保元扶陽破損傷風冒冷藥洗爲妙當明氣虛血脫相類之症瘡口翻肉突出數歛最靈宜審肝火血燥生風之殃當歸養血生肌而潤燥止痛

花粉排膿消腫以解熱除狂白芨堪去瘀生新黄芪誠内托所長赤芍瀉肝火消積破血第一紅花散瘀腫去瘀生新無雙金銀花瀉熱解毒以生津養血川貝母散結清火而傳忠瘡穿出甲走經絡以透部位消腫止痛要藥皂角刺通關竅而達病所搜風洩熱良方散瘀消腫止痛沒藥生肌活血調氣乳香防風踈邪勝濕以發表荆芥理血祛風而芬芳熟地填精補髓以養血人參扶元益氣而回陽附子托陰瘡有効甘草解熱毒爲良大黄下腸藏實熱石羔瀉胃火燥狂白芷活血排膿理皮膚燥癢以生肌肉黄芩凉肺清脾除中焦實熱而瀉膀胱玄参散無根浮游實火赤桂補下部命門眞陽癰疽雖屬外症用藥即同内傷風邪宜熱血燥端的

憂鬱房勞陰毒。當防用貴活法、必要圓方。神而明之、醫可稱良。

要機論

醫貴圓通，用嫌執滯，宜精細於藥餌，要活法於湯方。實不嫌攻，緩攻是妙；虛當用補，速補爲良。實而補，自有偏勝之災，易尋解散之法；虛用攻，遂貽衰脫之患，難覓挽回之湯。血脫固氣，氣虛扶陽，氣有生血之理，血無益氣之長。精因氣而虛者，自當補氣以生精，人參黃耆；氣因精而虛者，自當補精以化氣，枸杞地黃。陽失陰離，宜尋陰裏扶陽，以收散亡之氣；水因火敗，須向水中補火，以資生化之方。精血虧損，忌用滲利之劑；肺熱乾咳，惟嫌辛燥之香。氣弱那堪消耗之品，陽衰最忌陰寒之凉。表邪未散，宜疎解而忌酸歛；邪逆之氣，大便稀溏，當收濇而嫌滋潤滑利之腸。氣滯者，不宜資滿而閉塞經絡者堪畏凝滯之寒涼。火炎在上，不喜升，火升愈熾；陰寒在下，最嫌降，陰降愈亡。燥熱忌溫煖，血動忌辛香，汗多戒蘇散，神弱禁耗傷。邪實胃脘，最喜寬利；胸膈熱結，三焦堪誇疏通；胃腸氣聚，宜攻散；血瘀可通行。疏解風熱兮柴胡乾葛，發散寒邪兮桂枝麻黃。陰虛發熱兮滋陰，陽弱生寒兮扶陽。瀉熱除煩兮芩連梔栢，祛風勝濕兮蒼朮羌防。白芍五味斂虛熱於陰兮，車前木通瀉邪火於膀胱。署醫方之要訣，識機用以相將。

中風撮要

中風之病暴卒倡狂症治繁雜類似相彷宜審陰陽閉脫當分虛實溫涼痰涎壅盛首先探吐是妙胸膈塡塞暫用開導爲良使咽喉得流通庶藥食無窒强咬牙拘急脣靑面慘肢冷脉沉遲陰寒虛弱昭著溫補爲貴口眼喎邪身熱面赤便閉脉浮緊陽症表邪端的疎解無妨憂愁氣結暴怒肝傷理宜蘇合香丸舒氣產後血暈經期鬱冒應用歸耆補血扶陽火熱傷氣昏倒暑厥之因生脉散堪誇神效卒厥驚狂客忤中惡之症蘇合丸寶靈仙方酒濕作痺而口眼喎邪半身不遂固有色慾傷陰而精血虧損筋急骨痿當防去濕健脾功稱第一滋陰補腎效實無雙瘦人養血滋陰爲

要肥體治痰理氣相當諸風眩掉雖屬肝經爲患四肢有力皆因脾土壯旺氣血得以周流營潤筋骨自然運動如常肝主筋腎主骨脾胃旣壯輸津液以榮運卽使肝木暴橫必無乘脾之患肝藏血腎藏精腎水無虧資生化而有源自然肝經得養何有強直之殃偏枯拘急酸疼在血脈不能運動本屬營血有損癱瘓痲木痿軟實經絡有所廢弛皆因元氣不剛水虧火動炙煿傷陰則津血愈耗不能榮養筋骨遂成枯槁拘急之症胃弱生痰脾虛不攝則流滯經絡以致壅遏氣道難免癱瘓廢弛之殤初起痰涎壅盛應識導痰順氣三生飲稀涎散之功甚捷久後言語蹇強須知活血舒經四物湯活絡丹之力所長積熱內蘊於實宜疏通以開鬱滯

脾虛胃弱生寒，當溫補而回元陽。汗出自宜，小便短少，脾虛以致胸膈膨脹。汗出如油，營衛氣脫。遺尿不知，腎元已喪。口開不合，陽明經絕。嘴角流涎，太陰藏亡。四肢癱弛，自是肝脾氣敗。昏沉不語，無非心腎精傷。面赤塗硃，髮直頭搖，目竄魂登鬼籙，聲如鼾睡，手撒吐沫，喘促命入泉鄉。撮中風要訣，傳後學心方。

十八反歌

本草明言十八反，從頭仔細說與君。人參芍藥與沙參，細辛玄參及紫蘇，丹參苦參並前藥，一見藜蘆便殺人。白芨白蘞並半夏，瓜蔞貝母五般真，莫見烏頭與烏喙，逢常一反疾如神。大戟芫花並海藻，甘遂以上反甘草。蜜糖莫與葱葛見，人君犯之都不好。

十九畏

硫黃原是火之精。朴硝一見便相爭。水銀莫與砒霜見。狠毒最怕密陀僧。巴豆性烈最為上。偏與牽牛不順情。丁香莫與鬱金見。牙硝難合荊三稜。川烏草烏不順犀。人參最怕五靈脂。官桂善能調冷氣。若逢石脂便相欺。大凡修合看順逆。相逢炮製莫相依。

讝語鄭聲辯

張景岳曰。夫讝語鄭聲。總由神魂昏亂。而語言不正。又何以分其虛實。但讝語者。狂妄之語也。鄭聲者。不正之聲也。讝語為實。實者邪實也。如傷寒陽明實熱。上乘於心。心為熱冒。則神昏魂亂而讝妄不休者。此實邪也。實邪為病。其聲必高。其氣必壯。其脈必強。其色必厲凡登高罵詈狂呼躁擾之類皆是也此之爲病有燥糞在胃而然者有瘀血在臟而然者有火盛熱極而然者有腹脹便秘口瘡咽爛而然者察其果實即當以三氣承或白虎湯涼膈散之類治之

鄭聲爲虛虛者神虛也如傷寒元神失守爲邪所乘神志昏沉而錯亂不正者此虛邪也虛邪爲病其聲必低其氣必短其脈必無力其色憂悴凡其自言自語呢喃不全或見鬼怯或驚恐不休或問之不應答之不知之類皆是也此之爲病有因病亡陽因下亡陰而然者有焦思抑鬱竭厥心氣而然者有勞力内傷致損脾腎而然者有日用消耗暗殘中氣而然者凡其或雖起倒而遏之即

止終不若實邪之難制者即虛邪也察其果虛敢忌妄行攻伐少有差謬無不即死治此者速宜察其精氣辨其陰陽舍其外症救其根本稍遲猶恐不及而況於誤治乎甚至有自利身寒或尋衣撮空面壁啐啐者尤爲逆候蓋譫妄一證最于虛損者不宜有之故凡身有微熱脉見洪滑者生心多煩燥脉見微弱細急而逆冷者死所以證逢虛損而見有譫妄者即大危之兆不可不加之意也

陰陽論

凡人稟生之機莫非本此陰陽二氣但知以氣血臟腑寒熱爲言此特後天有形之陰陽耳至若先天無形之陰陽則陽曰元陽陰

曰元陰元陽者即無形之炁以生以化神後是也性命係之故亦
曰元氣元陰者即無形之水以長以立天癸是也强弱係之故亦
曰元精元精元氣者即化生精氣之元神也生氣通天惟賴乎此
經曰得神者昌失神者亡即此之謂
趙醫貫曰或問冬至一陽生當漸向煖如何爲臘月大寒冰雪反
甚夏至一陰生當漸向清涼何爲三伏溽暑酷熱反熾亦有說乎
曰此將來者進成功者退隱微之際未易以明也蓋陽伏於下逼
陰於上井水氣蒸而堅冰至也陰盛於下逼陽於上井水寒而雷
電合也今人病面紅口渴躁煩喘咳者誰不曰火盛之極抑孰知
其爲腎中陰寒所逼乎以寒涼之藥進而斃者吾不知其幾矣

二十八脈辯

浮脈

體象浮在皮毛。如水漂木。舉之有餘。按之不足。

李期叔曰。須知浮而盛大爲洪。浮而軟大爲虛。浮而柔細爲濡。浮弦芤爲革。浮而無根爲散。浮而中空爲芤。毫釐相去千里矣。張景岳曰。雖浮爲在表。然眞正風寒外感者。脉反不浮。但其緊數而畧兼浮者。便是表邪。其症必發熱無汗。或身有痠疼。是其候也。若浮而兼緩。則非表邪矣。大都浮而有力有神者。爲陽有餘。陽有餘則火必隨之。或痰見於中。或氣壅於上。可類推也。若浮而無力空豁者。爲陰不足。水虧之候。或血不營心。或精不化氣。中虛可知也。若

以此等爲表證則害莫大矣

沉脉

體象　沉行筋骨如水投石按之有餘舉之不足

李期叔曰須知沉而細爲弱沉而弦勁爲牢沉而着骨爲伏剛柔深淺之間宜熟讀而深思也

張景岳曰沉雖屬裏未必寒其有力無力以辨虛實沉而實者多滯多氣故曰下手脉沉便知是氣氣停積滯者宜消宜攻沉而虛者因陽不達因氣不舒陽虛氣陷者宜温宜補其有寒邪外感陽爲陰蔽脉見沉緊而數及有頭疼身熱等證者正屬表邪不得以沉爲裏也

遲脉

體象　遲脉屬陰象爲不及往來遲慢三至一息

李期叔曰脉遲主病與沉脉大約相同但沉脉之病爲陰逆而陽
鬱遲脉之病爲陰盛而陽虧沉則或須攻散遲則未有不大行温
補者也若遲而不流利則爲濇遲而有歇止則爲結遲而浮大且
緩則爲虚至于緩脉絶不相類夫緩以寬縱得名遲以至數不及
爲義故緩脉四至寬縱和平遲脉三至遲滯不前若至數愈遲此
時正氣已無陰寒益甚不過燼燎之餘焰有不轉眼銷亡者乎
張景岳曰浮而遲者表氣虚沉而遲者内氣虚遲在上則氣不化
精遲在下則精不化氣氣寒則不行血寒則凝滯若遲兼滑大者

多風痰頑痺之候。遲兼細小者。必眞陽虧弱而然。或陰寒留蓄於中。則爲泄爲痛。或元氣不榮於表。則寒慄拘攣。大都脈來遲慢者。總由元氣不充。不可妄行攻擊。

數脈

體象　數脈屬陽。象爲太過。一息六至。往來越度。

李瀕湖曰。數而弦急則爲緊。數而流利則爲滑。數而有止則爲促。數而過極則爲疾。數如豆粒則爲動。非深思不能辨别也。

張景岳曰。一外邪有數脈。凡寒邪外感。脈必暴見緊數。然初感便數者。原未傳經。熱從何來。所以只宜温散。即或傳經日久。但其數而滑實。方可言熱。若數而無力者。到底仍是陰症。只宜温中。此外

感之數不可盡以爲熱也若槩用寒涼無不殺人

一瘧疾有數脉凡瘧作之時脉必緊數瘧止之時脉必和緩豈作即有火而止則無火乎且火在人身無則無矣有則無止時也能作能止者惟寒邪之進退耳眞火眞熱則不然也此瘧疾之數故不可盡以爲熱

一痢疾有數脈凡痢疾之作率由寒溼內傷脾腎俱損所以脉數但兼弦濇細弱者總皆虛數非熱數也悉宜溫補命門百不失一其有形症多火年力強壯者方可以熱數論治然必見洪滑實數之脉方是其症

一癆瘵有數脉凡脉數身無熱而反惡寒飲食如常者或身有熱

而得汗不解者。即癰疽之候也。然瘡瘍之發。有陰有陽。可補可攻。亦不得盡以脉數者爲熱症。

一痘疹有數脉。以邪毒未達也。達則不數矣。此當以虛實大小分陰陽。亦不得以數爲熱脉。

一癥癖有數脉。凡腸腹之下。有塊如盤者。以積滯不行。脉必見數。若積久成疳。陽明壅滯。而致口臭牙疳發熱等證者。乃宜清胃清火。如無火症。而脉見細數者。亦不得認以爲熱。

一胎孕有數脉。以衝任氣阻。所以脉數。非本火也。此當以强弱分寒熱。不可因其脉數而執以黄芩爲聖藥。

滑脉

體象　滑脉替替往來流利盤珠之形荷露之義

張景岳曰滑而數大爲内熱上爲心肺頭目咽喉之熱下爲小腸膀胱二便之熱婦人脉滑數而經斷者爲有孕若平人脉滑而和緩此自營衛充實之佳兆若過於滑大則爲邪熱之病又凡病虚損者多有弦滑之脉此陰虚然也瀉痢者亦多弦滑之脉此脾腎受傷也不得通以火論

濇脉

體象　濇脉枯濇如刀刮竹遲細而短三象俱足

李期叔曰不問男婦凡尺中沉濇者必艱於嗣正血少精傷之確證也故女人懷子而得濇脉則血不足養胎如無孕而得濇脉將

有陰衰髓竭之憂

張景岳曰凡脉見濇滯者多由七情不遂營衛耗傷血無以充氣無以暢其在上則有上焦之不舒在下則有下焦之不運在表則有筋骨之疲勞在裏則有精神之短少凡此總屬陽虛諸家言氣多血少豈以脉之不利猶有氣多者乎

虛脉

體象　虛合四形浮大遲耎及乎尋按幾不可見

李期叔曰心爲君主血少則不足以濟心主高拱之權而動見章惶肝爲血海而主筋虛則筋失其養腰者腎之府也膝者骨之屈伸開闔處也虛則不爲我用陽氣虛則不能衛外而自汗眞氣虛

而喘促者。蓋由機緘不相接續。食滯者、脾胃虛寒。乾健坤順、兩失其職。真火衰、而諸證畢集。非轉陽和之令。何克濟乎。虛脈、又主傷暑者。蓋暑為陽邪。其勢足以爍石流金。干於脾則吐利。干於心則心煩。併於上則頭重。併於下則便秘。其見於脈也。不洪數而反見虛者。因暑性炎熱。使人表氣易泄。故脈必虛。夫虛脈按之雖耎猶可見也。散脈按之絕無可見也。虛之異於濡者。虛則遲大而無力。濡則細小而無力也。虛之異於芤者。虛則愈按而愈軟。芤則重按而仍見也。夫虛脈兼遲。遲為寒弱。故凡證之虛極者。必挾寒。理勢然也。故虛脈行於指下。則益火之原。以消陰翳。真有浮取之而且大且數。重按之而豁然如無。此名內真寒而外假熱。古人以附子理中湯、水冷與服、治以內眞寒、而外假熱之劑也。

張景岳曰、浮而無力爲血虛、沉而無力爲氣虛、數而無力爲陰虛、遲而無力爲陽虛、雖曰微濡遲濇之屬、皆爲虛類、然而無論諸脉、但見指下無神者、總是虛脉、內經曰、按之不鼓、諸陽皆然、卽此謂也。故凡洪大無神者、卽陰虛也、細小無神者、卽陽虛也、陰虛則金水虧殘、龍雷易熾、而五夜神魂之病生焉、或盜汗遺精、或上下失血、或驚忡不寧、或欬喘勞熱、陽虛則火土受傷、眞氣日損、而君相化源之病生焉、或頭目昏眩、或膈塞脹滿、或嘔惡亡陽、或瀉痢腹痛、救陰者壯水之主、救陽者益火之源、漸長則生、漸消則死、虛而不補、元氣將何以復、此實生死之關也。

實脈

體象。實脈有力長大而堅。應指愊愊。三候皆然。

李期叔曰。緊脈者熱爲寒束。故其象繃急而不寬舒。實脈者。邪爲火迫。故其象堅滿而不和柔。

張景岳曰。實脈爲三焦壅滯之候。有陰有陽。表邪實者浮大有力。以風寒六淫外感於經。裏邪實者沉實有力。因飲食七情內傷於臟。火邪實者洪滑有力。爲諸實熱等證。寒邪實者沉弦有力。爲諸痛滯等症。

長脈

體象。長脈迢迢。首尾俱端。直上直下。如循長竿。

李期叔曰長脈應肝肝屬木而生火東方熾甚則助南離之焰爲中州之仇須以平木爲急若長而和緩即合春生之氣而爲健旺之徵長而硬滿即屬火亢之形而爲疾病之應

短脈

體象　短脈濇小首尾俱俯中間突起不能滿部

李期叔曰短則氣病蓋以氣屬陽主乎充沛若短脈獨見氣衰之確兆也然肺爲主氣之藏偏與短脈相應則又何說也以其短中有和緩之象氣仍治也故短脈只當見於尺寸若關中見短上不通寸則爲陽絶下不通尺則爲陰絶俱爲必死之脉

洪脈

體象　洪脉極大狀如洪水來盛去衰滔滔滿指

王叔和曰夏脉洪大而散名曰平脉反得沉濡而滑者是腎之乘心水之尅火爲賊邪死不治反得大而緩者是脾之乘心子之扶母爲實邪雖病自愈反得弦細而長者是肝之乘心母之歸子爲虛邪雖病易治反得浮濇而短者是肺之乘心金之凌火爲微邪雖病卽瘥凡失血下痢久嗽久病之人皆忌洪脉

張景岳曰浮洪爲表熱沉洪爲裏熱此陽實陰虛氣實血虛之候若洪大至極甚至四部以上者卽是陰陽離絕關格之脉也不可治

微脉

體象　微脉極細而又極軟，似有若無，欲絶非絶。

李期叔曰：輕取之而如無，故曰陽氣衰；重按之而欲絶，故曰陰氣竭。在傷寒症，惟少陰有微脉，他經則無。其太陽膀胱為少陰之府，纔見脉微惡寒，仲景早從少陰施治，而用附子乾薑。蓋脉微惡寒，正陽氣衰微所至。

李時珍曰：微主久虚血弱之病，陽微則惡寒，陰微則發熱，自非峻補難可回春。

張景岳曰：微雖血氣俱虚，尤為元陽虧損，最是陰寒之候。

緊脉

體象　緊脉有力，左右彈人，如絞轉索，如切緊繩。

李期叔曰：右關緊盛爲飲食內傷，兩手俱緊盛，即是夾食傷寒。遁尸鬼擊，皆屬陰邪之氣，緊之與遲，雖同主乎寒，遲則氣血有虧，乃脉行遲緩而難前；緊則寒邪凝襲，乃脉行夭矯而搏擊。須知數而流利則爲滑，數而有力則爲實，數而緩轉則爲緊。

張景岳曰：緊脉陰多陽少，乃陰邪激搏之候，主爲痛爲寒。緊數在表爲傷寒發熱，爲瘴爲瘧。沉緊在裏爲胸腹脇痛，爲中寒逆冷，在婦人爲氣逆經滯，在小兒爲驚風抽搐。

緩脉

體象 緩脉四至，來往和勻，微風輕颭，初春楊柳。

張景岳曰：緩脉有陰有陽，其義有三。凡從容和緩，沉浮得中者，平

人之正脈若緩而滑大者多實熱緩而遲細者多虛寒然實熱者必緩大有力虛寒者緩細無神在女人爲經遲血少

芤脈　營行脈中衛行脈外失血之病脈宁必空

體象　芤乃草名絕類慈葱浮沉俱有中候獨空

張景岳曰芤爲孤陽脫陰之候爲失血脫血爲氣無所歸爲陽無所附爲陰虛發熱芤雖陽脈而陽實無根總屬大虛之候

弦脈

體象　弦如琴弦輕虛而滑端直以長指下挺然

戴同父曰弦而耎其病輕弦而硬其病重

張景岳曰弦爲陽中伏陰爲氣血不和益弦從木化氣通乎肝可

以陰亦可以陽但其弦大兼滑者便是陽邪弦緊兼細者便是陰邪凡臟腑間胃氣所及則五臟俱安肝邪所侵則五臟俱病何也蓋木之滋生在水培養在土若木氣過强則水因食耗土爲尅傷水耗則腎虧土傷則胃損腎爲精血之本胃爲水穀之本根本受傷生氣敗矣所以木不宜强也况人無胃氣曰死故脉見和緩者吉指下弦强者凶蓋肝邪與胃氣不和緩與弦强相左弦甚者土必敗諸病見此總非佳兆

革脉

體象　革大弦急浮取即得按之乃空渾如鼓革

李期叔曰男人諸病多由精血不足女人半産漏下者亦以血驟

去故脉則空也蓋革者皮革之義也浮舉之而弦急非綳急之象乎沉按之而豁然非中空之象乎仲景曰脉弦而大弦則爲減大則爲芤減則爲寒芤則爲虚虚寒相搏此名爲革李時珍云芤弦二脉相合故爲亡精失血之候諸家脉書皆以爲即牢脉也不知革浮牢沉革虚牢實形與證皆異也丹溪曰如按鼓皮其於中空外急之義最爲切喻

牢脉

體象　牢在沉分大而弦實浮中二候了不可得

李期叔曰牢脉在沉分也故悉屬陰寒以其形弦實也故咸爲堅積積之成也正氣不足而邪氣深入牢固經曰積之始生得寒乃

生厥乃成積故牢脉咸主之若夫失血亡精之人則內虛而當得革脉乃爲正象若反得牢脉是脉與症反可以卜短期矣

吳草廬曰牢爲寒實革爲虛寒安可混乎

濡脉

體象　濡脉細軟見於浮分舉之乃見按之卽空

李期叔曰浮主氣分浮取之而可得氣猶未敗沉主血分沉按之而如無此精血衰敗在久病老年之人尚未至於必絕爲其脉與證合也若平人及少壯及暴病見之名爲無根之脉去死不遠且濡脉之浮軟與虛脉相類但虛脉形大而濡脉形小也濡脉之細小與弱脉相類但弱在沉分而濡在浮分也濡脉之無根與散脉

相類。但散脉從浮大而漸至於沉。濡脉從浮小而漸至于不見也。從大而至沉者全凶。從小而之無者爲吉凶相半也。又主四體骨蒸。蓋因腎氣衰絶，水不勝火耳。

弱脉

體象　弱脉細小，見於沉分，舉之則無，按之乃得。

李期叔曰：夫浮以候陽，陽主氣，分浮取之而如無，則陽氣衰微，確然可據。夫陽氣者所以衛外而爲固者也。亦以運行三焦，熟腐五穀者也。柳氏曰：氣虛則脉弱，寸弱陽虛，尺弱陰虛，關弱胃虛。弱脉呈形而陰霾已極，自非見晛而陽何以復耶。素問玉機眞藏論曰：脉弱以滑，是有胃氣。脉弱以濇，是爲久病。愚謂弱堪重按，陰猶未

絶若蒹濡象則氣血交敗生理滅絶矣仲景云陽陷入陰當惡寒發熱久病及衰年見之猶可維援新病及少壯得之不死安待

散脈

體象　散脈浮亂有表無裏中候漸空按則絶矣

王叔和曰散脈大而散有表無裏

柳氏曰無統紀無拘束至數不齊或來多去少或去多來少渙散不收如楊花散漫之象

李期叔曰漸輕漸重漸有漸無古人以代散為必死者蓋散為腎敗之徵代為脾絶之徵也腎脉本沉而散脉按之不可得見是先天資生之根本絶也脾脉主信而代脉歇至不愆其期是後天資

生之根本絕也。故二脉獨見。均為危殆之候。而二脉交見。尤為必死之符。

細脉

體象 細直而軟。累累縈縈。狀如絲線。較顯於微。

李期叔曰。細脉微脉。俱為陽氣衰殘之候。夫氣主煦之。非行溫補何以復其散失之元乎。常見虛損之人。脉已細而身常熱。醫者不究其元。而以涼劑投之。何異於惡醉而強酒。遂使真陽散敗。飲食不進。上嘔下泄。是速之使斃耳。素問陰陽別論云。壯火食氣。少火生氣。人非少火。無以運行三焦。熟腐五穀。未徹乎此者。安足以操司命之權哉。然虛勞之脉。細數不可並見。並見者必死。細則氣衰數則血敗氣血交窮短期將至叔和云細為血少亦主氣衰有此症則順無此症則逆故吐利失血則沉細者生憂勞過度之人脉必多細為自戕其氣血也春夏之令少壯之人俱忌細脈謂其不與時合不與形合也秋冬之際老弱之人不在禁忌之例大都浮而細者屬之陽分則見自汗氣急等証沉而細者屬之陰分則見下血血痢等症

伏脈

體象　伏為隱伏更下於沉推筋着骨始得其形

李期叔曰諸症見非氣血結滯惟右關右尺責其無火蓋火性炎上推筋至骨而形始見積衰可知須以有力無力細為分辨則伏

中之虛實瞭然矣。按傷寒論中。以一手脉伏爲單伏。兩手脉伏曰雙伏。不可以陽症見陰脉爲例也。火邪內鬱。不得發越。乃陽極似陰。故脉伏者。必有大汗而解。正如久旱將雨。必先六合陰晦。一回雨後。庶物咸蘇也。又有陰症傷寒。先有伏陰在內。而外復感冒寒邪。陰氣壯盛。陽氣衰微。四肢厥逆。六脉沉伏。須投姜附及灸關元。陽乃復回。脉乃復出也。若太谿衝陽皆無脉者。則必死無疑。劉立賓云。伏脉不可發汗。爲其非表脉也。亦爲其將有汗也。

張昱曰。此陰陽潜伏。阻隔閉塞之候。或火閉而伏。或寒閉而伏。或氣閉而伏。雖與沉微細脫者相類。而實有不同也。蓋脉之伏者。以其本有如無。而一時隱蔽不見耳。此有胸腹痛劇而伏者。有氣逆於經脈道不通而伏者，有偶因氣脫不相接續而伏者。然此必暴病暴逆者乃有之，調其氣而脈自復矣。若此數種之外，其有積困延綿，脈本細微而漸至隱伏者，此自殘燼將絶之兆，安得尚有所伏？當見庸人診此，無論久暫虚實，動稱伏脈，而破氣導痰等劑猶然任意，此恐其就道稍遲而復行催牒耳。聞見略具，諒不至此。

動脈

體象　動無頭尾，其形如豆，厥厥動揺，必兼滑數。

王宇泰曰：陽生陰降，二者交通，上下往來於尺寸之内，方且冲和安静，焉覩所謂動者哉？惟夫陽欲降而陰逆之，陰欲升而陽逆之，兩者相搏，不得上下，擊鼓之勢，隴然高起，而動脈之形著矣。

李期叔曰：動居左寸，君主受侮，驚悸至矣；肝膽同居，肝主筋而膽主震，定動則皆病；人之根帶在尺，動則陽不能衛，陰不能守，上精失血，可立而待；肺家主氣，動則外衛不密，汗因之泄，陰陽相搏；心脾不安，動乃痛作；右尺真陽潛伏之所，而亦見動象，則陽氣不得蟄藏，必有非時奮迅之患。

促脈

體象　促爲急促，數時一止，如趨如蹶，進則必死。

李期叔曰：或外因六氣，內因七情，皆能阻遏其運行之機，故當往來急數之時，忽見一止耳。如止數漸稀，則爲病瘥；止數漸增，則爲病劇。所見諸病，不出血凝氣滞。

結脈

體象．結爲遲結，緩時一止，徐行而怠，頗得其旨。

李瀕湖曰：熱則流行，寒則停凝，理勢然也。夫陰寒之中，少火衰弱，中氣虛寒，失其乾健之運，則血氣痰食，互相糾纏。浮結者，外有痛積；伏結者，內有積聚。故知結而有力者，方爲積聚；無力者，是眞氣衰弱，違其運化之常，惟一味溫補，爲正治。越人云：結甚則積甚，結微則氣微。是知又當以止歇之多寡，而斷病之輕重也。但浮分得之爲陽結，沉分得之爲陰結，止數頻多，叁伍不調，爲不治之症。

張景岳曰：浮結爲寒邪在經，沉結爲積聚在內，此舊說矣。然以予驗之，則促類數也，未必熱；結類緩也，未必寒。但見中止者，總是結脉多由血氣漸衰精力不繼常見久病者虛勞者多有之或誤用攻擊消伐者亦有之但數而結者爲陰虛緩而結者爲陽虛緩者猶可數者更劇此可以結之微甚察元氣之消長最顯切者也至於留滯鬱結等病本亦此脉之應症然必其形强氣實而舉按有力此多因鬱滯者也又有無病而一生脉結者此其素禀之異常無足怪也舍此之外凡病有不退而漸見脉結者此必氣血衰殘首尾不繼之候速宜培本不得妄認爲留滯

代脉

體象　代爲禪代止有常數不能自還良久復動

李瀕湖曰結促之止止無常數代脉之止止有定期蓋以脾主信

也故內經以代脈一見爲臟氣衰微脾氣脫絕之症滑伯仁曰無病而羸瘦脈代者危候也有病而氣血乍損祇爲病脈此伯仁爲暴病者言也若久病而得代脈冀其回春萬不得一矣故凡病將死者必氣促以喘僅呼於胸中數寸之間此時眞陰絕於下孤陽浮於上氣短已極醫者猶欲平之散之未有不隨撲而滅者

疾脈

體象　疾爲疾急數之至極七至八至脈流薄疾

李期叔曰陰陽相等脈至停均若脈來過數而至于疾有陽無陰其何以生是惟傷寒熱極方見此脈非他疾所恒有也若勞瘵虛憊之人亦或見之則陰髓下竭陽光上亢可與之決短期矣陰陽

易病者脉常七八至號爲離經是已登鬼籙者也至於孕婦將産亦得離經之脉此又非以七八至得名如昨浮今沉昨大今小昨遲今數昨滑今濇但離於平素經常之脉即名爲離經矣心肺諸証總之真陰消竭之兆

張景岳曰蓋人有元氣出自先天即天氣也爲精神之父人有胃氣出乎後天即地氣也爲血氣之母其在後天必本先天爲主持在先天必賴後天爲滋養

真辨

張景岳曰據脉法所言凡浮爲在表沉爲在裏數爲多熱遲爲多寒弦强爲實微細爲虚是固然矣然疑似中尤有真辨此其關係

非小不可不察也如浮雖屬表而凡陰虛血少中氣虧損者必浮而無力是浮不可以槩言表沉雖屬裏而凡表邪初感之深者寒束皮毛脉不能達其必沉緊是沉不可以槩言裏數爲熱而眞熱者未必數凡虛損之症陰陽俱困血氣張皇虛甚者數必甚是數不可以槩言熱遲雖爲寒凡傷寒初退餘熱未清脉多遲滑是遲不可以槩言寒弦强類實而眞陰胃氣大虧及陰陽關格等症脉必帶大而弦健是弦不可以槩言實微細類虛而凡痛極氣閉營衛壅滯不通者脉必伏匿是伏不可以槩言虛由此推之則不止是也凡諸脉中皆有疑似皆有眞辨診能及此其必得鳶魚之學者乎

一凡元氣虛敗之症脉有微極欲絶者若用回陽救本等藥脉氣徐徐漸出漸復者乃爲佳兆若陡然暴出忽如復元者此假復也必於周日之後復脱如故是必不治之症若全無漸復生意者自不必治若各部皆脱而惟胃脉獨存者猶可冀其萬一

神氣存亡論 纂景岳

經曰得神者昌失神者亡善乎神之爲義此生死之本不可不察也以脉言之則脉貴有神脉法曰脉中有力即爲有神夫有力者非强健之謂謂中和之力也大抵有力中不失和緩柔軟中不失有力此方是脉中之神若其不及即微弱脱絶之無力也若其太過即弦强真藏之有力也二者均屬無神皆危兆也以形證言之

則日光精彩言語清喨神思不亂肌肉不削氣息如常大小便不脫若此者雖有脈有可疑尚無足慮以其形之神在也若目暗睛迷形羸色敗喘急異常泄瀉不止或通身大肉已脫或兩手尋衣摸牀或無邪而言語失倫或無病而虛空見鬼或病脹滿而補瀉皆不可施或病寒熱而溫涼皆不可用或忽然暴病即沉迷煩燥昏不知人或一時卒倒即眼閉口開手撒遺尿若此者雖有脈無凶候必死無疑以其形之神去也再以治法言之凡藥食入胃所以能勝邪者必賴胃氣施布藥力始能溫吐汗下以逐其邪若邪氣勝胃氣竭者湯藥縱下胃氣不能施化雖有神丹其將奈之何哉所以有用寒不寒用熱不熱者有發其汗而表不應行其滯而

裏不應者，有虛不受補，實不可攻者，有藥食不能下咽，或下咽即嘔者，若此者，呼之不應，遣之不動，此以臟氣元神盡去，無可得而使也，是又在脈證之外，亦死無疑。雖然脈證之神，若盡乎此，然有脈重證輕，而知其可生者，有脈輕證重，而知其必死，此取證不取脈也；有證重脈輕，而必其可生者，有證輕脈重，而謂其必死者，此取脈不取證也。取舍疑似之間，自有一種玄妙，甚矣神之難言也！能知神之緩急者，其即醫之神者乎！

原真論　　劉淵

吾人有生之初，稟二五之精英以成形，是即所謂真，蓋真者精也，即人之真氣元神也。蓋精能生氣，氣能生神，營衛周身，灌溉百骸，莫外乎精氣神三者而已何則上古之人志閑無貪心安無慮形勞神逸恬憺虛無泊然不願乎其外聲色貨利漠然無所動於中是以真氣無不全精無不固神無不守年皆百有餘歲邪無外入又何病之足慮哉無如後之人以酒為漿以妄為常以慾竭精以勞損神耗散其氣神去離形安得不死況心有妄動神勞氣散氣散不聚精遂氣亡故曹真人曰神是性兮炁是命神不外馳炁自定呂純陽曰精養靈根炁養神此真之外更無真則修真之道全在於精氣神也善養生者必寶其精精盈則氣盛氣盛則神全無勞其神神旺則氣壯氣壯則精生精神堅強氣旺身健何病之有予不揣陋敢效歌訣精生氣兮氣生神精氣旺神神旺[illegible]此

元集目錄

中風門

傷寒門

醫學纂要靈機條辯元集

嶺南惠陽劉　淵聖泉氏編輯　男文光德華　仝訂

輝彩章

燿儀昭

弟劉起熊兆舉氏較正

壻任其信有恆氏參訂　門人莫聖祐帝寵氏參閱

中風症論

凡中風卒倒等症雖屬襲中風邪實由元氣虛脫或因七情內傷酒色過度先耗五藏之眞陰或因內外勞傷有所觸犯以損一時之元氣或年力衰邁氣血將離積損爲頽蓋其陰虧於前而陽損

於後陰陷於下陽乏於上陰陽相失精氣不交偶爾襲受風邪身失其主力不能持卒然昏憒仆跌此非元氣暴脫之候乎故其爲病忽爲汗出者營衛氣脫也或爲遺尿者命門氣脫也或口開不合陽明經氣脫也或口角流涎者太陰藏氣脫也或四肢癱軟者肝脾氣敗也或昏倦無知語言不出者神敗於心精敗於腎也凡此皆由衝任氣脫形神俱敗而然故中年之後乃有此症蓋肝主筋腎主骨肝藏血腎藏精精血虧損不能滋養百骸故筋有緩急之病骨有痿弱之症總由精血傷敗元氣虧損凡治此症若無痰氣阻塞必須以大劑參付峻補挽回元氣以先其急隨用歸地枸杞塡補眞陰以培其本臨川陳先生曰治風先治血血行風

蓋肝邪之見本出肝血之虛肝血虛則躁熱生風掉眩之症隨之故治此症當養血以潤躁則眞陰復而假風自散矣

脉法

中風之脉各有所兼內傷外感脉候顯然浮風緊寒浮緩血虛浮數風熱浮滑痰飲浮弦盛大火熱之徵陽弱沉微陰虛細數陰陽兩虛脉來微弱正氣不足遲緩可生邪不易制急疾弦促必死無疑醫休用藥

死候歌

中風欲識病難醫　眼閉口開是死期　髮直頭搖目上竄
聲如鼾睡不多時　昏沉不醒兼遺尿　手撒頭傾直視危

面赤如硃口吐沫　山根青黑足揺悲　汗出淋漓氣喘促

痰聲漉漉魄魂離

内因類中風

經曰神傷於思慮則肉脫意傷於憂愁則肢廢魂傷於悲哀則筋攣魄傷於喜樂則皮槁志傷於盛怒則腰脊難以俯仰也

氣病類中風

許學士云暴氣傷陽暴怒傷陰憂愁不已氣多厥逆往往得此疾便覺涎潮昏塞牙關緊急若作中風治多致殺人經云無故而瘖脉不至不治自已謂氣暴逆也氣復則已雖不服藥亦可

血厥類中風

有吐血衄血便血之後或婦人經候及產後去血過多或因汗出過其卒然昏倒黙不知人身不動搖目閉口噤或微知人惡聞人聲狀如眩冒移時方寤此蓋血少氣併於血陽獨上而不下氣壅塞而不行故身如死氣過血還陰陽復通故移時方寤名曰鬱冒亦名血厥

寒厥類中風

寬亭大廈涼風冷氣或嚴冬霜寒肅冽之氣卒然直中昏仆無汗而冷身體强直口噤戰慄此中寒之類中風也四逆湯主之

暑厥類中風

夏月炎熱當日氣酷烈卒倒面垢昏不知人抽搐自汗此中暑之類

中風也。生脉散、清暑益氣飲主之。脉來洪大滑數者，六一散、白虎湯、玉泉散之類主之。

中惡類中風

飛口鬼擊，卒厥客忤，手足厥冷，肌膚粟起，頭面青黑，妄言見鬼，牙關口噤，昏不知人，此中惡之類中風也。淵按：中惡之症有二，內經云：陰脫者目盲，陽衰者見鬼。但人得天地之正氣以生，陰陽調和，身體强壯，卽有惡祟，焉能卒中？因人失其正，陰陽違忤，氣血乖離，邪氣乘虛而卒中，厥逆客忤，頭面青黑，口噤妄語，昏不知人，此卽陰盛陽衰之症也。先用濃薑湯開蘇合丸以舒氣通關竅，隨用參附湯以回陽，俟其稍醒，卽進益氣養榮煎、六味回陽飲之類以扶正氣調和陰陽若卒然客忤面赤唇紅狂言見鬼口鼻血出此卽陽亢陰脫之症也先用白虎湯犀角地黃湯玉泉散之類以瀉熱毒滋陰配陽俟其稍定隨用生脉散柔脾湯聖愈湯左歸飲六味地黃湯之類塡補眞陰調和陰陽

酒濕類中風

酒濕之爲病亦能作痺症口眼喎邪半身不遂渾似中風舌强不正蓋以酒毒傷肝酒濕傷脾肝血虧損不能榮筋脾濕受制氣滯不行不能爲胃行其津液以榮四末故有此症治當先爲補脾去濕次宜培腎滋肝不可作中風治之而汗也

風分陰陽閉脫

治中風之法全在分別陰陽閉脫如肢冷面慘咬牙拘急脉來沉遲者陰中也身熱面赤四肢溫柔二便閉濇者陽中也四肢拘攣牙關緊急便溺閉隔耳聾目瞀者閉症也口開眼合手撒遺尿聲如鼾睡者脫症也五症不全猶爲可治若髮直吐沫搖頭目竄面赤如粧汗綴如珠者斷不可治

眞氣不周爲偏枯爲瘖啞

心是天眞神機開發之本胃爲谷氣眞氣充大之標標本相得則氣海之宗氣盈溢分布四藏三焦上下中外無不周徧若標本相失則不能致其氣於氣海而宗氣散矣故分布不周於經脉則偏枯不周於五藏則瘖啞

四肢不舉有虛有實

四肢不舉皆屬脾土膏粱太過者積熱内蓄爲脾土壅實宜瀉以開其壅食少體羸忌惰嗜臥者爲脾土虛衰宜補以健其運

中風偏枯不可執左血右痰

周身經絡全藉宗營二氣運行導引血脉得以流通則機關便捷若營衛之氣偏閉於左則左廢偏閉於右則右廢蓋氣虚則氣滯在血脉不能運動盡可爲死血氣虚則氣閉在津液不能分布盡可爲濕痰萬不可執左爲死血右爲濕痰之說

風本陰陽虧衰

張景岳曰陽衰則氣去故神志昏亂陰虧則形壞故肢體廢弛此

病者多在四旬之外正以其漸傷漸敗而至此則其非外感而實由內傷可知也

風濕痰南北皆有本於脾弱

張景岳曰非風等症豈皆熱病即云爲痰又豈無寒痰而丹溪所言何以痰即生熱熱即生風也且非風則已是風則南北俱有若云東南寒少未必殺人則可若云風少則不可也非痰則已是痰亦南北俱有若水土之外濕東南雖多而乳酪之內濕則西北尤多也益痰之爲物雖爲濕動然脾健則無脾弱則有脾敗則甚是可見因病而後生痰非因痰而後生病也治失其本而欲望病愈者未之有也

風病本於脾腎之虛

張景岳曰非風等症其病爲强直掉眩之類皆肝邪風木之化也其爲四肢不用痰涎壅盛者皆胃敗脾虛之候也然肝邪之見本由脾腎之虛使脾胃不虛則肝木雖强必無乘脾之患使腎水不虛則肝木得養又何有强直之虞故凡治卒倒昏沉等症若無痰氣阻塞必須以大劑參附峻補脾腎元陽以先其急隨用地黄當歸枸杞之類塡補眞陰以培其本

痰本脾腎之虛

凡非風之多痰者悉由中虛而然夫痰卽水也其本在腎其標在脾在腎者以水不歸源水泛爲痰也在脾者以飲食不化土不制

水也不觀之強壯之人任其多飲多食隨食隨化未見其為痰也惟不能食者反能生痰此以脾虛不化停蓄為痰也故凡病虛勞者其痰必多而病至垂危其痰益甚正以脾氣愈虛則全不能化而水液盡為痰也可見天下之實痰無幾而痰之宜伐者亦無幾故治痰者必當溫脾強腎以治痰之本使根本漸充則痰將不治而自去矣

痰本津血所化

凡經絡之痰蓋即津血之所化也使果營衛和調則津自津血自血何痰之有惟是元陽虧損神機耗敗則水中無氣而津凝血敗皆化為痰耳此可見精血之外別無所謂痰若謂痰在經絡津液

不去則必並精血而盡去之矣否則安有獨攻其痰而精血自可無恙乎津血復傷元氣愈竭隨去隨化痰必愈甚所以治痰者痰不能盡而所盡者惟元氣也況復有本無痰而妄指爲痰以誤攻之又何其昧之甚也若果痰涎壅盛填塞胸膈湯液俱不能入則不得不先開其痰以通藥食之道而開痰之法唯吐爲捷如古方之獨聖散茶調散稀涎散之屬皆吐痰之劑也或用牛黄丸抱龍丸之類但使咽喉氣通能進湯飲即止不可盡攻其痰致令危困故凡用治痰之藥如滚痰丸清氣化痰丸搜風順氣丸之類必其元氣無傷偶有壅滯不清乃可暫用分消若病及元氣而但知治標則未有不敗者

拘縱本乎營衛寒熱皆能拘縱

凡寒熱皆能拘急亦能弛縱不可不知如寒而拘急者以寒盛則血凝血凝則滯澁拘急此寒傷其營也熱而拘急者以火盛則血燥血燥則筋枯拘急此熱傷其營也又若寒而弛縱者以寒盛則衛不攝則弛縱此寒傷其衛也熱而弛縱者以熱盛則筋軟不收不收則弛縱此熱傷其衛也

拘縱原因氣血

凡血中無氣則病爲弛縱氣中無血則病爲拘急何也氣主動無氣則不能動不能動則不能舉血主静無血則不能静不能静則不能舒故筋緩者當責其無氣筋急者當責其無血

治風當審所因

喻嘉言曰風邪從外入者必驅之使從外出然挾虛者非補虛則風不出挾火者非清熱則風不出挾氣者非開鬱則風不出挾濕者非利濕則風不出挾痰者非豁痰則風不出

治風當辨虛實

外風者邪襲肌表故多實內風者藏氣受傷故多虛然外感者非曰絕無虛症氣虛則虛也內傷者非曰絕無實症有滯則實也治虛者但察其在陰在陽而直補之治實者但察其因痰因氣而暫開之內外虛實之間最當察其有無微甚而酌其治也

治風當分肥瘦

肥人多中風以氣盛於外而歉於內也瘦人亦有中者以陰氣偏虛而火暴逆也治肥人之風以理氣治痰為急治瘦人之風以養陰清熱為先

治風當先順氣

治風之法初得之便當順氣及其久也即當活血久患風疾四物湯吞活絡丹而愈者正是此義若先不順氣遽用烏附又不活血徒用天麻防風羌活輩吾未見其能治也然順氣則可破氣瀉氣則不可

治風不可妄汗妄下

風本為熱熱勝則風動宜以靜勝其躁養血是也若悞從發散多

汗則虛其衛悞用攻裏錯下則損其營故有汗下之戒若風邪中府者有發熱惡寒而加五色其脉浮緊四肢拘急之表症則宜汗之若風邪中藏有痞滿煩躁堅實便閉之裏症則宜下之雖宜汗下亦不可過仲景云汗多則亡陽下多則亡陰亡陽則損其氣亡陰則損其形經曰血氣者人之神不可不謹養也治風者須忌妄汗妄下之失

治風不可利小便

潔古云中風小便不利不可以藥利之既已自汗則津液外亡小便自少若利之使營衛枯竭無以制火煩熱愈甚當俟熱退汗止小便自利也

論口眼歪斜拘急本於肝腎精血之虧損

凡中風口眼歪斜半身不遂及四肢無力掉搖拘攣之屬皆筋骨之病也蓋肝主筋腎主骨肝藏血腎藏精精血虧損不能滋養百骸故筋有緩急之病骨有痿弱之病總由精血衰敗故丹溪治久病昏仆陰虛陽暴絶之症飲以人參膏數觔而愈可見陰虛陽必走急以扶元氣爲主蓋氣行則血活也

補虛不離桂附

參芪所以補氣氣虛之甚者非佐之以桂附必不能追散失之元陽歸地所以補精血陰虛之極者非引之以桂附不能復無根之生氣寒邪在經而客强王弱非桂附之勇則血脉不行寒邪不去

痰濕在中而土寒水泛者。非薑附之煖。則脾腎不健。痰濕不除。此通經之法。大都實者可用寒涼。虛者必宜溫熱。附子之性剛勇而熱。凡陰虛水虧而多熱多燥者。自非所宜。若無燥熱。但涉陽虛。諸藥不能及者。非此不能達也。

原委論

夫風乃天地自然之氣。遇乎春夏陽和之候。隨風流布。則從而發生焉。非風之生也。實陽和之氣使然也。遇乎秋冬嚴寒之際。霜威凛冽。則從而肅殺焉。非風之殺也。實寒霜之威使然也。人得天地之氣以生。日在氣交之中。人之氣無日不與天之氣相周接。玄府通暢。四肢百骸與風流動。猶如魚水和諧。何病之有。因人於陰陽一氣偶失調護則本身之氣各有所偏自爲乖戾與風違忤遂從而病生焉此卽東垣所謂本氣自病嚴用和所謂邪氣乘虛而入是也況元氣盛穀氣其人瘦瘦人穀氣自少通身津血無非穀氣所生化穀氣少津血亦少兼之喜怒不常將息失宜房勞過度耗損眞陰則津血又從而加少焉自虛其營風從疏入容於空竅血不能化氣以致陽氣抑鬱不得越愈傳眞陰則津血愈耗不能榮養筋骨遂成枯槁拘急之症此卽河間所謂心火暴甚水虛不能制火景岳所謂筋急者當責其無血之謂也穀氣盛元氣其人肥肥人元氣爲穀氣所盛元氣虛少自不能盡行布化穀氣爲津血以致停蓄爲痰氣化不常偶因失調傷其眞氣不能與風流動於

涎壅滯經絡遂成弛縱之症此即丹溪所謂濕生痰景岳所謂筋緩者當責其無氣之謂也苟能明此即謂之中風也可謂之非風也亦可謂之類中風也亦無不可

補陰宜兼扶陽

經曰無陽則陰無以生血脫者益氣爲血不自生須得陽和之氣乃生陽生則陰長也若單用血藥不但血無由而生反有傷犯中州之患矣是以氣有生血之功血無益氣之理

治論

凡初病卒倒危急不醒但察其無死症而形色不脫又無痰喘氣促而息微色白脉弱暴脫者急以獨參湯或淡薑湯灌之亦可待

其甦醒然後察症施治若痰甚者宜用吐法其痰不甚以薑湯開服抱龍丸暫開其痰無痰聲者不可用若氣壅喘滿則用薑湯調服蘇合丸以暫舒其氣畧俟稍定然後隨症施治

一凡治中風昏倒不醒急用細辛牙皂之類爲末少許吹入鼻中有嚏可治無嚏不可治或皂角末撚紙燒烟熏入鼻中

淵按中風之症總由營衛之氣太弱不能熏膚充身澤毛實腠以致肌表不固脉絡空虛偶因調養失護風邪乘虛襲中非傷於氣即侵於血邪氣閉遏經隧氣血凝滞或左或右營衛不利則爲喎僻不遂風邪入於肢節間則爲痺傷於營血則濇滞不潤不能榮運筋骨便爲拘急搐搦延綿不散風邪鬱化爲熱炙熯眞陰遂致

肌肉消削枯細之症。傷於衛氣。則陽帶失主。以致收攝無力。便爲痿軟廢弛。正氣日衰。邪氣日盛。淫溢周身。遂成癱瘓頽敗危劇之症。考之金匱要畧曰。風之爲病。當半身不遂。或但臂不遂者。此爲痺。脉微而數。中風使然。脉遲而緩。遲則爲寒。緩則爲虚。營緩則爲亡血。衛緩則爲中風。脉浮而緊。緊則爲寒。浮則爲虚。寒虚相搏。邪在皮膚。浮者血虚。絡脉空虚。賊邪不瀉。或左或右。邪氣反緩。正氣即急。正氣引邪。喎僻不遂。邪在於絡。肌膚不仁。邪在於經。即重不勝。邪入於府。即不識人。邪入於臟。舌即難言。口吐涎。由經文觀之。中風之症。雖有皮膚經絡藏府之辨。然未明言屬何經絡藏府。徧覽諸書。皆未深辨。予歴醫多年。每臨斯症。詳加斟酌。而知傷寒之

症由邪覆陽鬱遂致有六經之傳中風之症雖乘虛直中未始無六經之分故爲詳序於左

一中風之症昏沉搦搐頭項脊強發熱拘急無汗脉浮緊此風邪直中足太陽膀胱經營分也麻黃養榮湯主之新方

人參三錢 黃耆三錢 炙草一錢 當歸五錢 川芎一錢

白芍三錢 桂枝三錢 麻黃三錢 秦艽三錢 鈎藤三錢 薑棗

一中風之症昏沉搦搐頭項脊強發熱拘急自汗脉浮緩此風邪直中足太陽經衛分也桂枝養榮湯主之新方

人參三錢 黃耆三錢 炙草三錢 當歸三錢 川芎一錢

白芍五錢 桂枝三錢 羌活三錢 防風三錢 秦艽三錢 薑棗

一中風之症、昏昧煩燥、發熱無汗、面赤唇紅、氣粗息喘、六脉浮數。此風邪直中足太陽經營衛分也、加減愈風湯主之 新方

麻黄五錢 桂枝三錢 杏仁三錢 石膏五錢

人參三錢 當歸三錢 川芎一錢 白芍三錢 黄芩三錢

引用生薑三片、葱五條、同煎、空心熱服、覆取汗出透爲度

一中風之症、口眼喎斜、舌强拘急、身熱微汗、搐搦惡風、脉浮緩、此風邪直中陽明經也、疎風養榮湯主之 新方

桂枝五錢 白芍五錢 炙草一錢 當歸三錢 川芎一錢 薑棗

白芷三錢 細辛一錢 柴胡三錢 蓁艽三錢 防風二錢

一中風之症、昏昧煩躁、面赤唇紅、身熱自汗、胸腹痞滿、二便閉濇。

六脈洪數有力。此風邪直中足陽明府也。金匱云、邪入於府。即不識人。加味清涼飲主之。新方

人參三錢　當歸五錢　白芍五錢　甘草一錢　大黃五錢

芒硝三錢

一中風之症。昏昧微煩。口眼歪斜。身熱拘急、微汗。面赤唇乾耳聾口苦六脈弦洪此風邪直中足少陽經龍膽湯主之。新方

膽草五錢　柴胡五錢　秦艽三錢　黃芩三錢　白芷三錢

人參三錢　當歸三錢　白芍三錢　半夏三錢　甘草一錢

薑棗同煎用竹瀝一盞生薑汁半盞調服

一中風之症、肢體廢弛、口角流涎、搦搐昏沉不語面慘肢冷六脈

遲緩此風邪直中足太陰脾經也參附星萸湯主之新方

人參五錢　生附一兩　吳萸二兩　南星五錢　生薑一兩

大棗二錢　竹瀝一盞　薑汁半盞

一中風之症昏沉癱瘓舌強難言口疭不收身涼肢冷六脉沉微

此風邪直中足太陰脾藏也參烏朮附湯主之新方

人參五錢　川烏五錢　生附一兩　白朮一兩　生薑一兩

大棗三枚　竹瀝一盞　薑汁半盞

一中風之症抽搐搖頭角弓反張口噤拘急目赤唇紅煩滿囊縮

此風邪直中足厥陰經也秦艽飲主之新方

秦艽三錢　黃芩二錢　石膏三錢　知母三錢　白芷一錢

桂枝三錢　白芍五錢　甘草一錢　當歸三錢　川芎三錢

生薑三片大棗三枚同煎竹瀝一盞薑汁半盞調服

一中風之症目竄上視角弓反張口噤拘急咬牙掐搐面赤肢冷煩滿囊縮此風邪直中足厥陰藏也參附桂枝飲主之新方

人參三錢　川附五錢　當歸五錢　炮薑三錢　炙草一錢

桂枝三錢　白芍三錢　吳萸　生薑三兩　大棗三枚

中風之症昏沉不語弛癱遺尿風邪直中少陰腎藏不治之症連用參附飲急救若兼身有微熱面赤唇乾回元飲主之

一中風之症外無六經之形內無便溺之阻僅口眼喎邪手足麻木不仁或痿軟廢弛脉來遲緩此風邪直中皮膚血脉肢節間

也當歸祛風湯主之新方

當歸五錢　川芎一錢　白芍三錢　炙草一錢　白芷一錢

南星三錢　川烏三錢　草烏三錢　桂枝三錢　細辛八分

竹瀝一盞　生薑汁半盞

一中風既愈之後手足不用左右癱瘓參附活絡湯主之

一中風之症卒然昏倒口眼喎斜痰涎搦搐此風邪直中厥陰太陰肝脾二藏也以致肝木掉眩搦搐脾不攝涎痰涎潮壅危極之症速宜用當歸三生飲先治其標略俟稍定隨用六君子湯加南星當歸竹瀝薑汁主之有微熱汗出者貞元飲主之若神昏氣弱懶言語者益氣養榮煎主之

一中風之症卒然昏沉汗出此營衛氣脫危症也速用參附養榮湯急救若汗稍止身和氣定昏沉不語者此神敗於心精敗於腎也保元養心湯主之

一勞倦過度費神損氣力不能持卒然昏憒仆跌移時方寤此氣厥類中風也朮附地黃飲主之新方

大熟地二兩　白朮一兩　川附子三錢　生薑汁半盞

一類中風之症産後經期襲受風邪忽然昏冒抽搐撮口聚唇身熱汗出此血厥痙症也參芪愈風飲主之新方

人參三錢　黃耆三錢　炙草一錢　熟地六錢　當歸三錢

川芎一錢　白芍五錢　桂枝三錢　秦艽二錢　荊芥一錢

一類中風之症凡鬱愁憂思怒逆傷肝皆能卒然昏倒不語但無抽搐痰湧之症此中氣症也蘇合丸主之

一酒濕類中風症蓋酒毒傷肝肝血虧耗不能榮筋酒濕傷脾脾元受損不能爲胃行其津液以榮四末故亦作瘫喎斜廢弛搦搐之症治當用六君子丸附湯補脾去濕八味丸補腎養肝

一中風麻木不仁因其氣血不至所以不知痛癢蓋氣虛則麻血虛則木麻木不已則偏枯痿廢漸至日增此魄虛之候也內經曰營氣虛則不仁衛氣虛則不用營衛俱虛則不仁且不用肉如故也人身與志不相有曰死即此類也故凡遇此症只宜培養氣血勿誤認爲痰妄用消導重耗津液以貽枯涸之患

一夏月卒倒忽患中風抽搐症候此火旺尅金暑熱傷氣而然即今人之所謂暑風也氣虛者宜保元湯生脉散之類若水不制火而多煩渴宜玉女煎清暑益氣飲竹葉石膏湯之類若火獨盛者宜瓜水菉豆飲芩連之屬暫解其熱若伏陰在內陽虛氣脫者必用附子理中六味回陽飲以急挽元氣

一肥人多有中風之症以氣虛故也氣虛則多濕多滯若果痰氣壅滯不得不先爲開導若無痰而氣脫卒倒者速用參附四君子十全大補丸附之類若遺尿者用命門火衰腎氣虛脫之症最爲危候速用參附湯回元飲急救遲則不濟

一中風煩熱自汗小水不利者以津液外泄故也若再用滲利則

陰水愈涸，無以制火，而煩躁益甚。宜用生脉散、滋陰煎、五味子湯、左歸飲以滋其陰，但使熱退汗止，則小水自利也。

一、中風之症，多由腎元虛衰，精血暗損，偶爾傷觸，眞氣力不能持，即卒然昏仆。須察陰陽施治。若腎中之水虛，則多熱多躁，而病在精血；腎中之火虛，則多寒多滯，而病在神氣。若水火俱傷，精神同敝，難爲力矣。火虛者，右歸、八味、參茸固本之類，以益火之原；水虛者，左歸、六味、三陰補元飲之類，以壯水之主；若氣血俱虛，益氣養榮煎、八珍、十全大補之類；若陰陽衰脫，速用六味回陽飲、回元飲、參附湯之類，悉力挽回，庶可療也。凡多熱多躁者，忌辛溫香竄；多寒多滯者，忌清涼滑膩，不可不愼。

左歸飲方新 治腎中陰虛陽亢之症壯水滋陰以制陽光。

熟地八錢 萸肉二錢 懷山二錢 白茯二錢 丹皮二錢

白芍二錢 枸杞四錢 牛膝二錢 麥冬去心二錢 北味二錢

右歸飲方新 治命門陰勝陽衰之症益火之原以消陰翳。

熟地八錢 萸肉二錢 枸杞四錢 杜仲二錢 懷牛膝二錢

當歸二錢 故紙二錢 小茴二錢 川附二錢 青花桂二錢

左歸地黃丸方新 治腎水不足真陰虧損腰膝痠軟潮熱自汗症

熟地八兩 萸肉四兩 枸杞四兩 鹿膠四兩 懷山藥四兩

丹皮三兩 白芍三兩 懷牛膝三兩 煉蜜為丸

右歸地黃丸方新 治命門陽衰下元虛冷腰膝痠疼痿軟無力及婦

又血寒經遲帶濁淋瀝治寒濕血少陰腹痛吞酸嘔惡症

熟地八兩　萸肉四兩　枸杞四兩　杜仲四兩　懷牛膝三兩

鹿膠四兩　當歸三兩　故紙四兩　赤桂三兩　川附子三兩

川椒二兩　小茴三兩　煉蜜爲丸

九味養營煎新方治真陰精血虧損腰膝筋骨痠疼不能屈伸症

熟地六錢　當歸三錢　枸杞四錢　杜仲三錢　萸肉三錢

白芍三錢　懷膝三錢　故紙三錢　赤桂三錢

八珍補元飲方新治男婦氣血衰弱陰虛血躁津液枯涸潮熱日牙

此純靜甘溫之品填精補髓之劑

人參三錢　懷山四錢　茯神三錢　炙草一錢　白芍三錢

熟地六錢　萸肉三錢　枸杞四錢

十全補元飲新方　即八珍補元飲加黃耆三錢、北味一錢　治同

阿膠建中湯新方　治脾經血躁虛煩錯雜之症

阿膠三錢　黃耆三錢　當歸三錢　熟地六錢　桂心三錢

白芍五錢　甘草一錢

八仙歸腎丸新方　治真陰不足腎氣不固精竅滑泄腰膝痠軟症

熟地八兩　萸肉四兩　懷山四兩　枸杞四兩　鹿膠四兩

芡實炒四兩　蓮鬚四兩　金櫻膏為丸

保元腎氣丸新方　治真陽不足腎元不固漏精滑泄腰疼膝軟症

即歸腎丸加故紙四兩　杜仲四兩　川附子三兩　赤桂三兩

益督丸新方 治腎氣不足，真陰衰弱，膝軟腰疼，四支無力，痿弱症。

熟地八兩　萸肉四兩　杜仲四兩　枸杞四兩　鹿角膠四兩

故紙四兩　川椒二兩　小茴二兩　赤桂二兩　懷牛膝二兩

扶元益氣丹新方 治腎陽不足，下元虛冷，久無子息，命門火衰，不能生土，胸膈飽悶，吞酸嘔惡，反胃吐食，腹臍膨脹，柔綿作痛，滑泄瀉痢，腰疼膝軟，小水自遺，虛淋寒疝，肢節痺痛等症。

熟地八兩　萸肉四兩　枸杞四兩　杜仲四兩　故紙四兩

小茴四兩　川附三兩　赤桂三兩　吳萸四兩　北味三兩

參茸固本丸新方 治元陽衰冷，精寒溺濁，腰膝痠疼，小水淋漓症。

熟地八兩　當歸　枸杞　杜仲薑汁炒　萸肉以上各四兩

人參二兩　黃耆三兩　鹿茸一對　川附三兩　赤桂去粗皮淨取肉三兩

小茴三兩　故紙四兩鹽水炒　共爲末煉蜜爲丸空心黃酒吞服

斑龍地黃丸新方　治元陽不足精寒陽痿腰膝痠軟無力之症

熟地八兩　萸肉四兩　丹皮三兩　白茯三兩　懷山藥四兩

澤瀉三兩　川附三兩　赤桂去粗皮淨肉三兩　枸杞四兩　嫩鹿茸一對

都氣丸　治腎水不足虛火上炎發熱作渴口瘡咽喉疼痛症

即六味地黃丸加　赤桂去粗皮取淨肉二兩　北味二兩　煉蜜爲丸

固精地黃丸新方　治元陽虛弱氣虛不能提固遺精滑精等症

大熟地四兩　萸肉八兩　正懷山四兩　白茯苓三兩　牡丹皮三

川附子二兩　澤瀉三兩　青花桂三兩　芡實肉四兩　蓮鬚四兩

金櫻膏半斤和煉蜜為丸每服五錢空心用淡鹽滾水吞送

鹿茸固本丸新方治下元虛弱腰膝瘦軟之症

熟地八兩　萸肉四兩　枸杞四兩　杜仲四兩淡鹽水炒　懷牛膝三兩

鹿茸一對　川附二兩　故紙四兩淡鹽水炒　小茴三兩　青花桂三兩

煉蜜為丸每服五錢空心用淡鹽滾水吞送黃酒吞服更好

十補固腎丸新方治脾泄腎泄瀉痢日久不止虛寒滑泄休息痢

熟地八兩　白朮六兩　白茯三兩　炮薑三兩　炙草二兩

吳萸陳淨炒四兩　故紙四兩鹽水炒　北五味三兩　川附二兩　青花桂去粗皮淨甜肉二兩

煉蜜為丸每服五錢空心用炒黃米煎湯早晚吞服

固腎丸新方治脾腎虛弱久泄瀉痢不止並休息痢症

熟地八兩 萸肉四兩 懷山四兩 白茯三兩 澤瀉三兩

故紙四兩 北味三兩 川附三兩 赤桂去粗皮肉三兩 吳萸揀淨枝梗取淨肉二兩溫水洗炒乾

共研細末煉蜜為丸每服五錢用米炒黃煎湯空心吞服

鹿茸丸 治真陰不足腿膝痠軟下元瘦弱喘咳之症

鹿茸一對酥炙 北味 當歸 熟地各四兩 酒糊丸黃酒吞服

枸杞丸 治真陰不足腎虛精滑之症

枸杞 黃精九蒸九曬 故紙炒香另研 胡桃肉各等分

共搗作為餅子焙乾為末煉蜜丸每服五錢空心黃酒吞服

益血丹海藏方 治陰虛亡血大便燥結之症

當歸酒浸焙 大熟地 黃萸各等分 共為末煉蜜丸彈子大黃酒[illegible]一丸

扶陽延壽酒新方治陽痿精衰久無子息腰疼膝痠筋軟之症

淫羊藿二斤羊油炒 仙茅四兩 巴戟四兩 當歸四兩 枸杞四兩

續斷 杜仲 故紙 川附 骨碎補

胡蘆巴 懷膝 小茴以上各四兩 鹿茸一對 川椒三兩

丁香三兩另研包裹

以上用水熬三次取清汁熬成稀膏取起入丁香在內攪勻隨兌太和燒酒三十觔熟甜酒娘二十觔入埕封固隨飲

還少酒新方此酒養血滋肝補腎填精益髓真有還少之功

當歸 杜仲 續斷 故紙 白芍

白芍 骨碎補各四兩 川椒三兩 小茴三兩 懷牛膝四兩

以上照前取汁熬膏隨入後藥

枸杞半斤 胡桃肉半斤搗爛 員眼肉半斤 大棗半斤 炒黑豆一升

兌入太和燒酒三十觔熟甜酒娘二十觔入埕封固隨意飲

八仙純陽酒方 此酒補腎壯陽煖子宮强筋骨除腰膝痠軟症

枸杞半斤 當歸 懷牛膝 杜仲 故紙各四兩炒

川椒二兩 小茴二兩 黑胎狗一隻滾湯去毛垢洗淨腸肚和前藥

用水煨到爛隨入太和燒酒三十觔酒娘二十觔封固隨飲

祛風蒸藥酒方 新治風濕頑痺腰膝痠軟手足麻木養血舒筋絡

當歸半斤 懷膝半斤 白芍四兩 川芎二兩 杜仲

骨碎補半斤 續斷各四兩 桂枝二兩 秦艽 獨活

天麻　荆芥各二兩　威靈仙半斤　川烏四兩　草烏四兩

共用水照前熬取膏用

隨入枸杞半斤　員眼肉一斤　鮮木瓜二個切片　太和酒三十觔封固

隨飲

傷寒門

傷寒之邪實無定體或入陽經氣分則太陽爲首或入陰經精分則少陰爲先其脉以浮緊有力無力知表之虛實沉緊有力無力知裏之虛實問症以知其外察脉以知其内辨別陰陽類似外感内傷之因六經傳變經府直中之殊最爲緊要

風寒同氣

凡病傷寒者本由寒氣所傷而風即寒之帥也第以風寒分氣合則風主春而東寒主冬而北以風寒分微甚則風屬陽而淺寒屬陰而深然風送寒來寒隨風入侵肌透骨本爲同氣故凡寒之淺者即爲傷風風之深者即爲傷寒不淺不深半正半邪之間者即

爲痺疾其有留於經絡而肢體疼痛者則爲風痺然則傷風也傷寒也痺疾風痺也皆風寒之所爲也至若春夏秋三時之感冒莫非因寒因風而入則風寒本爲同氣夫復何疑

治傷寒有六法

李士材曰傷寒之症變態不測雖出多歧約六法以盡之曰汗吐下温清補汗者治在表也而汗法有三一曰温散寒勝之時陰勝之臟陽氣不充則表不解雖身有大熱必用辛温一曰涼解炎熱熾盛表裏枯涸陰氣不營亦不能汗宜用辛涼一曰平解病在陰陽之間既不可温又不可涼但宜平用期於解表而已吐者治在上也吐中有發散之意可去胸中之實下者攻其裏也而下法有

王痞滿在氣燥實在血四症具者攻之宜峻也但見滿燥實者攻之稍緩但見痞實者攻之更緩或行血者或逐水停輕重緩急隨症變通也溫者溫其中也溫中則寒自散臟有寒邪不溫則死夫氣爲陽氣虛則寒故溫即是補又名救裏者以陽虛可危急當救援也清者清其熱也有熱無結本非下症若不清之熱何由散下後餘邪亦宜清也補者救其虛也正虛邪熾久而不痊補正則邪自除强主可以却敵也此必見衰微之陰脈者也如浸散而汗不解陰氣不能外達也人知汗屬於陽升陽可以解表不知汗生于陰補陰可以發汗也又如內熱不解屬清而火不退陰不足也人知寒涼可以去熱不知壯水亦可以制陽光得此六者即握傷寒

之要矣又何必求之多岐也哉

六經症治

足太陽膀胱經若寒傷營其脉浮緊無汗頭痛並腰脊强發熱惡寒身體疼以其經脉由脊背連風府故爲此症用麻黃湯開洩腠理發汗散寒若風傷衛則惡風頭痛脉浮緩而有汗宜用桂枝散風解肌調和營衛使邪隨汗出若風寒兼受營衛俱傷大加煩躁則用大青龍若發熱惡寒其脉反沉身體疼而頭痛病在太陽其脉當浮而反沉者因正氣衰弱裏虛而然故當用四逆湯以救裏此裏虛不得不救也太陽之症如此而已

足陽明胃經其脉洪而長不得眠鼻乾目痛身熱以陽明主肌肉

其脉洪實絡于目故爲此症宜柴葛以解肌若汗出熱渴由陽邪内鬱而爲熱耗亡津液此白虎症也若三陽邪熱不解自經而府熱結所成故爲潮熱自汗譫語發渴不惡寒反惡熱揭去衣被揚手擲足或發斑黄狂亂五六日不大便脉滑而實此實熱已傳於内乃可下之必痞滿燥實四症皆具三焦俱傷始宜大承氣但見痞燥實三症邪在中焦宜調胃承氣不用枳樸恐傷上焦之氣也但見痞滿二症邪在上焦只宜小承氣不用芒硝恐傷下焦之血也小腹急大便黑小水不利此蓄血症也宜用桃仁承氣湯陽明經府大約如此若其脉弱無神内無痞滿實堅等症不可妄用攻下雖日晡潮熱屬陽明土氣爲邪王於未申有爲可攻若脉浮而

緊小便難大便澀身熱無汗此熱邪未全入府猶屬表症仍當和解

傳至足少陽胆經其脉弦而數爲胸脇痛耳聾寒熱嘔而口苦咽乾目眩以少陽之脉循脇肋絡於耳由此漸入三陰故爲半表半裏之經表症多者小柴胡湯鬱鬱微煩裏症急者大柴胡湯心中悸而煩腹中急痛者小建中湯協熱而利則裏陰虛而陽熱漸勝用黃芩湯淸熱益陰是其治也

足太陰經其脉沉而細爲復滿而吐食不下咽乾手足自溫以太陰之脉布胃口絡於嗌大實痛者桂枝大黃湯升舉陽邪以破結滯之物此陰實而非陽實之症若自利腹痛不渴以其臟有寒故

也。當温之以四逆湯。

足少陰經。其脉沉微。爲舌乾口燥。或自利而渴。或欲吐不欲吐。或引衣踡卧。心煩但欲寐。以少陰之脉貫腎絡於肺繫舌本。脉沉者是邪入臟而陰寒。用事急温之以四逆湯。若吐利手足厥冷煩燥欲死者。呉茱萸湯主之。挾木力以益火勢。則上得温而水寒却矣。腹痛小便不利。下利不止。便膿血者。由胃中濕邪下乘而入於腎也。水土混淆。雖是土虚不能制水。終是火衰不能旺土。桃花湯主之。石脂塞其下源。則水可截。乾薑糯米温補中焦。則土可升。水得火而能輸。土得火而能燥。苟不知此而漫云清滌腎氣。一寒土從水崩。而陽氣脱矣。若謂水氣下焦有寒。不能制伏挾寒而上射肺。

遂至泛濫欬而成嘔或下利則是胃陽衰而提防不及也宜用眞武湯溫中鎮水收攝陰氣不可用小青龍其中有麻桂辛熱發動腎中眞陽遂爲奔豚厥逆禍不旋踵矣若口燥咽乾腹脹不大便或自利淸水色純青似屬陰邪用事矣其人心下必痛乃邪氣橫格胃間運化不行水自溜而谷自留以口中和之少陰變爲口乾燥之陽明知少陰之邪挾木火燥胃是爲土氣有餘可急下之宜用大承氣湯若心中煩不得臥知土挾母邪以乘水耗竭眞陰以致腎氣不能上達交心故神志不寧黃連阿膠湯主之以芩連淸土毋之熱芍藥阿膠雞黃滋陰而潤其燥火土潤而腎水寧矣至若少陰邪氣挾水乘土胃陽受制不行四肢故爲四逆氣化不行則

小便不利衝肺則咳衝心則悸乘脾則腹痛逼迫胃中清氣滯下則泄利下重用四逆散升清降濁抑肝邪以扶土兼有益陰之義

少陰病始得之其脉沉反發熱惡寒由其人陽衰素寒雖表中寒邪而裏陽不能協應故脉沉而不能浮也沉屬少陰不可發汗若始得即發熱屬太陽又不得不發汗當君以附子温經助陽托裏使陽旺驅邪隨汗而解故臣麻黄而佐合細辛用耳

足厥陰肝經其脉沉而弦爲煩滿囊縮或氣上撞心心中疼熱消渴饑而不欲食食即吐蚘下之利不止以厥陰之脉循陰器絡於肝若脉滑而厥至成消渴熱甚能消水故飲水多而小便少謂之消渴此乃陽實拒陰之厥裏有熱也宜白虎湯凉能清裏而辛亦

解表若其入吐蚘靜而復煩得食則嘔此爲蚘厥烏梅丸主之若手足厥寒脉細欲絕者當歸四逆湯主之溫經而兼潤燥和陽而兼益陰若食入口即吐因誤吐下致陰陽不相順接下焦之寒未徹上焦之熱轉升不關格而關格矣宜芩連苦以降上焦之陽逆薑參溫以補中焦之虛寒若下利腹脹滿身體疼痛者先溫其裏乃攻其表溫裏宜四逆湯攻表宜桂枝湯若下利譫語者有燥糞也宜小承氣湯吐而發熱小柴胡湯主之此厥陰傳少陽也

成無已曰肝居下部而邪居之則木火相犯所以邪上撞心木邪乘土則脾氣受傷所以饑不欲食食即吐蚘脾氣既傷而復下之則脾氣愈虛所以痢不止

陶節菴曰：脉浮當汗，脉沉當下，固其宜也。然其脉雖浮，亦有可下者，謂邪熱入府，大便難也。設使大便不難，豈敢下乎？脉雖沉，亦有可汗者，謂少陰病身有熱也。設使身不發熱，豈敢汗乎？

張景岳曰：病在太陽，其脉當浮，而反沉者，因正氣衰弱，裏虛而然，故當用四逆湯，此裏虛不得不救也。病在少陰，當無熱而反熱者，因寒邪在表，猶未傳裏，故當用麻黄附子細辛湯，此表邪不得不散也。此二症者，均屬脉沉發熱，但其有頭疼則爲太陽，無頭疼則爲少陰。第在少陰而反發熱者，以表邪浮淺，可以汗解，其反猶輕；在太陽而反脉沉者，以正氣衰微，難施汗下，其反爲重。由此觀之，可見陽經有當温裏者，故以生附配乾薑，補中有散意；陰經有當

發表者故以熟附配麻黄發中亦有補焉此仲景求本之治其他從可知矣

張仲景曰日數雖多但見表證而脉浮緊者猶宜汗之日數雖少但見裏證而脉沉實者猶宜下之

張景岳曰凡治傷寒不可拘泥但見太陽便治太陽但見少陰便治少陰但見少陽陽明症便治少陽陽明此活法也故必眞知表邪未解則當汗之眞知胃邪已實則當下之眞知陰寒邪勝自宜溫之眞知邪實正虛客主不敵必須補之但能因機察變原始要終而纖悉無遺者方是活人高手

趙獻可曰若有一毫惡寒尚在表雖入中還當兼散邪

李士材曰：虛人感冒，不任發散者，補中益氣湯可以代之。

王肯堂曰：凡四時傷寒，通宜補散。

汪訒菴曰：感冒風寒，而以熱湯沐澡，亦發散之一法。

呂晚邨曰：熱既入裏，離表已遠，驅出爲難，故就大便通泄其熱，從其近也。得汗而經熱從汗解，非汗爲害而欲袪之也；大便而府熱從便出，非便爲難而欲攻之也。

龔雲林曰：脈症不明，誤用麻黄，令人汗多亡陽；誤用承氣，令人大便不禁；誤用薑附，令人失血發狂。正爲寒涼耗其胃氣，辛熱損其汗液，燥熱助其邪熱，庸醫殺人，莫此爲甚。

龔雲林曰：麻黄、承氣投之不差，薑附、理中用之必當，病奚逃乎。

張景岳曰凡病本在表外證悉具而脉反沉微者以元陽不足不能外達也法當救裏以助陽散寒爲上策

陽症陰症辨

凡治傷寒須先辨明陰症陽症若病自三陽不能解散而傳入三陰則寒鬱爲熱因成陽症蓋其初病必發熱頭痛脉浮緊無汗以漸而深乃入陰經此邪自陽分傳來愈深則愈熱雖在陰經亦陽症也其脉必沉實有力其證必煩熱熾盛此當攻裏或清或下隨宜而用若內不有熱安得謂之陽症乎

若初起本無發熱頭痛等症原不由陽經所傳而徑入陰分者其症或厥冷或嘔吐或腹痛瀉利或畏寒不渴或脉來沉弱無力此

皆元陽元氣之不足乃爲眞正陰症

經曰發熱惡寒發於陽無熱惡寒發於陰

張景岳曰凡陽症宜涼宜瀉陰症宜補宜溫此大法也第以經藏言陰陽則陰中亦有陽症此傳經之熱邪也以脉症言陰陽則陽中最多陰症此似陽之虛邪也惟陰中之陽者易辨而陽中之陰者爲難知耳但脉來滑實有力者此眞陽症也其有身雖熱而脉來微弱無力者此雖外症似陽實非陽症但見其元陽不足而氣虛於中雖有外熱卽假熱耳設用清涼消耗則中氣愈敗中氣既敗則邪氣愈强其能生乎

李東垣曰夫謂之無熱惡寒則知其非陽經之鬱熱矣謂之發於

陰則知其不從陽經傳至矣

趙嗣眞曰如太陽症頭痛發熱脉當浮而反沉又似少陰矣故用四逆湯以救裏如少陰症脉沉應無熱而反發熱者又似太陽矣故用麻黄附子細辛湯以解表如陰症四肢厥逆而陽症亦有厥逆者此四逆湯與四逆散不同如陰症下利而陽症亦有挾熱而利者此理中湯與黄龍湯之有分別也

龔雲林曰如少陰症有用白虎湯四逆散之寒藥者少陰症有用四逆湯眞武湯之熱藥者庸俗狐疑詎能措手哉

呂晚邨曰經病用和解和解亦必由汗散然非開發皮毛之法矣葢邪初客表經中陰津未傷但啟其竅而汗自通及熱傳中[illegible]而

液爛燥竅雖啟而汗爲熱隔不能達外庸工不知倘用風熱之藥以發其表益助熱而枯陰汗原乾涸究竟不得汗而斃者多矣仲景和解只清解熱邪而津液自存陰汗既充溺出肌表而外邪自然渙散此養汗以開玄府與開玄府以出汗之迥乎不同也

寒熱辨

邪氣在表發熱者表熱裏不熱也宜溫散之邪氣在裏發熱者裏熱甚而達於外也宜清之至陽不足則陰氣上入陽中而爲惡寒陰勝則寒也宜溫之陰不足則陽氣陷入陰中而爲發熱陽勝則熱也宜清之

張景岳曰凡寒勝者必多寒熱勝者必多熱但審其寒熱之勢則

可知邪氣之深淺

經曰陽微則惡寒陰弱則發熱

趙氏曰傷寒者初惡寒發熱而終爲熱症其人必素有火者中寒者直入藏府始終惡寒而並無發熱等症其人必無火者一則發表攻裏一則温中散寒

汪訒菴曰寒邪外束陽不得越故鬱而爲熱

呂晚邨曰邪客於皮毛即玄府閉人身藏府之氣無刻不與外氣通故和暢玄府閉則内氣不能泄而生熱非風寒能變熱也此時但發其皮毛玄府開而邪隨汗散矣

李士材曰翕翕而熱者表也蒸蒸而熱者裏也下症悉具微惡寒

者表未解也先解表而後攻裏汗後惡寒者虛也

張仲景曰極寒反汗出身必冷如氷

經曰陽氣有餘爲身熱無汗陰氣有餘爲多汗身寒

李東垣曰熱極而成厥逆者陽極似陰也寒極而成厥逆者獨陰無陽也

兩感有三因

錢禎曰兩感者本表裏之同病似若皆以外感爲言也而實有未必盡然者正以內外俱傷便是兩感今見有少陰先潰於內而太陽繼之於外者即縱情肆慾之兩感也太陰受傷於裏而陽明重感於表者即勞倦竭力飲食不調之兩感也厥陰氣逆於臟少陽

復病於府者即七情不慎疲筋敗血之兩感也人知兩感為傷寒而不知傷寒之兩感內外俱困病斯劇矣其於治法亦在乎知其由而救其本也

淵按縱情肆慾之兩感宜用麻桂溫中飲勞倦竭力飲食不調之兩感宜用桂枝保元湯補中益氣之類七情不慎疲筋敗血之兩感宜用柴胡益陰煎四物湯加柴胡薑活白芷細辛之類

汗散有六法

凡傷寒之發散其法有六何也一則麻黃之發表二則桂枝之微解三則麻黃附子細辛之溫散四則大青龍之涼散五則四逆湯之溫中托裏而為不散之散六則麻桂溫中飲補陰助陽而為雲

蒸而化之散張景岳先生用大溫中飲求汗于血是也

張景岳曰凡治傷寒但見脈息微弱及沉細無力者皆不可任意發汗然欲去外邪非汗不可而仲景云脈微弱者不可發汗夫脈弱非陽既不可用寒涼而寒邪在表又不可用攻下然則舍汗之外又將何法以治此表邪乎不知溫中即可以散寒而强主即可以却敵此仲景之意豈不盡露於言表而明悟者當心會之矣且凡病外感而脈見微弱者其汗最不易出其邪最不易解何也正以元氣不能托送卽發亦無汗邪不能解則愈發愈虛而危亡立至矣夫汗本乎血由乎營也營本乎氣由乎中也未有中氣虛而營能盛者未有營氣虛而汗能達者故治此者但遇脈息微弱正

不勝邪等症必須速固根本以杜深入專助中氣以托外邪必使元氣漸充方是正復邪退將汗將解之兆故凡治表邪之法有宜發散者有宜和解者有宜調補營衛者如果邪實而無汗則發散爲宜有汗而熱不除則和解爲宜元氣虛而邪不能退則專救根本以待其自解自汗爲宜此逐邪萬全之法也

丹斑疹衄辨

一寒邪閉束皮毛陽氣內鬱不得宣暢發越壅盛於經逼血致衄者若發熱惡寒有汗仍當用桂枝湯無汗用大青龍湯煩熱燥渴者用白虎湯風熱流於脾肺二經鬱滯陽明發而爲丹斑疹者總由初感未經疏解之因若一片赤色發於皮膚之上突如雲頭者

丹也若皮肉紅腫渾身血點而無頭粒片片如錦紋者斑也細紅點隱於皮肉之間或出或沒者疹也凡此等症宜以輕揚之劑辛散其風熱柴芩消毒飲之類甘寒之品涼血以解毒柴胡解毒飲之類若由經傳府煩熱燥渴便秘者宜用四順清涼飲之類下之以泄其熱毒若發爲紫黑色者熱毒內攻腸胃受傷不治之症

發汗不徹其故有三

如邪在經絡筋骨而汗出皮毛者此邪深汗淺衛解而營不解一不徹也或以十分之邪而去五分之汗此邪重汗輕二不徹也或寒邪方去猶未清楚遽起露風而因虛復感此新舊相踵三不徹也凡遇此者當辨其詳而因微甚以再汗之

過汗之弊其故有七

凡取汗之法當取於自然不宜急暴但服以湯劑益合溫煖使得津津微汗稍合久之則手足俱周徧身通達邪無不散矣若一時過之致使如淋如洗則急遽間衛氣已達而營氣未周反有不到之處且恐大傷元氣此其一也且有邪本不甚或挾虛年衰感邪等症只宜和解醫不能察但知表症而發散太過此其二也或陽虛不能作汗誤散無效而屢散不已以致陽離大傷元氣因而即被其害者有之此其三也或邪氣雖去胃氣未清因其微熱仍用發散以致胃氣大傷不能飲食而羸憊不振者有之此其四也或有食積之症因其食停中脘氣化不行亦能發熱惡寒類似傷寒

只宜行氣消食設誤發汗必損陰液此其五也或陰虛不可發汗雖有潮熱以營氣不足血少故也或誤汗之重亡津液必致陰血乾涸脫絕而斃此其六也或有表邪傳裏此裏症急也只宜攻裏設或汗之必致胃汁枯槁大加煩燥譫語作渴此其七也凡此七者非過汗之弊乎

既愈復熱其故有八

或以邪氣方散胃氣未清因而過食者是為食復此其一也或以表邪方解原不甚虛有過慎者輒加溫補是誤補而復此其二也若此二者所謂食入於陰長氣於陽以致衛氣復閉陽邪復聚而然表邪既復仍宜汗也又或有以新病方瘳不能調攝勞傷脾陰

因而復熱者。是名勞復。此其三也。或不恒房室因而再感者。是名女勞復。此其四也。若此二者所謂陰虛陽必湊之而然。或從補或從汗。當因變制宜權其緩急而治。分虛實。又有表熱去後氣虛而復熱者。當用六神湯保元湯以扶元氣。又有發汗過多真陰枯涸而復熱者。法當用六味地黃湯以滋陰退熱。又有新病方愈偶動肝氣而潮熱者。法當用柴芍地黃湯之類。又有既愈之後腎陽虛衰相火浮泛而作熱者。法當用八味地黃湯以引火歸源。總之臨症施治。貴審分明。

飲有冷熱之不同

凡熱藥宜冷飲者。此以假冷之味。觧上焦之假熱。真溫之性。復下焦之真陽。涼藥用熱飲者，此以湯液之熱，疏衛氣，祛在表之寒邪。真寒之性，涼陰血，救在裏之津液。若用寒涼解毒之劑，宜用涼飲以遂其性。若調補營衛，宜用溫飲以和脾胃。

治法宜隨時而更

凡治傷寒，如時寒火衰，內無熱邪，而表不解者，宜以辛溫熱劑散之。時熱火盛，而表不解者，宜以辛甘涼劑散之。時氣皆平，而不解者，宜以辛甘平劑散之。此解表之要法也。蓋人在氣交之中，隨氣而化。天地之氣寒，則宜辛熱；天地之氣熱，則宜辛涼。然必其裏俱有熱症，方可兼用寒涼。若身表雖熱，而內無熱者，此以表邪未解，因寒而爲熱也，不可妄用涼藥，益遏表邪，未除而內寒復至，以寒

遇寒則凝結不解必將愈甚經曰發表不遠熱正此之謂也且舍時從症尤爲治傷寒緊要之法當知時變

補中亦能散表

夫補中者所以補虛何以亦能解表蓋陽虛者即氣虛也氣虛於中安能達表非補其中氣使之運化流行驅邪外出肌能解乎凡脉之微弱無力者即其症也此陽虛傷寒也陰虛者即血虛也血虛於裏安能化液非補其陰津使之潤膚澤毛灌溉營氣汗能生乎凡脉之浮芤不實即其症也此陰虛傷寒也然補則補矣仍當酌量其劑

寒中亦能散表

夫寒中者所以清火何以亦能散表蓋陽亢陰衰者即水虧火熾也水涸於經安能作汗譬之乾鍋赤裂潤自何來但加以水則鬱蒸沛然而氣化四達夫汗自水生此寒中是也

温中亦能散表

夫氣血得寒則凝得熱則流使表裏俱寒則氣血凝滯氣化不行何以能解表温中者所以温其裏也使氣寒得温則衛氣宣通自能疏泄以驅邪血寒得温則營血流動自能生津以化汗凡此數者均能解表其功則一

吐法亦能解表

夫痰飲宿食停於胃脘則凝滯乎上焦氣化不行不特温清補施

之而不效且胃氣有阻不能宣布即攻下之法用之而無益其停停不在腸胃何以能效故經曰在上者因而越之則吐之法是也吐可去胸中之實其實既去則氣化流行邪自退矣吐中亦有發散其義如此

麻黄桂枝辨

無汗脉緊者爲傷寒用麻黄湯有汗脉緩者爲中風用桂枝湯是其辨也然經曰太陽病外症未解脉浮弱者當以汗解宜桂枝湯陽明病日晡發熱脉虛浮者宜發汗發汗宜用桂枝湯是豈桂枝爲止汗但麻黄湯無芍藥而用麻黄桂枝湯無麻黄而用芍藥蓋桂枝性散芍藥性歛以芍藥從桂枝則桂枝不峻以桂枝從芍藥

則芍藥不寒。且芍藥能滋調營氣。適足爲桂枝取汗之一助。故桂枝湯亦是散劑。但麻黄湯峻。而桂枝湯緩耳。凡寒邪深固者。恐服桂枝不能解表。反足以助熱。所以脉緊無汗者。宜麻黄不宜桂枝。若脉浮緩有汗或浮弱者。風邪尚淺。宜桂枝。不宜麻黄也。此麻黄湯爲發表之第一。而桂枝湯則解表之次者也。

李東垣曰。寒之初客於表也。閉腠理。鬱陽氣。而爲熱。非辛温之藥不能開腠理以泄其熱。此麻黄湯之所由立也。致於風邪傷表。雖腠理不閉。然邪既客表。則表之正氣受傷。而不能流通。故亦發熱也。必以辛甘温之藥。散其邪。則邪去而腠理密矣。此桂枝湯之所由立也。其所以不加寒藥者。由風寒在表。又當天令寒冷之時。而

有所避故也

喻嘉言曰麻黃發汗其力最猛故以桂枝監之甘草和之用杏仁潤下以止喘逆正如馭馬防其放逸耳

李時珍曰寒傷營則營血內濇不能外通於衛衛氣固閉津液不行故無汗發熱而惡寒風傷衛衛氣外泄不能內護於營營氣虛弱津液不固故有汗發熱而惡風然風寒皆由皮毛而入皮毛外閉則邪熱內攻用麻黃甘草同桂枝引出營分之邪達之肌表佐以杏仁泄肺而利氣是麻黃湯雖太陽發汗重劑實散肺經邪鬱之藥

活人書曰腠理不密則津液外泄而肺氣虛虛則補其母故用桂

枝同甘草外散風邪以救表內抑肝木以扶脾佐以芍藥瀉木而固脾使以薑棗行脾之津液而利營衛是桂枝湯雖太陽解肌輕劑實爲理脾救肺之藥也

王履曰傷寒即發于冬寒之時寒邪在表閉固腠理非辛溫不能散之此麻黃桂枝等劑所以必用也溫病熱病發於暄熱之時因感風凉邪閉皮毛鬱熱自內達外無寒在表故非辛凉苦寒宣暢之劑不能解散此麻黃桂枝等劑所以不可用也

病症類傷寒

金匱要畧曰病者身熱足寒頸項强急惡寒時頭熱面赤目赤獨頭動搖卒口噤背反張者痙病也若發其汗寒熱相得其表益虛即惡寒甚發其汗已其脉如蛇　此言痙之症

夫痙脉按之緊而弦直上下行　此言痙之脉

太陽病發熱無汗反惡寒者名曰剛痙

此明營虛感受寒邪爲剛痙子補用麻黄養營湯主之

太陽病發熱汗出不惡寒者名曰柔痙

此明衛虛感受風邪爲柔痙子補用桂枝養營湯主之

太陽病發熱脉沉而細者名曰痙爲難治

此言痙症病在太陽其脉當浮而反沉細者因正氣衰弱裏虛不能驅寒邪外出所以為難治之症宜補用麻桂溫中飲

太陽病發汗太多因致痙

太陽病當發汗散邪然過汗則傷氣血津液不能榮筋枯燥失養便為拘急攣縮之痙症此言過汗致痙之由

夫風病下之則痙復發汗必拘急

風病錯下則傷陰血血不濡筋以故作痙復誤發其汗又傷陽氣以致陰陽津液俱傷不能榮養筋脉勢必拘急而為痙

瘡家雖身疼痛不可發汗汗出則痙

此言瘡家膿潰耗損津液營血有虧雖身疼痛乃筋失榮運不

可作風邪治而發汗者發甚汗更傷血液筋無養則成痙

痙病有灸瘡難治　此言痓因津液枯燥筋脉失養而成若有灸瘡火氣雖微內攻有力焦骨傷筋血難復也所以爲難治

太陽病其證備身體强几几然脉反沉遲此爲痓栝蔞桂枝湯主之　此用桂枝和營衛而解太陽衛分之邪栝蔞清胸膈熱

栝蔞根　桂枝五錢　白芍五錢　炙甘草五錢　生薑五錢

大棗十二枚

太陽病無汗而小便反少氣上衝胸口噤不得語欲作剛痙葛根湯主之　此言太陽經營虛寒襲大筋受邪所以無汗鬱滯膀胱氣化不行故小便反少邪入陽明則氣上衝胸口噤不得語故

用桂枝和營衛加葛根麻黃汗解太陽陽明兩經寒濕之邪

葛根三錢　麻黃二錢　桂枝五錢　白芍五錢

甘草二錢　生薑三錢　大棗二錢

痙爲病胸滿口噤臥不着席脚攣急必齘齒可與大承氣湯

此太陽之邪內入爲胸滿並侵陽明經筋則口噤臥不着席脚攣急者太陽角弓反張之症齘齒者陽明口噤之症此太陽陽明兩經合爲痙病故曰可與大承氣湯以疏陽明之邪使腸胃三焦之氣流通自能驅邪外出而汗解太陽之症

大黃四錢　厚朴五錢　只實五錢　芒硝三錢

凡新產血虛多汗出喜中風而病痙者乃血虛受風成痙之症不

可作中風症治　予補用參芪愈風飲主之新方

人參二錢　黃芪三錢　炙草一錢　熟地六錢　當歸三錢

川芎一錢　白芍三錢　桂枝一錢　秦艽二錢　荆芥一錢

程郊倩曰如得太陽寒傷營證發熱無汗反惡寒究竟非寒傷營病也筋受寒見太陽之寒症但可名之曰剛痙如得太陽風傷衛症發熱汗出不惡寒究竟非風傷衛病也筋受熱見太陽之風證但可名之曰柔痙以太陽病發汗太多因致痙之一端推之則知此病得之亡津亡血而因虛致寒因虛致燥者矣

陳無擇曰夫人之筋各隨經絡結束於身氣血內虛外爲風寒濕熱所中則痙原其所因多由亡血筋無所營故邪得以襲所以傷

寒汗不過多與夫病瘡人及產後致斯疾者槩可見矣

張景岳曰痓之爲病强直反張症也其病在筋脉筋脉拘急所以反張其病在血液血液枯燥所以筋攣觀仲景數言可見病痓者多由誤治之壞證蓋誤汗者必傷血液誤下者必傷眞陰陰血受傷則血燥血燥則筋失所滋筋失所滋則爲拘爲攣反張强直之病勢所必至又何待風寒濕熱相襲而後爲痓耶如中風症有此者必去力衰殘元陰敗也產婦有此者必去血過多衝任竭也瘡家有此者必血隨膿出營氣涸也小兒有此者或風熱傷陰遂爲急驚或汗瀉亡陰遂爲慢驚凡此之類總屬陰虛症蓋精血不虧雖有邪干亦斷無筋脉拘急之病而病至堅强其枯可知故治此

者必當先以氣血爲主而邪甚者或兼治邪若微邪則不必治矣此證所急者在元氣元氣復而血脉行則微邪自不能留何足慮哉且外感之風寒邪證也治宜解散內生之風血燥證也止宜滋補計此數者總由內症本無外邪即有虛痰假火因其壅滯不得不暫爲清理但得痰氣稍開便當調理氣血若傷精敗血枯燥而成再治風痰難乎免矣奈何今人之治此者未有不以散風云濕爲事亦焉知血燥陰虛之證尚能堪此剝削否

濕症類傷寒

金匱要畧曰濕家之爲病一身盡疼發熱身色如薰黃

此概言傷濕之病濕淫所勝流於關節肌表之間血凝氣滯則一身盡疼邪正欝遏故發爲熱濕欝化熱蒸騰肌肉皮膚之間故顯爲薰黃之色

太陽病關節疼痛而煩脉沉而細者此名中濕亦曰濕痺其候小便不利大便反快但當利其小便

濕淫太陽關節營氣不和則關節疼痛陽欝不伸故發煩濕傷陰土脾陽氣滯脉當沉細則爲中濕若胃家陽土受邪發熱脉從浮大便爲傷濕然濕傷於營粘着不移故曰濕痺太陽膀胱

氣化不行故小便不利濕邪流入大腸則大便反快當利小便使周身之濕從小便而出五苓散主之

濕家病身疼發熱而黃而喘頭痛鼻塞而煩其脉大自能飲食腹中和無病病在頭中寒濕故鼻塞納藥鼻中則愈

濕淫太陽邪感皮毛與肺氣相合鬱遏於表故身疼發熱面黃而喘頭痛鼻塞而煩邪居於表故脉大自能飲食腹中利而無病當責病在頭中寒濕蓋鼻爲肺竅肺氣受濕則鼻塞納藥鼻中使得噴嚏俾肺氣流通大氣一轉肌腠開而濕痺解矣

濕症身煩疼可與麻黃加朮湯發其汗爲宜愼不可以火攻之寒濕居表邪束營陽故無汗而身煩疼須得微汗則解所以麻黃

湯加白朮取微汗使表濕俱去朮得麻黃燥濕安土之功更倍若以火攻必致大汗淋漓陽脫邪陷爲害不小

麻黃三錢　桂枝二錢　杏仁一錢　炙草二錢　白朮四錢

濕症其人但頭汗出背強欲得被覆向火若下之蚤則噦或胸滿小便不利舌上如胎者以丹田有熱胸上有寒渴欲得飲而不能飲則口燥煩也

濕滿所勝痺着太陽身背則強鬱遏陽氣不得下達氣反上蒸故頭汗出若太陽病不發熱背強欲得覆被向火乃屬衛虛濕盛陰寒用事法當溫經散邪爲正若不溫經而反下之濕邪乘虛陷入胸間作噦胸滿與結胸痞氣頗同胸邪拒格肺不通調故

小便不利。熱蒸津液。膩滯於舌。則舌上如胎。實非胎也。下則傷陰。陰傷則火盛於下。爲丹田有熱。邪陷于胸。爲胸上有寒。邪格陽氣在上。燥爍津液。則渴欲得飲。而濕陷胸中。故不能飲。但口燥煩也。

濕症誤下之。額上汗出。微喘。小便利者死。若下利不止者。亦死。中濕之人。內陽必虛。濕邪在表。但宜微汗解散。誤以峻劑下之。重亡真陰。愈傷脾腎元氣。以致陰陽兩虧。陽越上脫。則額上汗出而喘。陰從下脫。則二便滑利不止。故皆主死。

程郊倩曰。頭汗出。爲傷寒陽鬱之症。今則背强。欲得被覆向火。陰寒勝而濕熱。非陽鬱也。縱使大便不利。自是寒秘。若下之早。則胸中之陽盡陷誰復爲之化氣者所以不特胸滿而胸之二清氣不得升則爲喘胸之下濁氣不得降則爲小便不利此證舌上不應有胎而有似胎者以陽熱襲下陷八丹田下焦而胸以上惟有寒濁之氣鬱而成結非熱胎也口雖渴欲得水而不能飲實非胸中燥煩可知證同病別也

程交倩曰額上汗出微喘爲陽離小便利下利不止爲陰脫陽離陰脫安得不死此非死於濕而死於醫也死於醫之傷寒也所謂傷寒證豈可不別乎

風濕

金匱要略曰風濕相搏一身疼痛法當汗出而解值天陰雨不止

醫云此可發汗汗之病不愈者何也答曰發其汗汗大出者但風氣去濕氣在是故不愈若治風濕者發其汗但微微似欲汗出者風濕俱去也病者一身盡疼發熱日晡則劇者此名風濕此病傷於汗出當風或久傷取冷所致也可與麻黃杏仁薏苡甘草湯

麻黃五錢　杏仁十個去皮尖　薏苡五錢　炙草五錢　有微汗避風

風濕脉浮身重汗出惡風者防已黃芪湯主之

防已五錢　黃芪五錢　炙草二錢五分　白朮四錢　大棗一枚　生薑三片

喘加麻黃三錢　胃中不和加白芍五錢　氣上衝者加桂枝一錢

下有陳寒者加細辛五分

風濕相搏骨節疼煩掣痛不得屈伸近之則痛劇汗出短氣小便

不利。惡風不欲去衣。或身微腫者。甘草附子湯主之。

炙草二錢 附子三錢 白朮五錢 桂枝一兩 生薑三錢 大棗二枚

傷寒八九日。風濕相搏。骨節疼煩。不能自轉側。不嘔不渴。脈浮虛而濇者。桂枝附子湯主之。

桂枝一兩 附子三錢 炙甘草五錢 生薑五錢 大棗三枚

如大便堅。小便自利者。白朮附子湯主之。

白朮五錢 附子三錢 炙甘草一兩 生薑五錢 大棗三枚

盛人脈濇小。短氣。自汗出。歷節疼不可屈伸。此皆飲酒汗出當風所致。病歷節不可屈伸疼痛。烏頭湯主之。

麻黃三錢 白芍五錢 黃芪五錢 炙草三錢 烏頭三錢

張景岳曰在天之濕雨露霧是也在天者本乎氣故先中營衛在地之濕泥水是也在地者本乎形故先傷肌肉筋骨血脉有飲食之濕酒水乳酪是也胃爲水谷之海縱飲不節故傷脾胃有汗液之濕謂汗出沾衣未經解換故傷皮毛腠理經絡有太陰脾土所化之濕不從外入者也陽盛則火勝化爲濕熱陰盛則水勝化爲寒濕其症發熱惡寒身重自汗筋骨疼痛小便秘澁大便溏泄腰痛不能轉側跗腫肉如泥按之不起

程郊倩曰周身陽氣總被陰濕所遏利其小便使濕邪有所去陽氣自得疏通

治法在上者當微汗羌活勝濕湯在下者當利小便五苓散脾爲

五臟之至陰其性惡濕濕氣客脾故不能腐熟水谷致清濁不分水入腸間虛莫能制故濡泄法當除濕利小便

李東垣曰治濕不利小便非其治也

趙養葵曰濕淫從外入裏若用淡滲之劑是降之又降既益其陰復瀉其陽陽氣愈消而精神愈短矣是陰重強陽重衰反助其邪之謂也當用升陽風藥即差羌活獨活升麻柴胡各一錢防風炙草各五分水煎熱服

已晚桃曰總不出開鬼門潔淨府二法但開潔之用不同耳

大法云濕淫所勝助風以平之又曰下者舉之得陽氣升騰而愈矣又曰客者除之是因曲而爲之直也

汪訒菴曰有自外感得者坐卧卑濕身受雨水也有自內傷得者生冷酒乳縱恣無度又脾虛腎弱不能防御也有傷風濕者有傷熱濕者有傷寒濕者有傷暑濕者有中濕而喎邪不遂舌强語澁昏不知人狀類中風者濕在表在上宜發汗在裏在下宜滲泄裏虛者宜實脾挾風外感者宜解肌挾寒在半表半裏者宜溫散凡中濕者不可作中風治

吳鶴皋曰脾弱傷濕二陳平胃之類主之今濕流關節非前藥所宜矣無竅不入惟風爲能故凡關節之病非風藥不能到也

張景岳曰有濕從內生者以水不化氣陰不從陽而然也悉由脾腎虧損

喻嘉言曰腰冷如坐水中非腎之精氣冷也故飲食如故便利不渴且與腸胃之府無預況腎藏乎故但用甘溫從陽淡滲行水之藥足矣

李昌期曰腎主水濕性下流必舍於其所合而歸於坎勢也腰為腎之府冷濕之邪着而不移故腰冷身重是着痺也此由身勞汗出衣裏冷濕久久得之

汪訒菴曰濕勝則脾不運土不能制水溢於皮膚則腫脹併於大腸則泄瀉水停心下則嘔逆水寒射肺則喘脹濕鬱化熱蒸騰入心故煩渴濕傷陰土不能輸津化氣故津液不升而渴濕熱傷氣則金病不能生水膀胱氣化不行則陽不能化陰故便秘濕犯中

焦。陰陽不利。則霍亂吐瀉。濕滯筋骨。則身疼體重。大抵下不通利。則陰陽不能升降。而變症多矣。

程郊倩曰。邪在上焦。而治在下焦者。使濁陰出下竅。清陽在上焦者。自能宣化矣。

李時珍曰。滑石利竅。不獨小便。上開腠理而發表。是除上焦之濕熱。下利便溺而行水。是除中下之濕熱。熱去則三焦寧而表裏和。濕去則闌門通而陰陽利矣。

張景岳曰。濕症雖多。辨治之法。其要惟二。一曰寒濕。一曰濕熱。蓋濕從土化。分王四季。故土近東南。則火土合氣。而濕以化熱。土在西北。則水土合德。而濕以化寒。此土性之可以熱可以寒。故病熱者謂之濕熱病寒者謂之寒濕濕熱之病宜清宜利熱去濕亦去也寒濕之病宜燥宜溫非溫不能燥也知斯二者而濕無餘義矣蓋水之流濕本條同氣惟濕中有火則濕熱薰蒸而停鬱爲熱濕中無火則濕氣不化而流聚爲寒凡病內濕等證者多屬氣虛之人氣屬陽氣虛則陽虛陽虛則寒從中生寒生則濕氣留之此陰陽之性理出自然有不必外中於濕而後爲之濕也此種變病惟腫脹泄瀉痰飲嘔吐等症多有之　又曰凡濕而兼寒者未有不由陽氣之虛滲利多傷氣則陽必更虛能無害乎但微寒微虛者即溫而利之自無不可若大寒大虛者則必不宜利此寒濕之症有所當忌者也再若濕熱之症亦有忌利者以濕熱傷陰者也陰

氣既傷而復利之則邪濕未清而精血已耗如汗多而渴[illegible][illegible]

煩小水乾中氣不足溲便如膏之類切勿利之以致重損津液[illegible]

必甚矣故凡治陽虛者只宜補陽陽勝則燥而陰濕自退陰虛者

只宜壯水真水既行則邪濕自無所容矣此陰陽二症俱有不宜

利者不可不察

陳無擇曰脾虛多病濕內因酒麵積多過飲湯液停滯膩物燒炙

膏粱過度氣熱熏蒸濁液不行湧溢於中此濕從內作外因坐臥

濕地霧露陰雨所客澡浴爲風所閉涉水爲濕所鬱鬱於未勝則

發黃故經云地之濕氣盛則害人皮膚筋脉此濕從外生可見內

外所感皆由脾氣虛弱而濕邪乘而襲之故曰壯者氣行則愈怯

皆甚而爲痛

暍症類傷寒

張仲景曰太陽中熱者暍是也其人汗出惡寒身熱而渴也太陽中暍者發熱惡寒身重而疼痛其脉弦細芤遲小便已灑灑然毛聳手足逆冷小有勞身即熱口開前板齒燥若發汗則惡寒甚加溫針則發熱甚數下之則淋甚太陽中暍者身熱疼重而脉微弱此以夏月傷冷水水行皮中所致也

程郊倩曰此症較之傷寒則多一汗渴較之溫病只多一惡寒不惟熱甚傷陰抑且邪陽盛而正陽虛火盛尅金元氣不足以其火

盛故不可温以其陰陽兩虚故不可汗亦不可下益氣生津不求驅暑而求禦暑另有法在也

張潔古曰靜而得之爲中暑動而得之爲中熱中暑者陰症中熱者陽症

李東垣曰避暑熱於深堂大厦得之者名曰中暑其病必頭痛惡寒身形拘急肢節疼痛心煩肌膚大熱無汗此乃房室陰寒所遏使周身陽氣不得伸越故也若行人或農夫於日中勞役得之者名曰中熱其病必苦頭痛發躁熱惡熱捫之肌膚大熱大渴引飲汗大泄無氣以動此乃天熱外傷肺氣故也

王履曰暑熱者夏之令也大行於天地之間人或勞動或饑餓元

氣虧乏不足以禦天令亢極於是受傷而爲病名曰中暑亦名曰中熱其實一也今乃以動靜所得分之何哉夫中暑熱者固多在勞役之人勞役則虛虛則邪入邪入則病不虛則天令雖亢亦無由以傷之彼避暑於深堂大厦得頭痛惡寒等證者亦傷寒之類耳不可以中暑名之其所以煩心與肌膚大熱者非暑邪也身中陽氣受陰寒所遏而作也既非暑邪其可以中暑名乎苟欲治之則辛溫輕揚之劑發散可也

趙醫貫曰暑病與熱病相似但熱病脉盛暑病脉虛最當詳辨靜而得之者爲陰症或深堂水閣過處凉室以傷其外或浮瓜沉李過食生冷以傷其內所謂因暑而傷暑也其病必頭痛惡寒肢節

疼痛而煩心肌膚大熱無汗腹痛吐瀉爲房室冷物之陰寒所遏使周身陽氣不得伸越動而得之者爲陽症或行人或農夫於日中勞役得之爲熱傷元氣其病必苦頭痛發躁惡熱捫之肌膚大熱必大渴引飲汗大泄齒燥無氣以動乃爲暑傷氣凡此皆由飲食勞倦傷其元氣乘天暑而發也元氣不虛暑邪何自而入哉

薛立齋曰當分别中暑中暍脉虛脉沉有汗無汗發熱不熱作渴不渴或瀉不瀉飲寒飲熱辨其陰陽虛實不可泛投寒涼之劑蓋爲夏月伏陰在內古人用附子大順散之類温補陽氣厥有旨哉何今之老弱至夏月患食少體倦發熱作渴或吐瀉腹痛頭疼諸症反服香薷飲復傷元氣無不招引暑病以致不起至若清暑益

氣湯內用猪苓澤瀉之類必審其果有濕熱壅滞方可用之否則虧損其陰而傷其液矣用當審察

薛立齋曰汗症有熱傷元氣而汗出者有勞傷元氣而汗出者有因元氣素虛腠理不密而汗出者治法暑傷元氣者清暑益氣湯勞傷元氣者補中益氣湯元氣素虛汗出者十全大補湯

龔雲林曰夫暑者乃長夏盛熱之令也腠理開洩其氣不藏其不善養者坐臥於風涼之處扇不息於寢寐之時或拭以冷布或浴以涼泉則腠理寒侵逆其時令即病名曰傷暑其藏於肌表之間至秋收斂陽回邪正交争故寒熱競作名曰瘧疾其有過食生冷瓜菓好飲梅漿冷水因而寒濕傷於脾胃或為霍亂吐瀉痢疾脾

躁等症此皆因暑受傷暑者也若饑渴於道途及乘虛犯冒或遇氣兼勝而病曰暑病感之深者曰中暑皆作頭痛昏憒發熱傷寒則身熱而脈大惟傷暑則身熱而脈小又有暑風者神昏身體拘急類若中風痓症相似此爲極重之候蓋必其人元氣衰弱眞陰不足感於金消水涸之時則内外兩虛法當清補

張景岳曰暑本夏月之熱病然有中暑而病者有因暑致病者此其病有不同而總由於暑故其爲病則有陰陽二症曰陰暑曰陽暑治猶冰炭不可不辨也陰暑者因暑而受寒者也凡人之畏暑貪涼不避寒氣或於深堂大厦或於風地樹陰或以乍寒乍熱之時不謹衣被以致寒邪襲於肌表病爲頭痛發熱無汗惡寒身形

拘急肢體痠疼等症此以夏月受寒故名陰暑即傷寒也惟宜溫散為主當以傷寒法治之也或有不慎口腹過食生冷以致寒涼傷臟而為嘔吐瀉痢腹痛等症此亦因暑受寒但以寒邪在內治宜溫中為主是亦陰暑之屬也陽暑者乃因暑而受熱者也在仲景即謂之中暍凡以盛暑烈日之時或於長途或於田野不辭勞苦以致熱毒傷陰而病為頭痛煩躁肌體大熱大渴大汗脈浮氣喘或無氣以動等症此以夏月受熱故名陽暑治宜察氣之虛實火之微甚或清或補以固其氣此與陰暑之治大有不同若或因暑之名而不分表裏不察陰陽則誤人不淺矣

張景岳曰一陰暑症或在於表或在於裏惟富貴安逸之人多有

之總由恣情任性不慎風寒所致也陽暑症惟辛苦勞役之人多有之山乎觸冒暑熱有勢所不容已也然暑熱逼人者畏而可避可避則犯之者少陰寒襲人者快而莫知莫知則犯之者多故傷寒之病雖同爲寒邪而名有不同也傷暑之名雖同爲暑邪而病有不同也其因暑而感寒者寒則傷形即傷寒也因暑而受熱者熱則傷氣即傷暑也是外感內傷俱有暑病之不同耳經曰氣盛身寒得之傷寒氣虛身熱得之傷暑即此謂也蓋氣盛身寒者謂身受寒邪而氣無恙也故曰傷寒氣虛身熱者謂身冒暑熱而熱傷氣也故曰傷暑此義人多不曉乃謂傷寒者必身寒則於理不通大昧經旨矣今之治暑者但見發熱頭痛等症則必曰此中暑

也而所用無非寒凉其不達也亦甚矣蓋暑月外感風寒以致陰邪抑遏陽氣病爲發熱頭痛肢體拘急痠疼無汗惡寒脉緊等症此即傷寒之屬治以解散爲主若陽暑者以酷熱傷人本爲熱症然陽中亦有陰陽此又不可不辨也凡暑熱中人者其氣必虛以火能尅金而熱傷氣也故外中熱邪而內亦熱者表裏俱熱方是陽症此熱者不可不清若內本無熱而因熱傷氣但氣虛于中者便有伏陰之象此虛者不得不補故凡治暑熱之症最當辨其陰陽虛實若脉虛無力或爲惡寒背寒或爲嘔惡或爲腹痛泄瀉或四肢鼻尖微冷或不喜凉茶冷水或息短氣促無力以動之類皆陽中之陰症也凡見此類但當專顧元氣

王節齋曰：治暑之法，清心利小便最好。暑傷氣，宜補真氣爲要。又有惡寒，或四肢逆冷，甚者迷悶不省，而爲霍亂吐利，痰滯嘔逆，腹痛瀉痢，此則非暑傷人，乃因暑而自致之病也。以其因暑而得，故亦謂之暑病，多宜溫脾消食，治濕利小便，醫要識此意。

薛立齋曰：大抵夏月陽氣浮於外，陰氣伏於内。若飲食勞倦，内傷中氣，或酷暑勞役，外傷陽氣者多患之，法當調補元氣爲主。若中暑乃陰寒之症，法當溫補陽氣爲主。若既傷暑熱，復傷生冷，内寒外熱，宜先治其内，溫中消食，次治其外，清暑補氣，以理脾爲主。先哲多用薑桂附子之類，此推内經舍時從症之良法也。今患暑殁而手足指甲或肢體青黯，此皆不究其因，不溫補其内，泛用香薷

飲之類所誤

淵按內經云氣盛身寒得之傷寒氣虛身熱得之傷暑則暑氣炎熱因而致病者有傷寒傷暑之分不可不辨如因暑熱而貪涼風亭水閣以致[illegible]外感而病為發熱頭痛無汗惡寒脉浮緊等症此即傷寒之屬治以解散為主然其中仍有陰陽之別不可不知如素稟陽臟平日喜涼飲涼者此時煩熱躁渴治宜柴胡飲之類主之如素稟陰臟平日怯寒喜暖好熱飲者此時微熱惡寒治宜麻桂香蘇飲之類主之若因勞倦感寒則用補中益氣湯之類如元氣虛寒稟質衰弱則用麻桂溫中飲之類若平臟之人既非火邪亦非陰臟則用九味柴胡飲香蘇飲之類仍有傳經傳府之

變當按傷寒大經之法治之若口腹不謹過食生冷以致寒凉傷臟而爲霍亂吐瀉腹痛等症治宜附子散吳茱萸湯六和湯保和丸之類若受盛暑烈日勞苦以致熱毒傷陰而病爲頭痛煩躁肌膚大熱大渴大汗脉浮氣喘治宜玄參白虎湯清中湯玉泉散之類若暑傷元氣體倦肢煩蒸熱自汗口乾微渴無氣以動等症治宜五味子湯新方清暑益氣飲玉泉飲之類若暑傷元氣以致陽浮於外伏陰在內逼虛陽而爲煩熱燥渴不喜冷飲脉來洪數無倫無力此假陽症也治宜八味地黄湯加懷牛膝北五味大劑冷飲納虛陽歸腎以扶元氣其暑熱自解醫須識此庶不誤人

香薷飲辨

香薷飲乃夏月通用之藥常見富貴之家多有備此令老幼時常服之用以防暑不知人之宜此者少不宜此者多若誤用之必易致疾何也香薷一物氣香竄而性沉寒惟其氣竄所以能通達上下去鬱蒸之濕熱惟其性寒所以能解渴除煩清搏結之火邪然必果屬陽藏果有火邪果脾胃强壯肥甘過度宜寒畏熱者乃足以當之且賴其清涼未必無益若氣本不充則服之最能損氣火本非實服之乃以敗陽若素禀陰柔及年將半老飲食不健身體素弱之輩不知利害而效尤妄用未有不及助伏陰損傷胃氣而致爲吐瀉腹痛及陰陽危敗等症再加黄連其寒尤甚厚朴破氣均非所宜用者不可不察

温疫類傷寒

經曰：冬傷於寒，春必病温。是温病即傷寒之類也，多發於春夏，因天氣温暖，人身腠理疎泄，貪凉喜冷，感受風邪，以致陽鬱于内，不得宣暢發越，故憎寒壯熱，狀類傷寒。雖時氣流行，皆同儼若傳染，然其與傷寒之症有別，以傷寒之病發於冬天，時寒嚴，腠理固閉，宜用麻黄、桂枝辛温以散之；而温疫則發于春夏和暖之候，腠理疎泄之時，宜用羌防、升柴辛平甘凉以疎之。惟此稍異，其中表裏寒熱虚實之分，汗下温清補和之法，總與傷寒同治。至於大頭瘟症，以天行邪熱風毒，客於三陽之經，所以憎寒發熱，頭面頸項咽喉俱腫，甚至腮紅面赤，肩背斑腫，狀如蝦蟇，故又名蝦蟇瘟，總屬風熱時毒之症。治宜芩連消毒飲、荊防消毒飲之類。若咽喉腫痛不利，清咽利膈飲、甘露飲之類。若兩腮紅赤焮腫，憎寒壯熱者，此名痄腮，風熱之症，柴胡飲主之。若素稟陰臟，兩腮浮腫者，皮肉本色，不焮赤作熱，純然惡寒，此風毒之症，九味柴胡飲主之。若六脉沉弱，兼中寒嘔惡者，小青龍湯、麻桂香蘇飲加乾薑之類主之。若風熱之邪在太陽，脉來浮數，發熱身疼，頭痛脊強者，九味柴胡飲主之。邪在陽明，鼻乾目痛，煩燥不得眠者，柴葛解肌湯主之。邪在少陽，脉來弦數，耳聾脇痛者，柴胡飲主之。陰虛煩熱躁渴者，柴芍地黃湯主之。陰盛格陽，日晡夜熱，煩躁尤甚者，八味地黃湯加懷牛膝、北五味子之類，大劑煎與冷飲，其病自退。若邪熱傳府，煩熱躁湯者。玄參白虎湯主之。若大便秘結者。四順清涼飲主之。若痞滿燥實。六一順氣湯主之。總之臨症之時。貴審表裏陰陽寒熱虛實施治

飲食內傷類傷寒

人之始生。本乎精血之英。人之既生。由乎水谷之養。非精血無以立形體之基。非水谷無以成形體之壯。精血之司在命門。水谷之司在脾胃。故命門得先天之氣爲精血之海。脾胃得後天之氣爲水谷之海。然脾胃非命門相火薰蒸。不能腐熟水谷以變化物。命門非脾胃水谷精英。不能滋灌津液以生精血。故水谷之海本賴

先天爲之主精血之海惟藉後天爲之資雖飲食所以養生然失調即能害生何則飲食入胃游溢精氣上輸于脾脾氣散精舒於心肺滋養皮毛灌溉腠理榮潤百骸脉絡流通脾胃無傷何病之有若飲食自倍而腸胃乃傷以致食塡胸膈氣滯不行爲嘔惡吞酸噯噦脹滿鬱而成熱熏灼胸中爲渾身壯熱煩躁悶亂胃氣既傷谷氣不升心肺無所稟受皮毛無依榮衛失護肌膚間凝滯而生陰翳故洓慄而見惡寒清陽不升而作頭眩傷滯乎中焦氣不能升降呃塞於咽喉故氣高作喘而欲絕胃氣不行津液何來故口焦而咽乾與外感風寒之症頗同而類似毫釐千里可不辨乎

外感內傷辨

外感之症寒熱併作其熱也翕翕發熱拂拂發於皮毛之上又傷之几几惡寒雖厚衣重幕逼近烈火終不能禦其寒一時一日增加愈甚必待傳裏乃罷若飲食失節之惡寒但見風見寒居陰涼無日處便惡之若居露地遇大風却不惡也惟門窗隙中些小賊風來必大惡也若得温煖處或添衣蓋温養其皮膚則不惡其躁熱須臾而過或袒衣露居近寒涼處即已此二者不齊燥作寒已寒作燥已寒熱往來非如外感之寒熱齊作無有間斷也傷寒則面赤氣粗鼻塞聲重傷風則鼻流清涕勞倦則鼻氣淹淹不足以息飲食失節則氣高作喘風寒則腹中和口知味而能食勞倦則

不知味而不思食飲食所傷則惡食腹中脹滿急而不伸風寒之嘔寒熱往來耳聾脇痛口苦勞倦則口沃白沫而膠枯傷食則吞酸嘔噦而帶灰臭氣味傷寒之脉浮緊有力傷風之脉浮而緩勞倦則弱細而濇勞力感寒浮而濡傷食之脉則洪大而帶弦緊陽虛之脉則微弱或洪大無倫陰虛則細數無力但外感頭痛痛甚無休入裏方罷內傷頭痛時作時止外感則手背熱內傷則手心熱傷寒腰脊強痛渾身拘急勞倦四肢酸軟不收怠惰嗜臥食入則倦精神昏冒而欲睡傷食則肢體沉重而不痛陽明躁渴飲多喜冷勞倦口焦欲飲飲少喜熱傷食則飲湯喜熱最宜詳辨

飲食內傷說

凡饑餓勞倦皆能傷人蓋饑餓不時則倉廩空虛必傷胃氣勞倦過度必傷脾氣夫人以脾胃為養生之本根本既傷焉有不病故有以勞倦致動虛火而病者有以饑餒致傷中氣而病者或以勞倦之後加之忍饑或以忍饑之後加之勞倦二者之中尤以受饑為甚所以饑時不可臨病饑時不可勞形饑時不可受寒饑時不可在性饑時不可傷精饑時不可應酬知此數者是即却病養生之道也凡犯此者皆內傷不足之症也若飲食自倍而腸胃乃傷者此不足之中仍兼有餘之症也惟其不足故宜補益惟其有餘故宜消導然其中有傷飲傷食之不同傷飲者無形之氣也宜發

汗利小便以導其濕傷食者有形之物也輕則消化或損其谷仍有寒熱虛實新久之辨

一素喜飲冷者內必多熱素喜熱食者內必多寒熱者嗜寒多生中寒寒者嗜熱多生內熱此內經所謂久而增氣物化之常也氣增而久夭之由也故凡治病養生者當於素稟中察其嗜好偏勝之弊

一飲食致病凡傷於熱者多爲火症由其過啖煎炒炙煿薑椒辛辣等物或因火臟積久停滯鬱而成熱間亦有之然飲食之傷停滯爲患必因寒物居多而溫平次之熱者又次之故治此者當察其積熱鬱滯爲患柴芍歸黃湯四順清涼飲主之若因久停冷積

化鐵丹保安丸主之若因水飲停痰禹功散主之

一以生冷瓜菓寒涼致傷胃氣而爲嘔吐瀉痢脹痛者保和丸溫胃飲六和湯之類主之若挾外感六和正氣飲太和飲主之

一凡治飲食暫傷者停滯中焦爲嘔惡脹痛此實症也當先去其食宜以淡塩湯探吐去其宿食隨用太和飲疏氣飲主之

一飲食傷脾吐瀉已甚者察其無中滿脹痛惟嘔惡不止此其食物已盡中氣受傷大虛而然必其人困倦不寧少氣多汗六脉豁大無神或沉弱細濇無力宜六君子加砂仁丁香主之

一飲食以脾胃爲本凡病於暫者多實病於久者多虛若脾胃强壯者即滯亦易化惟其不能化者則最有中虛之症故或不食亦

知饑少食，即作脹，或以無饑無飽，全然不思飲食，或以嘔惡膨脹，時食時吐，或中氣不化，胸喉若有所哽，本非飲食之滯，悄因脾胃虛弱，火不生土之病，或因病後，致傷胃氣，則久不思食，本非中滿之病，或因傷饑失飽，損及脾胃，胸膈痞悶，不能消化，飲食少思，口中無味，噯氣吞酸，神昏氣怯，此皆脾氣受傷，中虛而然，致於病後，胃口不開，飲食不進者，一以餘濁未淨，陽氣未舒，陰翳作滯，一以胃氣太弱，脾虛不能運化，治宜香砂六君子湯，或異功散加丁香、砂仁之類主之。

一宿食不消，由臟氣虛弱，陰寒滯於脾胃之間，慢於運動，故使谷不化也。宿食未消，新谷又入，脾氣既弱，不能磨化，又經宿不消，遂

令腹脹氣急胸膈飽悶痞塞噯噦吞酸噫敗卵臭氣味時復增寒壯熱頭痛如瘧之狀宜太和飲風沙萬靈丹主之

一脾氣不運則氣化不行停滯爲積或作瀉痢或成癥痞或當臍有動氣按之牢若痛以致飲食減少五臟無所資稟氣血日以虛衰審其脾氣虛弱者異功散以培補之若兼虛寒者宜溫胃飲異功煎以溫養之若命門火衰者宜八味丸補火以生土若察其果有積滯形如拳攜頂心氣脹作痛者宜保安丸化鐵丹下其積滯隨用八珍湯調和氣血異功散培補脾胃

一酒質寒濕傷脾致生痰逆嘔吐胸膈痞塞或泄瀉不止氣强力壯者五苓散胃苓湯主之若脾虛氣弱者六君子湯主之若泄瀉

傷脾脾弱生寒致損命門陽氣者胃關飲八味丸主之

一酒性酷熱傷陰以致發熱動血者黄芩湯滋陰煎主之

一凡喜食茶葉生米者多因胃有伏火所以能消此物

一凡喜食炭瓦者以其胃寒而濕故喜此乾燥之物以健脾爲主

食厥症類中風

食塡太陰抑遏肝胆之氣不得上升兩實相搏痛連胸膈陽氣不舒故手足逆冷下焦隔絶故尺脉不至忽然厥逆口不能言肢不能舉者名曰食厥不可作中風中氣治之宜先以淡塩湯探吐其食隨用消食行氣之藥以疎肝醒脾

夾食感寒症

凡夜食感寒，因食飽汗出，腠理虛疏，或當風解脫衣裳，或陰涼露體坐臥，為風寒所襲，邪束皮毛，陽氣鬱滯不行，則飲食內停腸胃，與傷寒症類無異，但氣口脈來緊盛，胸膈痞滿，嘔惡噯噫，吞酸有差，宜太和飲、風沙萬靈丹，內消飲食，外散風邪。

食復症

張仲景曰：病人脈已解，而日暮微煩，以病新差，人強與穀，脾胃氣尚弱，故令微煩，損穀則愈。

淵按：脈已解者，陰陽和適，其無表裏之邪可知也。猶然日暮微煩者，以病新差，胃氣未舒，陰翳作滯，脾氣未復，運化弱行，偶爾人強與穀食，值太陰日暮，陽氣已衰，運化不行，鬱滯為熱，故令微煩但損谷則愈者以節飲食休養脾胃令其谷消則愈淵臨斯症用楂麴三五錢煎湯與飲其谷遂消煩熱即退嗣後凡病新差以稀粥熱飲舒暢脾胃無有食復之事

柴芍歸黃湯　載在痢症　禹功散　載在腫脹症

餘方載在湯方活法內

勞倦症類傷寒

內經云陰虛生內熱有所勞倦傷其脾胃陽氣下陷陰火上浮故煩躁渴身壯熱脾氣下陷清陽不升濁氣上逆故頭痛脾氣既陷穀氣不得升浮陽虛不能衛外故惡寒自汗氣虛故懶言脾虛故惡食脾胃既虛則陰火上浮逼肺故喘金受火尅不能生水故渴

脾氣既傷不能運用故四肢困倦無力以動肢體沉重怠惰嗜臥脾病則下流乘腎土尅水則骨之無力是爲骨痿令人骨髓空虛足不能履地脾虛不能統血則血溢妄行而吐下清陽失陷則爲飧泄瀉痢陽虛陰乘交爭勝負故寒熱如瘧類似傷寒症同而理異最宜詳辨

勞倦內傷辨

勞倦傷脾乃傷其氣勞動陰火元氣爲熱所傷四肢沉困無力無氣以動怠惰嗜臥懶於言語動作喘之表熱自汗心煩不安外感風寒乃傷其形風傷筋寒傷骨一身筋骨疼痛內傷發熱頭痛時作時止外感發熱頭痛熱痛無休直待表邪傳裏方能內傷惡寒

得暖便解。外感惡寒雖厚衣烈火不除。內傷惡風不畏散漫陽風。惟畏些小隙風。外感惡風見風便惡。內傷則短氣不足以息。外感則喘壅氣盛有餘。內傷則手心熱。外感則手背熱。外感爲有餘之症宜汗散和解。內傷爲不足之因宜甘溫以補益。經曰甘溫除大熱正此謂也。

一勞役喜怒不節則傷脾。脾病則怠惰嗜臥四肢不收大便泄瀉。脾既病則胃不能獨行其津液故亦從而病焉。脾胃既病五臟無所資稟水穀之氣氣血日以虛衰精神不足兩腳痿軟日午煩熱目中溜火視物䀮䀮若無所見小便頻數或大便難而秘結胃脘當心而痛兩脅痛或急縮臍下周圍如繩束之急甚則如刀刺腹

氣難舒伸胸中閉塞時顯嘔噦或有痰嗽口沃白沫舌強腰背胛

眼皆痛食不下或食入即飽全不思食自汗尤甚若陰氣覆皮毛

之上治宜安心靜坐以養其神益氣飲主之

補中益氣飲解

勞倦傷脾虧損元氣以致陰火浮泛炎金逼肺而爲煩熱自汗四

肢沉困無力怠惰嗜卧無氣以動況脾胃一虚土不生金肺氣失

養又遭火逼故氣短懶語動作喘乏君以人參生金補肺瀉火扶

元臣以黄耆瀉陰火解肌熱壯脾胃以益元氣白芍補土生金而

肺氣得養佐以當歸和血養陰白朮酸寒收斂邪熱陰逆之氣緩

中除煩以和血脈炙草甘温補益脾胃解肌瀉熱使以五味滋水

生津斂肺氣使之安寧金不受尅其氣自益脾胃得補益以生金中州氣壯流行其病自愈

補中益氣飲 新方 治勞倦內傷虧損元氣以致陰火浮泛炎金通肺動作氣之息喘無力懶語煩熱自汗怠惰嗜臥四肢沉重口乾舌淡無味不思飲食等症

人參三錢 黃耆蜜炙五錢 炙草一錢 白朮二錢 當歸三錢

白芍酒炒五錢 北五味三錢 生薑一片 大棗三枚

勞力感寒症

凡積勞饑飽致傷脾胃最易感邪何則勞力役動作腎間陰火沸騰

事閑之際或於陰涼處解脫衣裳或新沐浴於背陰處坐臥其陰火下行還歸脾胃間皮膚腠理疎泄營衛失護表疎不任風邪一經寒涼所遏虛邪犯表而爲發熱頭痛脈緊惡寒或寒熱往來頗似傷寒等症此內傷外感兼而有之是卽所謂勞力感寒症也昔以爲眞傷寒則旣由勞役所傷已因不足是傷寒正治之法不可用也昔以爲非傷寒甚至發斑發狂結胸譫語等症無不有之而不曰傷寒則人不服也不知此種症候內傷外感兼而有之故東垣製補中益氣湯於補益之中發散實寓和解之良法施之風邪微感者加羌活防風白芷細辛長能奏效惟施之寒傷營太陽少陰經虛中感寒或勞倦傷陰寒邪陰風乘虛襲入營分精血受病者

則未易成功益陰分精血受病則升麻白朮之屬似有不相宜者乎故補出新方麻黃保元湯桂枝保元湯麻桂溫中飲柴胡益陰煎九味柴胡飲諸方以求汗於血凡陽衰於下陰虛水虧不能作汗而邪有不能解者隨宜酌用

張景岳曰勞力感寒一症人皆以服役辛苦爲言不知凡爲名利所牽色慾所累有不自揣以致竭盡心腎而患傷寒者皆其類也故凡有形勞而神不勞者勞之輕者也若既勞其神又勞其形內外俱勞形神並困病斯甚矣今之患復寒者率多此類

瘥後勞復症

一勞復之症因瘥後喜怒失節起居不慎故復生餘熱之病察其

勞傷陰分而作煩熱口焦咽乾者六味地黄湯三陰煎主之察其勞傷陽分相火浮泛夜熱煩燥者八味地黄湯引火歸原煩熱自汗氣乏息喘無力以動懶於言語是察其勞傷眞元之氣煩熱自汗氣乏息喘無力以動懶於言語者補中益氣飲五味子湯主之若氣血兩虛陰陽交相勝負寒熱如瘧者益氣養榮煎主之若餘邪未清虛弱少氣勞動陰火復生煩熱作渴氣逆欲吐者竹葉石膏湯主之

瘧疾類傷寒

瘧疾之作或感風寒暑濕或傷生冷勞倦皆能爲瘧至其病變爲寒爲熱狀類傷寒宜溫宜清宜散宜斂要在標本虛實四字明辨及其病深則未免因經及臟因表及裏總之無非外邪爲之本故

古人治瘧之法若久而汗多腠理開泄陽不能固者必補斂之無汗腠理閉密邪不能解必發散之蓋有汗要無汗以扶正爲主無汗要有汗以散邪爲要此其大法也若初起時多寒熱總屬風邪留連於少陽經當以散邪爲主九味柴胡飲柴胡驅瘧飲主之若邪入陽明內外兼熱而邪不散者柴胡飲主之若兼煩熱躁渴白虎湯主之若中氣虛弱不能勝邪而邪不解者補中追瘧飲主之若陰虛血液不充而邪不解者歸首驅瘧飲柴胡[illegible]陰煎加何首烏烏梅之類主之若氣質本弱久瘧不止者何人飲主之若寒邪不能散寒多熱少兼中寒嘔惡吞酸噯腐之症理中截瘧飲主之若發時其寒如冰其熱如烙面赤如脂渴欲飲水而熱退仍不渴

耆柴芍地黃湯主之若元氣虛寒之甚遍及命門火衰不能生土純寒不熱而作嘔惡痰涎之症理中截瘧飲加附子主之或參附截瘧飲之類若陰盛隔陽日晡夜熱煩躁渴飲者八味地黃湯歸氣飲之類主之

歸耆驅瘧飲 新方補遺 治陰虛煩熱日午寒熱作瘧之症

當歸三錢　黃耆五錢　白芍炒五錢　桂枝三錢　炙草一錢

柴胡三錢　何首烏五錢　生薑三片　大棗三枚

參附截瘧飲 新方補遺 治陽衰作瘧純寒不熱嘔惡痰涎之症

人參三錢　川附三錢　當歸三錢　吳萸五錢　何首烏五錢

生薑三片　大棗三枚　餘方載在湯方活法和陣內

陰虛類傷寒

凡勞役辛苦房慾不節勞神損氣耗損精血以致陰虛火動而發熱面赤唇紅煩燥作渴引飲與傷寒相似症類白虎但白虎得之如感實熱內盛於陽明故脉實大而長按之有力此症得之內傷少陰精血虧耗脉洪大無倫或細數無力見於左尺治宜六味地黃湯滋陰煎壯水以制陽光

陽虛類傷寒

凡勞役房慾虧損真陽以致陰盛於下逼陽飛越於上龍火無藏身之位浮泛在外而不歸發爲煩熱躁渴不欲近衣狂越飛走欲坐臥泥水之中面赤唇紅燥烈舌如芒刺渴飲不絕身如焚燎足

心如烙吐痰如湧氣乏喘急大便秘結小便淋瀝症似承氣承氣悞投必斃症類白虎白虎下咽即亡但承氣白虎得之陽明內熱實症脉弦長滑實有力渴飲喜冷狂躁剛而暴多發於日午前後陽旺之時此症得之少陰經內傷真陽其脉洪大無倫或滑數無力渴飲喜熱狂躁柔而懦多發於日晡陽衰之候夜間爲尤甚治宜八味地黄湯加懷牛膝北五味歸氣飲之類大劑冷飲以引火歸原納陽歸腎其病自退

一內傷真陰真陽者以手捫額熱其法有二捫之烙手骨中如炙者腎中之真陰虛也捫之烙手按之筋骨之下反覺寒者腎中之真陽虛也面赤者陰盛於下逼陽於上也口渴者真陽虛衰氣不

化水津液枯涸也。吐痰如清水者，腎水泛上為痰也。口沃白沫者，陰火熬煎津液沸騰，口必乾也。腰脇痛者，肝腎虛也。足心如烙者，湧泉涸竭也。膝以下冷者，命門衰弱也。氣上息喘者，氣不歸源也。尺脉數者，陰火旺也。數而無力或欲絕者，真陽衰也。善治此者，陰中納陽，歸腎從其性而引之，諸症釋退。

加味地黃湯　治陰盛格陽，日晡夜間煩熱躁渴，譫語神昏症。

大熟地一兩　山萸肉二錢　正懷山二錢　白茯苓一錢半

澤瀉一錢半　川附子二錢　懷牛膝二錢　北五味二錢

淨桂去粗皮一錢　淨水煎，空心冷服。

脚氣類傷寒

脚氣之症自膝至足或見麻痺或見冷痛或見痿弱攣急或紅赤焮腫作痛或不腫日漸枯細或蒸蒸惡熱或洒洒惡寒或能食或不食或惡聞食氣見飲食則嘔吐或不欲見明或上衝心腹氣逆喘急言語錯亂精神昏憒是皆脚氣之兼症也其爲發熱惡寒頭痛脊強肢節煩痛流身拘急酸疼肢體沉重嘔逆喘急便秘腹满或寒熱往來狀類傷寒但脛腫掣痛爲異然其症有乾濕之分虛實之辨内外之因惟貫臨症施治神而明辨

凡自外而感者以陰寒水濕雨露之氣或坐卧濕地致令濕邪襲入皮肉筋脉凡清濕襲虛則病始於下致爲腿足之病此外因也

其症疼痛拘攣惡寒清厥脉多弦細以溫經除濕爲主治宜六物附子湯甘草附子湯平胃散加附子桂枝羌活之類

一自内而致者以肥甘過度酒醴無節或多食乳酪濕熱等物致令熱壅下焦濕注足脛日漸腫痛上逋手節者此内因也其症必煩熱多渴脉見滑數以清利濕熱爲主加味二妙散之類若濕熱壅盛腫痛便秘脹滿者羌活導滯湯只實大黄湯之類若壅滯氣逆上攻心腹喘滿氣急以行滯降氣爲主茱萸木瓜湯茱萸丸立效散之類　若脚膝瘦軟直者胃氣不清噫氣吞酸脹滿者平胃散之類　若脚氣浮腫而兼泄瀉者五苓散胃苓湯之類　若風濕合邪而爲脚氣者其症兼外感或爲寒熱往來喘欬氣逆小青

龍湯之類。 若風濕爲患，腳膝腫脹，漸致渾身浮木，肢體沉重者，消腫復元丹主之。 若風濕流注，致成腳氣，脈浮緩而腫脹痛不可忍，痞悶嘔惡，雞鳴散、檳榔湯主之。

一、乾腳氣之症，或以勞慾不節，或因病後失調，或以酒性酷烈，炙煿眞陰，以致脾胃受傷，肝腎精血虧損。蓋肝虛則筋病，腎虛則骨病，脾虛則肌肉消削，胃虛則宗筋失潤。脾胃肝腎之脈皆出於足，故足脛日漸枯細，筋骨拘攣急痛，大防風湯調補爲主。

一、觀諸書皆云腳氣忌服補劑及用湯淋洗之說，此一偏之見耳。蓋補有宜禁者，以邪壅氣實也；淋洗有宜禁者，以水濕湯氣之宜避也。如果下部虛寒，或以病後，或因尅伐太過，或肝腎虛耗，內有虧損致成脚氣不愈者無非虛症豈尚堪禁補乎又若寒邪濕熱壅結不散而爲腫爲痛者最宜以辛香蘇散之藥煎湯薰洗退邪極速豈禁洗乎惟是濕熱氣逆上衝心腹者不可驟洗恐助濕氣上升也必先降其氣俟其毒止在脚再行薰洗自無不利如補以補其弱也洗以逐其滯也夫何禁之有

羌活導滯湯　治風濕實滯脚氣

羌活　獨活各五錢　防已　當歸各三錢　只實二錢

熟大黃二兩　净水煎空心温服量虛實加減微利則已

只實大黃湯　治濕滯脚氣　餘方載在湯方活法本門

羌活半錢　當歸一錢　只實五分　大黃二錢酒煨

淨水煎空心溫服以利爲度

人參白虎湯　治陽暑熱傷肺氣汗出惡寒身熱煩渴之症

人參三錢　知母六錢　石膏一兩生　甘草二錢　粳米一合

桂枝大黃湯　治邪陷太陰脉沉細嗌乾食不下手足自溫腹滿脹痛陰實之症

桂枝五錢　白芍六錢　炙草二錢　大黃三錢　生薑三片

大棗二枚

歸附桂枝湯新方　治少陰症脉沉身體骨節疼痛之症

桂枝五錢　白芍五錢　炙草三錢　當歸五錢　附子三錢

生薑三片　大棗三枚

醫學纂要靈機條辨

亨集目錄

醫學纂要靈機條辨　亨集

嶺南西陽劉　淵聖泉氏編輯　男 煒彩章
文光德華
燿儀昭

弟劉起熊兆東氏較正

壻任其信有恒氏參訂　門人莫聖祐帝寵氏參閱

痢症辨　述古

趙醫貫曰世人一見滯下不分陰陽寒熱虛實便以大黄湯蕩滌之其次用黄芩芍藥湯和之香連丸是其嘗藥也當歸白芍和其血檳榔只殼調其氣見有血色者紅花地榆生地涼其血川連黄

補清其火朝夕更醫出入增減不過如此及致於死猶曰血色依然腹痛未減誰敢溫補死而無悔殊不知血爲寒所凝侵入大腸因而便下益血惟濕乃行須用熱藥其血乃止經曰治病必求其本此之謂也血既得熱其血不凝而自行各守其鄉矣倘遇血痢切勿概執爲熱

李士材曰痢之爲症多本脾腎脾司倉廩土爲萬物之母腎主蟄藏水爲萬物之原二藏皆根本之地投治少差冤沉幽冥究其疵誤皆寒熱未明虛實不辨也晚近不足論即在前賢頗有偏僻如局方與復庵例行辛熱河間與丹溪專用苦寒何其執而不圓相去天壤耶夫痢起夏秋濕蒸熱鬱本乎天也因熱求涼過吞生冷

由於人也氣壯而傷於天者鬱熱居多氣弱而傷於人者陰寒爲甚濕土寄旺四時或從火則陽土有餘而濕熱爲病經所謂敦阜是也或從水則陰土不足而寒濕爲病經所謂卑監是也言熱者遺寒言寒者廢熱豈非立言之過乎至以赤爲熱白爲寒亦非確論果爾則赤白相兼豈眞寒熱同病乎必以見症與色脉辨之而後寒熱不淆也須知寒者必虛熱者必實更以虛實細詳之而寒熱愈明脹滿惡食急痛懼按者實也煩渴引飲喜冷畏熱者熱也脉强而實者實也脉數而滑者熱也外此則靡非虛寒矣而相似之際尤當審察如以口渴爲實熱似矣不知凡係瀉痢必亡津液液亡於下則津涸於上安得不渴更當以喜熱喜冷分虛實也以

腹痛爲實熱似矣不知痢出於藏腸胃必傷膿血剥膚安得不痛更當以痛之緩急按之可否藏之陰陽腹之脹與不脹脉之有力無力分虛實也以小便之黄赤短少爲實熱似矣不知水從痢去溲必不長液以陰亡溺由色變更當以便之熱與不熱液之涸與不涸色之澤與不澤分虛實也以裏急後重爲實熱似矣不知氣陷則倉廩不藏陰亡則門戶不閉更當以病之新久質之强弱脉之盛衰分虛實也至於治法須求何邪所傷何藏受病如因於濕熱者去其濕熱因於積滯去其積滯因於氣者調之因於血者和之新感而實者可以通因通用久病而虛者當以塞因塞用是皆常法無待言矣獨怪世之病痢者十有九虛而醫之治痢者百無

一補氣本下陷而再行其氣後重不益甚乎中本虛衰而復攻其積元氣不愈竭乎濕熱傷血者自宜調血若過行推蕩血不轉傷乎津亡作渴者自宜止泄若但與滲利津不轉耗乎世之庸工專於治痛並無補法且曰直待痛止方可用補不知因虛而痛者愈攻則愈虛愈痛此皆本末未明但據現在者爲有形之疾病不思可慮者在無形之元氣也請以宜補之症悉言之脉來微弱者可補形色虛薄者可補疾後而痢者可補因攻而劇者可補然而尤有至要者則在脾腎兩藏先瀉而後痢者脾傳腎爲賊邪難療先痢而後瀉者腎傳脾爲微邪易醫是知在脾者病淺在腎者病深腎爲胃關開竅於二陰未有久痢而腎不損者故治痢不知補腎

非其治也。凡四君、歸脾、十全、補中，皆補脾虛，未嘗不善。若病在火衰土位無母，設非附、桂大補命門，以復腎中之陽，以救脾家之母，則飲食何由而進？門戶何由而固？眞元何由而復耶？若畏熱不前，僅以參、朮補土，多致不起，大可傷矣。

張景岳曰：河間謂瀉白爲寒，青紅黃赤黑皆爲熱。大法瀉利小便清白不濇爲寒，赤色爲熱。又完穀不化，色不變，吐利腥穢，澄澈清冷，小便清白不濇，身涼不渴，脉遲細而微者，寒症也。谷雖不化，色變煩渴，小便黃赤而濇者，熱症也。凡谷消化者，無問色及他症，便爲熱也。寒瀉而谷消化者，未之有也。或水火疾速，熱甚則傳化失常，谷不及化而飱泄者，亦有之矣。此說似是而非，誤人不淺。夫瀉白爲寒人皆知也而青挾肝邪脾虛者有之豈熱症乎紅因損臟陰絡傷者有之豈盡熱乎正黄色淺食半化者有之豈熱症乎黑爲水色元陽衰者有之豈熱症乎若皆謂之熱大不通矣且凡瀉痢者水走大腸小水多濇水枯液涸尿便多黄此黄濇之症未必皆由熱也亡液者渴亡陰者煩此煩渴之症未必盡爲熱也至如完谷不化澄澈清冷誠大寒矣然人有偶以寒邪傷臟或偶以生冷犯脾稍失温和即病瀉痢此本受寒未必即大寒症也且凡脾胃初傷陽氣猶在何能卒至清冷遂成完谷不化若必待清冷不化始云爲寒則陽已大敗又豈無漸寒而遽至若是哉夫漸寒者即寒症也此等症候犯者極多若作熱治必用寒凉夫既以生冷

傷於前復以寒凉敗於後乃至水堅於霜而遭其厄者皆此論殺之也

又若寒則不能消穀及谷化爲膿之說尤爲不妥夫飲食有時本當速化此胃氣之常人皆賴之以爲生也若化覺稍遲便是陽虛之候又何待不能消穀而始爲寒乎況所下膿垢原非谷之所化蓋飲食入胃凡其神化而歸於營衛者乃爲膏血其不能化而留於腸胃者惟糟粕耳爲病爲穢本自殊途是糟粕不能化膿從可知矣且垢亦非膿實腸臟之膏脂也何以知之近有偶病而服硝黄等藥隨瀉而下必有如膿之垢又或偶患泄瀉於一二日間即有此垢豈熱化之膿其速有如此乎又如久痢不止或經年累月

不能產可而每日所下皆有膿垢豈熱化之膿可以久延如此乎此其非膿也明矣既知非膿安得皆云爲熱此蓋以腸藏受傷而致脂膏不固隨剥隨下所以如此若不爲之安養藏氣而再用寒涼以治其熱則未有不藏氣日敗而必致於死者故今之治痢多不分寒熱虛實動以河間之法及其將危猶云血色如此何敢用溫腹痛如此何敢用補死而無悟深可哀也

又曰赤白言氣血而分屬大腸小腸其於五行之說則然而於病情之真則謬矣蓋小腸爲心之府宜其主血大腸爲肺之府宜其主氣然水谷氣化於小腸豈小腸之非氣乎或於糞前而見血豈大腸之無血乎觀之經曰血者神氣也此非赤化於氣乎又曰白

血出者死此非白亦爲血乎蓋白者赤者無不關乎氣血但藏寒者其來曰係腸胃之冷涎而藏損者則赤也故經曰陽絡傷則血外溢血外溢則衄血陰絡傷則血內溢血內溢則後血此中至理何其明顯而顧可以小腸大腸分氣血哉至若初得一二日間元氣未虛必推蕩之爲通因通用法則此說不可槩言矣蓋此症有不宜下者有必不可下者豈以一二日間必可推蕩耶若病之可瀉者必其元氣本強積聚多實則無論寒邪熱邪但得一推則邪從瀉去而氣本無傷故可瀉也使無此元氣無此脹實則不可言瀉矣蓋強盛之人隨食隨化故飲食不易傷瀉痢不易犯即有所犯亦底不隨病隨愈其有易病者必其易傷者也易傷者必其本

弱者也所以凡患瀉痢而有久延難愈者必其弱者多而强者少也是以治宜推蕩者亦不過數十中之一二耳且體弱之症亦有不同有微弱者有次弱者有大弱者此形氣脉息病因症候是虚是實自可明辨凡見脾腎不足而致瀉痢者始終皆不可下若妄用之則微者必甚甚者必死莫可解救此推蕩之不可輕用也

又曰河間謂五色分五臟其理頗通若謂本則一出於熱則大不通矣且五臟之分五色之症猶有精義余因其說並爲悉之夫瀉出於臟無不本於脾胃脾胃之傷以五氣皆能犯之故也凡其兼赤者則脾心症也兼青者脾肝症也兼白者脾肺症也兼黑者脾腎症也正黄者本臟症也若以脾兼心火兼土也其症多熱言火

可也以脾兼肝土受尅也其土多敗非火也以脾兼腎水反尅也其王多寒非火也以脾兼肺母氣泄也其土多虛非火也本臟自病脾受傷也其土多溼非火也此兼症之盛衰順逆有如此且凡脾腎之强者有實熱脾腎之弱者皆虛寒此臟氣之可辨也況火本熱也而尚有虛火實火之異風本陽也而亦有風寒風熱之異土本中氣也而亦有溼熱寒溼之異至於金之寒水之冷同歸西北之化則其寒多熱少理所必致豈可謂五臟之病本則一出於熱乎致寒症含寃者此言不得辭其責也

薛立齋曰痢症便膿血者乃氣行而血止也行血則便膿自愈調氣則後重自除若大腸積滯壅實而後重法當疏導若大腸氣虛

下陷而後重法當升補若痢久誤服疏通之藥而不能愈者當調補脾胃大凡血症久而不愈多因陽氣虛不能生血或因陽氣虛不能攝血故丹溪先生治此症久而不愈用四君子湯以收其功

痢症治論

痢疾一症舉世皆執以爲熱毒積滯下痢不但今時皆然自古未有明辨言其標而遺其本治其末而失其宗閱千百年以來惟李士材張景岳兩先生獨得其精微之奧歷辨其是非之失其病雖出於腸胃而實未始不由乎肝脾腎三經爲患故有寒熱積滯之辨必須究其陰陽虛實之分明此六者無餘蘊矣

一痢症或因過食炙煿辛辣等物以致積滯腸胃鬱熱傷脾氣化

不行則清濁不分變爲腸澼下痢腸藏受傷脂膏不固遂爲紅白積滯裏急後重其症必煩熱燥渴貪凉飲冷脉來滑數此積熱症也治宜黄芩湯主之若遶臍硬痛小腹急紐而脹痛拒按此實熱積滯於腸藏之間脉來沉數滑實有力治宜承氣清凉飲主之若肝挾火邪鬱滯侮土而挾熱下痢積滯糜黄裏急後重脉來弦數躁熱治宜柴芍烏梅湯主之若脾胃不和鬱熱下痢糜黄腹中急痛脉來弦濇治宜甘草芍藥烏梅湯主之

一痢疾之症或因暑熱貪凉飲冷過食瓜菓生冷之物以致寒犯中焦凝滯腸胃陰濕傷脾氣化不行則清濁不分變爲水瀉痢疾陽氣失陷陰絡受傷則血内溢下爲純紅血痢腸藏不固附腸脂

喜受損變爲紅白稠粘裹急後重遶臍冷痛喜按就暖常用手熨按其臍腹飲食茶湯喜熱惡冷吞酸吐悶神疲氣倦飲食少思脉來沉弱遲濇此寒症也治宜理中湯歸脾飲六和湯藿葉六和飲之類主之若生冷硬物寒結腸藏胸腹凝滯飽悶遶臍痞滿硬痛拒按此陰邪結實症也治宜化鐵丹下其冷積隨用六君子歸脾飲補其脾胃扶其正氣其痢自止

一痢疾之症或脾胃素稟衰弱偶因食停積滯致傷脾胃或因勞倦不僅憂鬱思慮過度致傷脾氣鬱爲腸澼瀉痢時作時止倦臥神昏四肢無力飲食少思此中焦氣虛脾泄症也治宜歸脾飲四君子異功煎之類若脾虛清氣失陷大腸滑脫窘迫後重以致脫

肛治宜補中益氣湯加烏梅故紙之類或胃關飲六神養藏飲小靈丹之類主之

一痢疾之症或因眞陽不足命門火衰不能生土脾腎氣弱下元衰冷陰竅凝滯腸臟不固脂膏受損變爲腸澼下痢日輕夜重胸膈飽悶吞酸嘔惡臍腹柔綿作痛四肢厥冷痠軟無力脈來沉濇微弱此陽衰腎泄症也治宜大造回陽丹大斷下丸眞人養藏丸四神丸之類主之若少年房勞過度色慾傷腎或因稟先天不足以致命門不固陰絡受傷注陷下泄變爲腸澼瀉痢裏急後重泄多亡陰液涸於下陽越於上發爲煩熱燥渴其症必喜熱飲而惡涼冷嗜臥神昏不思飲食胸膈飽悶吞酸嘔惡脈來洪數無倫此

假熱陽越症也治宜大劑八味地黃湯加北五味故紙濃煎冷飲其盾熱自退燥渴自止多服三五劑其痢遂愈若悞用寒涼無有不斃。

一休息痢經年累月不瘥瘥後愈時復作此由脾腎虛弱瘥後失於調理元氣未復腎氣未固以致門戶關闌不謹脾氣未壯以致約束運化失常遂有年月日期復發之患蓋以脾主信故也凡臨此症惟宜補土之母益火之原以消陰翳始能固其門戶急用八味地黃丸加破故紙四兩北五味三兩煉蜜爲丸連服二料無有不愈再無有復作之理

虛實辨

一實熱之症其來暴必其形壯氣旺平日口腹不謹多食辛熱煎炒炙煿等物初起積滯深黃血色鮮紅煩熱燥渴甚臍硬痛拒按脈來洪數滑實有力始為實症若泄瀉爛糞轉為痢症此由脾腎素弱食停腸胃氣化不行因而作泄或為大便稀溏不實皆屬脾氣受傷累及其母遂成脾腎虛弱之症若初起鄭群白沫冷涎此由平日脾腎虛寒或因飲食不調憂思過度以致食停腸胃不能運化變為痰飲冷涎滯臟胞膈吞酸飽悶噯腹膨脹往陷下泄此屬元陽大弱脾腎衰寒之症治宜六神養藏飲之類

一虛症之辨有形體薄弱者有顏色青白者有脈雖緊數而無力無神者有脈見直弦而中虛似實者有素稟陽衰者有素多淡乘

者有偶犯生冷者有偶中雨水陰寒者有因飲食不調者有年衰脾弱者以上諸症審其素無縱肆而忽患瀉痢此必生冷瓜菓飲食稍涼偶傷胃氣而然何積之有又何熱之有惟脾弱之輩多有此症治此者只宜溫補脾腎脾腎溫則寒邪自去且邪本不多即用溫補健脾原無妨碍不過數劑自當全愈切不可妄云補住邪氣而先用攻積消滯及清火等藥使脾氣再傷則輕者必重重者必危矣

論寒熱

凡瀉痢之症必須辨其寒熱若果是熱則必畏熱喜冷不欲衣被渴甚飲水多亦無碍或小便熱濇而痛或下痢純血鮮紅脈息必

滑實有力形氣必燥急多煩若熱症果真即宜放手凉解或兼分利但使邪去其病自愈若無此實熱諸症而瀉痢有不止者必是虛寒若非溫補脾腎必不能愈即有愈者亦必其元氣有根待其來復而然勿謂虛寒之症有不必溫補而可以愈者如謂治痢必宜寒凉寒凉亦可無害者皆見有未真也

李子永曰血痢槩指爲火邪挾濕就壯實人血痢言之耳若内傷勞倦中氣虛寒之人脾不攝血致令脾虛下陷而成血痢則必以理中湯加當歸烏梅補中益氣湯加熟地黑姜治之而愈蓋邪火之血色必鮮紅脉必洪數口必消渴而喜飲冷小便必熱澀赤濁内傷之血色不鮮而紫黯或微紅淡白脉必微細而遲或浮澀而

空口不渴，飢渴而喜飲熱湯，小便不濇不濁，不熱可辨。

論積垢

凡腹中積聚，乃飲食之滯，留畜於中，或結聚成塊，或脹滿硬痛，不化不行，此粗粕成形之屬，所當逐也。今人不察，但見痢如膿垢者，皆謂之積，不知此非粗粕之屬，實附腸着臟之脂膏，皆精血之屬也。無論瘦人肥人，皆有此脂，但肥者脂厚，瘦者脂薄，未有無脂者也。若果無脂，則腸臟之間單薄赤露，非惟藩籬不固，抑且藏必易傷，無是理也。今之患瀉痢者，正以五內受傷，脂膏不固，故日剝而下。若臟氣稍强，則隨去隨生，猶無足慮；若臟氣至敗，剝削至盡，或以久瀉久痢，但見血水，如屋漏者，在庸人云其積聚已無，反稱爲

蓋不知脂膏剖盡乃敗竭極危之候也假令識此爲脂膏安之固之且不暇而尚敢云攻逐哉

論五色

凡五色之辨如下痢膿垢之屬無非氣血所化但白者由臟寒氣薄陽衰陰凝停滯不化腸胃之冷涎也赤白者由腸臟受傷脂膏不固而切膚絡也下純血鮮紅者以血爲熱迫陰絡受傷故隨溢隨下也若紅白紫瘀色者由命門火衰脾腎虛冷臟寒失氣以致陰勝血敗而色因以變也若溏泄黃糜者由脾藏穢熱也水泄淡白色者由腸胃受寒脾藏陰濕也若暴注下泄黃深而臭穢者此腸胃積熱也若淺黃色淡不甚臭而或兼腥餿氣者此則不化之

類皆寒症也。黑而膿厚大臭者，此焦色也，多有火症。若青黑而腥薄者，此肝腎腐敗之色也，猶以為熱，其謬甚矣。雖五色之辨大約如此，然痢之見血者，無非陰絡受傷，即或寒或熱，但傷絡脈則無不見血，不可以下血為熱也。凡臨此症，必當以脈色形氣病因兼而察之，庶不致有疑似之誤。

論腹痛

凡瀉痢腹痛，有實熱者，有虛寒。有實熱者，或因食積，或因火邪。但食積之痛，必多脹滿堅鞕，或痛而拒按，此必有所停滯，微者宜行其滯，甚者宜瀉而逐之。火邪之痛，必有內熱等症，方宜清之利之。然邪實於中者，必多氣逆，故凡治痛之法，無論是火是食，皆當以

行氣為先但宜察藥性之寒熱擇而用之可也

虛寒之痛尤所當辨葢凡瀉痢之痛多由寒氣之在臟也經曰痛者寒氣多也有寒故痛也又曰病痛者陰也故凡人有過食生冷或外受寒氣即能腹痛此可知也寒在中者治宜溫脾寒在下者治宜溫腎再若虛寒刮痛之義人多不知葢元氣不足於內雖無外受寒邪而中氣不煖即寒症也所以瀉痢不能止飲食不能化而病有不能愈正以陽虛多寒也且瀉痢不止胃氣既傷膏血切膚安能不痛此其為痛乃因剝及腸臟而然是以痢因於痛痛因於痢故凡寒侵腑臟及脉絡受傷血損氣滯者皆能為痛但察其不實不堅或喜揉按或喜熨煖或胸腹如饑而不欲食或胃脘作

噯而多吞酸但無實熱等症則總屬虛寒安得謂痛必因積滯必實症耶凡治虛寒之痛者速宜溫養臟氣不得再加消伐致令動者愈動滑者愈滑必致危矣若謂諸痛不宜補必待痛定然後可用則元氣日去終無定期嘗見一醫云痢疾須過七日方可用補不知六日已死執迷不悟愚亦甚矣但痛甚者煩熱燥渴當以甘草芍藥湯和中止痛若悠綿作痛怯寒肢冷喜揉按者當以胃關飲稍加吳萸以疏其氣利大腸之壅滯畧加當歸以和其血若寒在下焦而作痛者當以桂附溫補脾腎為主如八味地黃湯六神養臟飲之類使脾腎漸安其痛自止

薛立齋曰若腹痛後重怕手按腹或脈洪實為積滯閉結宜疏通

之若腹痛後重喜於按腹或脈微細為陽氣虛寒宜溫補之

論裏急後重

凡裏急後重者病在廣腸最下之處但其病本則不在廣腸而在脾腎凡熱痢寒痢虛痢皆有之不得盡以為熱也蓋中焦有熱則熱邪下迫中焦有寒則寒邪下迫脾腎氣虛則氣陷下迫治此者但當察其所由以治脾腎之本則無有不愈然病在廣腸已非食積蓋食積至此瀉則無留而所留者惟下陷之氣氣本無形故雖若欲出而實無所出無所出而又似欲出皆氣使然耳故河間用芍藥湯謂行血則便自愈調氣則後重除是固然矣然調氣之法如氣熱者涼之則調氣寒者溫之則調氣虛者補之則調氣陷者

如之即說必使氣和乃爲調氣行血之法其義亦然若但以大
枳榔當歸大黃行血散氣之屬謂之調和不知廣腸最遠藥不得
達而所行所散者皆中焦之氣耳且氣既下陷而復以行之散之
則氣必更陷其能愈乎況痢止則後重自止未有痢不愈而後重
能愈者也故凡治此者但當以治痢爲主

李東垣曰飲食有傷起居不時損其胃氣則清氣不升濁氣不降
是爲脹滿飧泄久則太陰傳少陰而爲腸澼裏急後重膿血相雜
數至圊而不能即便者專用補中益氣湯爲主使升降之道行其
痢不治自消矣淵臨斯症用八味地黃湯更爲捷效

李士材曰裏急而不得便者火也裏急頻見污衣者虛也邪迫後

重至圊稍減未幾復甚芍藥湯主之虛滑後重圊後不減以得解愈眞人養臟湯主之

景日昣曰人有起居不時飲食失節損其胃氣淸陽下陷始爲飧泄久則腸澼亦見裏急後重膿血相雜專用補中益氣湯不治自止不効是無火也急用八味地黃丸

一腎虛痢症裏急後重紅白雜色毎便即痛欲小便大便先脫欲大便小便自遺或小便澁痛或不通或大小便牽痛甚腎主二藏前陰主水後陰主便腎主閉藏腎家虛失閉藏之道故大便爲之頻數失禁小便爲之短濇不利急用八味丸加故紙肉菓阿膠治之

補氏精血論云精已耗而復竭之則大小便道牽痛愈痛則愈便愈便則愈痛須以補中益氣湯送四神丸又以八味丸料加五味吳茰故紙肉荳多服乃痊此等症候以痢藥致損元氣肢體腫脹而斃者不可枚舉

論大孔腫脹

凡病痢疾多有大孔腫痛者其故何也蓋脾胃不和則水穀之氣失其正而濁惡難堪之味出諸孔道此痛楚之所不能免也又若火因濕附陽爲陰逐則胃中陽氣并逼於下無從解散此腫之所由生也所以痢多則痛多痢少則痛少痛與不痛亦由氣之陷與不陷耳故無論寒痢熱痢大孔皆能爲痛不得謂痛必由熱也治

此皆但治其痢。痢止則腫痛自散。亦如後重之法也。然治痢者。但久病身涼。脈沉小者。宜溫之。以六神養藏飲。或八味丸之類。培補脾腎。使其虛寒得溫。氣血調和。而不陷。其腫痛自散。若初病身熱。脈洪大有力。煩燥作渴。飲冷者。宜清之。以黃芩芍藥湯。使邪熱得涼解。散氣自流行。而不陷。腫痛自愈。治腫痛之法。無出乎此。

論口渴

凡瀉痢之症。必多口渴。今人但見口渴。便認爲火。而不知有火者固能渴。無火者亦能渴。此不可不辨也。如火盛於中。熏爍脾胃。津液耗乾。故酷好水。水多而不厭。愈涼愈快。隨飲隨消。此因熱而渴。治宜涼也。又如口熱作渴。雖欲飲水。而飲不能多。即非眞火。不宜涼也。若口雖乾渴。喜涼而復不喜涼者。是即寒聚於中。無根之火浮泛於上。最忌寒涼者也。渴有真似。真渴者必好茶飲。但以喜熱喜涼即可辨其寒熱。似渴者乾也。非渴也。口雖乾而不欲飲。則尤非熱症可比。瀉痢之症。因其水泄於下。津涸於上。故不免於燥渴而欲飲。正以內水不足。欲得外水以相濟也。豈必皆因於火乎。諸如此者。必當詳審其有火無火。若火有餘。自當清火。水不足。自當滋陰。是固然矣。然氣爲水母。其有氣虛不能生水者。不補其母則水不能生。而渴不止。八味地黃湯主之。土爲水主。其有脾虛不能約水者。不强其主則水不能畜而渴不止。四君子湯主之。爲醫者能明乎此。不治其渴而治其所以渴。又何渴病之有。

論小水

凡瀉痢之症。小水必多不利。或多黃赤。此其寒熱虛實大有關係。不可不察也。若暴注之瀉。以清濁不分。水穀并歸於大腸。故水有不利者。惟其暫也。若痢疾之小水。則病本不一。今人但見黃赤不利。無不云其為熱。誤者多矣。凡因於熱者。必熱赤之甚。或多澁痛或見鮮血上下皆有熱症。方是真熱。此宜清涼治之。若非真熱。或以中寒脾虛氣弱。濇滯於下者有之。或以瀉痢亡陰。水虧色變者有之。或以下焦陽氣不煖。水無以化者有之。或以妄用滲利。沭逼乾汁者亦有之。但察其三焦無火。則雖黃雖濇。總皆亡陰亡液之症。不得通以熱論。速當培補真陰。乃為良法。內經云。中氣不足。溲

溺為之變乎哉斯言何今人之不察也不獨此也每見有小水清白而兼腹痛者仍用芩連之類可恨之甚

論嘔吐

一痢疾嘔惡之症有胃火上衝而致嘔吐者則必有煩熱脹滿等症乃可用清涼降火等藥黃芩湯竹葉石膏湯之類主之若兀兀欲吐或聞食即惡此胃氣虛寒不能容受而然宜溫補安胃如溫胃飲理中湯六君子加丁香之類主之若陰中火虛氣不歸原而嘔者則宜引火歸原納氣歸腎如獨參湯歸氣飲理陰煎胃關飲八味地黃之類主之

薛立齋曰脾胃素有實熱或過食厚味辛辣而暴患之宜瀉胃口

之熱竹葉石膏湯主之若胃氣虛隔逆作嘔用六君子加生薑若胃氣虛寒加炮薑丁香

論發熱

一痢有發熱者似乎屬火宜從涼治然實熱之症反未必發熱惟痢傷精血陰虛水虧者則最多熱燥如虛中有火脉見有力者宜滋陰煎清中湯主之若脉本無力全屬火虛則不可治火單宜壯水補陰如三陰煎六味左歸之類主之若陰盛格陽而為外熱者必宜八味地黃歸氣飲胃關煎主之

論禁口

一禁口不食乃痢疾最危之候雖亦有實熱症而為脾胃虛寒者

居多。或因食積胃中，而禁口者，其胸腹必有脹滿，或見鞕痛，此當行滯去積，積滯去，而食自入，如青皮、查、樸之屬是也。有因火鬱胃中，而禁口者，其臟腑必多煩熱，燥渴，脈見洪數有力，此當瀉火去熱，邪熱去，而食自入，如芩、連、梔、栢之屬是也。凡此者，皆邪畜於中，禁口之實症也。若無脹滿積滯與熱實火等症，但胃口日窮，精神日敗，食不能入，或為嘔惡，或為吞酸，或惡聞食氣，而泛泛不寧，或饑不能食，而榜榜待困，此係中焦病，雖任脾，實由命門火衰，以致大腸不能固，小腸不能化，胃氣不能行，下焦失守，而化源無主，其病根本在腎，欲健中焦，非人參、白朮、炮姜、炙草之屬不可，欲實下焦，非熟地、附子、吳茰、肉桂之屬不可，脾腎強，而食自入，其理甚明。

瘧後痢痢後瘧論

趙醫貫曰瘧後痢者瘧既發泄必無暑熱之毒復爲痢疾此因元氣下陷脾氣不升謂之似痢非痢痢後瘧痢則亡陰氣隨痢耗陰陽兩虛陽虛則惡寒陰虛則發熱故寒熱交爭謂之似瘧非瘧俱用補中益氣加溫補其病自愈

淵按瘧後痢者此因元陽衰弱脾氣下陷而然當用升元飲肖豳飲六神養臟飲之類若痢後瘧陰虛日午潮熱者當用歸耆驅瘧飲若陽虛夜熱當用八味地黃氣分虛弱者當用休瘧飲若邪未盡而變發者當用補中追瘧飲若中焦虛寒當用理中截瘧飲若元陽衰弱祇寒不熱嘔惡痰涎當用參附截瘧飲

證普驅瘧飲、方載元集瘧疾門。餘方載在瀉方活法和陣、

瘧痢並作論

景日。瘧痢並作。必先治瘧。如瘧止痢甚。加腹痛飲食少進。此虛寒也。宜補中益氣加薑桂。如痢止瘧復作。反爲吉兆。何也。向者瘧止。乃陰勝之極。陽不敢與之爭。今服補陽之劑。陽氣漸伸。故瘧復發。再服前方加附子五錢。以助微陽之力。其陰自退。瘧痢並除。

脫肛論

張景岳曰。大腸與肺爲表裏。肺熱則大腸躁結、肺虛則大腸滑脫。此其要也。故有因久瀉久痢、脾腎氣陷而脫者。有因中氣虛寒、不能收攝而脫者。有因勞役吐瀉傷肝脾而脫者。有因酒濕傷脾色

欲傷腎而脫者，有因腎氣本虛，關門不固而脫者，有因過用寒涼降多亡陽而脫者，有因濕熱下墜而脫者。然熱者必有熱症，如無熱症，便是虛寒。且氣虛即陽虛，非用溫補多不能效。凡小兒元氣不實者，常有此症。故陳自明曰：大腸虛寒，其氣下陷，則肛門翻出，或因產努力，其肛亦然。是誠確見之論。

薛立齋曰：脫肛屬大腸氣血虛而兼溼熱。凡濕熱勝者，升陽除溼湯；血熱，清其熱；氣虛，補其氣；久痢者，補中益氣加酒炒白芍；腎虛者，六味丸；虛寒者，八味丸。

論補

陳士鐸曰：腎爲胃之關，命門爲脾之母，胃氣虛不補命門之火，則

必包寒甚何以生胃土而消穀食脾氣虛不補命門之火則下焦虛冷何以化糟粕而生精氣故補胃必宜補腎補脾亦宜補腎也

論陰陽疑似

陰陽之道即養生治病之本人有不易知者夫陰陽之用欲其相濟不欲其相賊相濟者相和也陰中不可無陽陽中不可無陰也相賊者伴害也陽賊陰則爲焦枯陰賊陽則爲寂滅也凡爲病者無非陰陽相賊失其和耳蓋陰陽之性陰常喜靜而惡動陽常喜煖而畏寒及其相賊則陰畏陽之亢所以陰遇陽邪非枯則槁陽畏陰之毒所以陽逢陰寇不走即飛此陰陽相妬之機誠多難測凡諸劇而有眞假疑似者即其症也而尤於傷寒痢疾爲最焉今

之悲痫最甚者多見上下皆有熱症而實非眞熱者何以見之如煩則似熱非熱燥則似狂非狂懊憹不寧莫可名狀此非眞陽症也蓋以精血傷敗火中無水陰失其靜故煩燥若此也又如飛者飛於上走者走於下飛於上則爲口渴喉瘡面紅身熱走於下則爲孔熱孔痛便黃便血此非實熱症也蓋以水火相刑陽爲陰逐火離其位故飛走若此也今人見此症候皆曰形症之熱既已若此猶謂之寒何其妄也是但知外之有熱而不知內之有寒也知上下之有熱而不知中焦之有寒也又豈知煩燥之爲陰虛而飛走之爲陽虛也且如肌表皆有熱症本當惡熱而反不舍衣被或臍腹喜煖而宜熨按者此則外雖熱而內則寒也又加九竅皆有

熱症必喜冷飲然口欲寒而腹畏之寒冷下咽或物嘔噦或洞瀉痛或噎塞不行而反生脹悶或口舌雖有瘡痛而反欲熱湯飲者此則上下雖熱而中焦實寒也外有陽氣素弱及脈色少神者止知爲火治以寒涼則寒涼入胃直犯中焦是外熱不相及而中寒必更甚故致飛者愈飛走者愈走欲孤陽之不滅不可得也治此者但能引火歸原使丹田煖而火就燥下原固而氣歸精此陰陽顛倒之妙用神而明之庶不致誤

痢症湯方補遺

甘草芍藥烏梅湯新方 治積熱下痢黃糜煩熱燥渴腹中急痛

生甘草三錢 白芍一兩 烏梅五個 淨水煎調白糖空心溫服

柴芍烏梅湯新方 治肝鬱侮土挾熱下痢煩熱燥渴裏急後重症

柴胡一錢 白芍一兩 黃芩三錢 甘草一錢 車前五錢 烏梅五個 照前煎服

承氣清涼飲新方 治挾熱下痢初起積滯不行小腹脹硬作痛症

當歸三錢 白芍五錢 黃芩三錢 甘草一錢 車前五錢

大黃一錢 只殼一錢 淨水煎服

加減四維散新方 治脾胃虛寒滑泄瀉痢並氣虛下陷二陰脫血症

人參五錢 附子五錢 炮薑一兩 烏梅肉二兩 大棗肉二兩

右將參附薑爲末以梅肉棗肉蒸透搗爛和末搗爲丸

每服五錢用米炒黄煨湯温服

小斷下丸新方 治腸風下血日夜無度便血瀉痢之症

故紙半斤鹽水炒 薑炭半斤 文蛤四兩炒 醋韮撥二兩 川椒去目二兩共研末

烏梅肉一斤 棗肉一斤 右將棗肉梅肉共蒸搗爛拌末爲丸

每服五錢空心用炒米煨湯吞服

大斷下丸新方 治脾腎虚寒元氣不固氣不攝血注陷瀉痢之症

故紙半斤炒香 炮薑半斤 文蛤四兩炒 醋韮撥四兩 川椒去目二兩

川附四兩 丁香二兩 小茴二兩以上共研末 烏梅肉一斤 吳萸半斤揀净用水熬濃取汁用

棗肉半斤 將吳萸汁煮棗肉梅肉搗爛拌末爲丸

每服五錢用米炒黃煎湯空心吞服

蓽撥煎　治大腸滑泄氣痢之症

牛乳半斤　煮滚入蓽撥末三錢攪勻加鹽少許空心温服

餘方載在湯方活法内

泄瀉

泄瀉之因無不本於脾胃蓋胃為水穀之海而脾主運化使脾健胃和則水穀腐熟而化氣化血以行營衛若飲食失節起居不時以致脾胃受傷則水反為濕穀反為滯精華之氣不能輸化乃致合污下降而泄瀉作矣然其中有寒熱虛實之分或因膏腴厚味炙煿煎炒過甚以致熱積腸胃協熱而利稀糞傍溜溏泄糜黃或瀉純清水達臍痞滿緊實硬痛此實積也宜用承氣四順清涼飲柴芩歸黃湯下之若濕熱在脾作渴喜冷而瀉者宜大分清飲益元四苓之類主之若溼挾微寒而瀉者五苓胃苓主之因溼滯者宜平胃散因食滯而脹痛有餘者宜大小和中飲之類主之脾氣

稍弱因瀉而神疲氣倦者宜歸脾飲四君子異功之類脾胃虛寒瀉白純青完穀不化飲食少減神昏氣弱四肢厥逆宜用附子理中溫胃飲參附朮附之類主之若五更天明洞泄數次經年不愈或痛或不痛者此腎泄也蓋腎為胃關開竅於二陰腎主閉藏司二便之開闔腎中陽氣不足命門火衰陰寒獨盛故於子丑前後陽氣漸復陰氣盛極之時陽遂陰寒失閉藏之道即令洞泄頻數也治此之方惟八味丸並四神之類主之如胃關飲六神養臟回陽丹大斷下丸五德丸皆其最宜者若脾泄久瀉食入少頃即欲登圊皆因脾胃虛寒或參朮理中五君子溫胃朮附歸脾飲之類最為妙用若大腸虛滑不收須於補劑中加烏梅五味粟殼之屬

以固之若大瀉如傾元氣衰脫宜速用附子理中回陽救急湯之類並急灸氣海以挽回下焦之元陽斯爲盡善總之泄瀉之病但無熱症可據而常多飧泄者皆屬虛寒速宜培補元陽方爲上策

湯方補遺

柴芍歸黃湯　治挾熱下痢痞滿躁實遶臍硬痛拒按之症

柴胡　白芍　黃芩　當歸　大黃　甘草

五德丸　治脾腎虛寒飧泄鶩溏或暴傷生冷時氣寒濕並酒濕傷脾腹痛作泄嘔惡之症

故紙四兩酒炒　吳萸二兩　木香二兩　炮薑四兩　北五味二兩

共研細末薑糊丸每服三錢米湯吞服虛弱者人參湯吞送

急救復元飲新方 治脾腎虛寒瀉白濁元陽衰脫傾泄之症

人參三錢　白朮五錢　炮薑三錢　附子三錢　炙草一錢

吳萸四錢　丁香一錢　故紙三錢　粟殼六個　烏梅六個

大棗六枚　生薑五錢

腫脹

腫脹之病有內外之分蓋滿於中者謂之脹原因氣滯宜分虛實之異浮於外者謂之腫總屬脾困當分風濕之殊詳序於後一凡年少力强偶因食積暫停於中而為脹者或因怒氣逆於中焦而為脹痛者宜消食行氣如大小和中排氣飲之類主之若果臟腑强壯積滯脹甚痞滿堅實連臍硬痛脉沉實有力煩燥發熱者宜四順清涼飲大小承氣湯之類主之若痰飲溼熱氣血壅滯沉積鬱結脹滿宜神祐丸主之若沉寒冷積四肢清涼連臍腫痛上攻心腹畏寒怯冷者保安丸化鐵丹之類主之若年及中衰或因病後脾胃虛寒中氣不運三焦脹滿者是為氣虛中滿其為病也必

多吞酸噯腐大便不實或爲溏泄別無火症火脉此屬臟寒症也
經云中寒生脹滿惟宜溫補脾腎如溫胃飲治中湯香砂六君子
益氣丹固腎丸八味之類

一淫腫之症或外感風毒邪留膚腠忽然浮腫其脉浮緩頭疼骨
痛體重之症宜解散風淫外邪如麻黃加朮湯羌活勝濕湯之類
主之若脉浮身重骨疼面木肢浮汗出惡風症防已黄耆湯主之
若面木肢腫發熱自汗防已桂枝飲主之若風濕鬱蒸渾身面木
黄腫小便不利無汗越脾加朮湯主之若濕熱內蒸身腫發熱作
渴汗出黄汁黄耆芍藥桂酒湯主之若皮水附腫按之沒指不渴
不惡風其腹如鼓防已茯苓湯主之若精神昏暗倦怠懶語飲食

不甘及中年虛弱或大病之後漸至通身浮腫皆因飲食不節調養失宜致傷脾胃氣不能通調水道以致泛濫中州溢於皮膚宜審明氣水之分氣虛作腫者金匱腎氣丸六君子湯之類主之水腫者禹功散濬川散平胃散胃苓湯蒼朮丸之類主之若少陰陽虛陰盛爲患水邪泛溢麻黃附子湯主之若中虛氣餒外腫內脹心下堅大如盤麻桂甘辛附子湯主之蓋脾胃爲倉廩之官受納水穀則有坤順之德化生氣血遂成乾健之功使果脾胃强健則隨食隨化何腫脹之有惟不善調攝以致脾土受虧轉輸失職正氣不行清濁相混遂成腫脹之症若不補土之母益火之原何由得愈可見人之生機在此一點眞陽凡中年氣衰及病後虛弱宜

補此爲上策

腫脹危險死候歌訣

臨危腫脹說君知　臍腫突高是死期　肚大青筋休用藥
腫因瀉痢爲行屍　人中平滿脾家敗　掌上無紋不久時
泄瀉滑腸腫不退　元陽衰絕莫猜疑　齒焦皆黑兼唇腫
切記分明不用醫　男脚女頭先怕腫　缺盆平滿實堪悲

防已黃耆湯　治風水脉浮身重骨疼面目肢浮汗出惡風症

防已一兩　黃耆五錢　白朮一兩　炙草三錢　大棗三枚　生姜三片

越婢加朮湯　治風溼鬱蒸面目黃腫小便不利無汗症

麻黃五錢　石膏煅五錢　白朮五錢　甘草二錢　生姜三片

大棗十二枚　惡風加附子三錢

麻桂甘辛附子湯　治中虛氣餒外腫內脹心下堅大如盤症

麻黃四錢　桂枝五錢　川附五錢　細辛一錢　甘草二錢

生薑二錢　大棗十二枚

防己桂枝飲　治風水脈浮身重骨疼面目肢腫發熱自汗症

防己五錢　桂枝五錢　甘草一錢　防風一錢　生薑三片　大棗二枚

防己茯苓湯　治皮水附腫按之沒指不惡風其腹如鼓

防己五錢　黃耆五錢　桂枝五錢　茯苓一兩　甘草二錢　薑棗

麻黃附子湯　治少陰陽虛陰盛爲患水邪泛溢腫滿氣水症

麻黃五錢　附子一錢　甘草一錢半

黃耆芍藥桂酒湯　治濕熱内蒸身腫發熱作渴汗出黃汗症

黃耆一兩　白芍六錢　桂枝六錢　苦酒一盞

小和中湯新方治胸膈脹悶並婦人胎氣不和滯滿嘔吐之症

蘇葉三錢　香附三錢　陳皮三錢　吳萸二錢　當歸三錢

砂仁四錢　青皮二錢　川椒去目三錢

大和中湯新方治食停胃脘冷氣刺痛脹滿氣逆嘔吐之症

烏藥　香附　良薑　吳萸　砂仁

只實　厚朴　青皮　山查　麥芽

禹功散子和方治水飲脹滿作腫之症此瀉水之方

黑丑頭末四兩　茴香一兩炒　木香一兩　共研細末

月生薑自然汁調一二錢臨臥服

濬川散 子和方 治一切痰飲下腫水氣

甘遂 麪裹煨 芒硝各三錢 郁李仁一錢 大黃三錢 黑丑頭末二錢

共爲細末滴水丸梧子大每服五十丸温水下

神祐丸 子和方 治一切痰飲氣血壅滯濕熱沉積鬱結脹滿等症。

黑丑頭末二兩 大黃一兩 芫花醋浸炒 大戟醋浸炒 甘遂麪裹煨各五錢

共爲細末滴水丸小豆大每服五丸温水下欲速八丸十丸止

遇仙丹 追虫逐積消癖利痰能除痞塊之疾

黑丑頭末四兩 檳榔四兩 大黃二兩 三稜 莪朮醋炙各二兩

木香五錢 共爲細末用大皂角去子打碎煎濃湯取汁煑麪

糊爲丸梧子大每服五十丸以强弱爲加減五更淸茶下如未通再飲温茶助之下盡積惡物盡了飲白粥補之

積聚

積聚之病辨須分明積者漸積而成本有形也聚者聚散無常原無形也諸有形者或以飲食之滯因寒而成積風寒之邪因食而成形遂成癥塊脹痛等症宜用化鐵丹保安丸遇仙丹之類攻下其積隨用温補脾腎之藥以收全功或為虛邪賊風所襲氣血凝滯於腸胃之外膜原之間結成痞瘕聚散無常此有形兼無形也治宜活血行氣如踈氣飲歸萸飲神香散保和十香之類漸次消磨其無形者或因脾腎不足年力衰邁或因病後虛弱失調脾氣受傷遂成虛聚脹滿似有若無聚散不時之症皆由脾虛則中焦不運腎虛則下焦不化正氣不行則邪滯得以居之治此者當以

扶正氣溫補脾腎為主。如香砂六君子、異功、溫胃、歸氣、歸茸之劑。兼八味並進之，庶克成功。凡治積聚者，不外攻、消、補三法。

十香丸（補遺）治氣滯寒滯諸痛

木香　沉香　澤瀉　烏藥　陳皮　香附

丁香　小茴　荔枝（煨焦）　皂角（微火燒烟盡）各等分

共為末，酒糊。凡每服三錢，或薑湯、溫酒俱可吞服。

痞滿

痞者痞塞不開之謂，滿者脹滿不行之因。症有虛實，不可不辨。如有邪有滯而痞者，實痞也；無物無滯而痞者，虛痞也。有脹有痛而滿者，實滿也；無脹無痛而滿者，虛滿也。實痞實滿可消可散，如大小和中湯、踈氣調氣、順氣香砂平胃之類。虛痞虛滿宜溫宜補，如溫胃理中、治中、附子理陰煎、歸黄飲之類主之，並補命門爲妙。

霍亂

霍亂一症上吐下瀉反覆不寧揮霍撩亂故曰霍亂此寒邪傷臟之病也有外受風邪寒氣入藏而病者有不慎口腹內傷飲食而病者有因饑時胃氣已傷飽食不化而病者有水土氣令陰寒濕傷脾而病者有旱潦暴雨清濁相混誤中濕氣陰毒而病者總之皆寒濕傷脾之症邪在脾胃則中焦不能容受從上而出則爲吐從下而出則爲瀉故霍亂之初宜以溫中散寒疏滯行氣爲主霍亂之後宜以健脾煖胃和中調補爲主但初起之候當陰陽擾亂邪正不分之時惟宜以淡鹽薑湯探吐爲妙蓋吐中自有發散之意察其邪氣未淨胃口不清或脹或痛而嘔惡不止宜和中六和

正氣撑而用之若無脹痛而但嘔惡不寧者此脾胃受傷虛寒症也宜溫胃六君異功理中隨症酌而用之若少陰腹痛吳茱萸湯主之甚至手足逆冷宜吳萸合四逆湯主之若吐利之後津液枯槁不能榮養筋骨以致筋攣名爲轉筋治當養血溫經宜益氣養榮吳萸建中加木瓜之類或四物加木瓜赤桂之類主之若乾霍亂之症最爲危候上欲吐而不能出下欲瀉而不能行胸腹攪痛脹急悶亂內有飲食停阻中有寒邪閉遏陰陽拒格氣道不通若不速治多致暴死宜先用淡薑湯探吐去其滯隔通其清氣宜疏氣飲大小和中正氣飲隨宜酌用

一霍亂之後有身熱不退此吐利耗損津液以致虛陽浮越在外

宜八味地黃湯補陰以斂陽。若吐利後脉浮自汗者，宜四君子加黃耆防風桂枝主之。但霍亂之後多有煩渴者，此吐利亡津，腎水乾涸，故渴欲飲水，勢所必然，宜獨參湯，或六味加赤桂五味主之。若本陽藏而因吐利亡陰，以致煩熱燥渴，宜八仙長壽湯主之。若脉見洪數，因熱喜冷，煩熱熾盛，或益元、玉泉散、竹葉石膏湯之類，甘凉以濟之，亦無不可。

惡心

惡心之症，胃口泛逆，兀兀不寧之病。此者口必流涎，嚥之不下，愈嚥愈惡，而嘔吐繼之。亦有不嘔吐而時見惡心者，雖曰惡心，實胃病非心病也。此症之因，有寒，有食，有痰飲，有穢氣，有火邪，有陰濕，或傷寒、瘧痢諸邪之在胃口者，皆得有之。欲察此症，但當辨其寒熱虛實。蓋實邪惡心者，其來速，其去亦速，邪去則止。虛邪惡心者，其來漸，其去亦遲，必得胃氣大復，其病方愈。若虛寒惡心，其症多倦怠神疲，常見形氣之不足，以胃氣弱故也。治此者，宜溫補脾胃為主。或兼吞酸、噯腐、咳嗽惡心者，宜六君子湯。若太陰自利、腹痛、嘔吐惡心者，溫胃飲、理中湯之類。若脾腎虛寒、痰滯咳嗽而惡心者和胃二陳煎主之。若氣不歸原，喘欬惡心者，八味丸主之。一實邪惡心，以一時飲食邪滯犯胃，得吐則滯去，滯去則惡心自解。若寒濕傷脾惡心者，平胃散主之。若惡心多痰，及風寒咳嗽，或傷生冷，或飲酒過多，脾胃不和者，二陳湯，或橘皮半夏湯，或痰飲吞酸脹滿惡心者，小和中湯、和胃二陳煎之類。若受穢濁寒邪，脹滿腹痛惡心者，香砂平胃散主之。若感冒暑熱，火盛煩燥惡心者，宜竹葉石膏湯。若中諸毒惡心，蘇合丸主之。

噯氣　三二

噯氣者，即內經之所謂噫也。此實脾胃之氣滯，起自中焦而出於上焦，故噯氣多由滯逆不行。其中亦有寒熱虛實之異，若太飽作噯者，此係實邪滯逆，治宜行氣消食。若飲食不化，時多虛悶作噯者，此係胃氣虛寒，治宜溫補，宜溫胃、治中、理中、五君子之類。若胃寒生痰，嘔惡噯氣者，宜和胃二陳煎主之。若胃虛氣滯而作噯者，宜香砂六君子湯。若因怒傷氣逆而噯者，蘇合丸主之。若因暑熱傷氣，滯逆不行，火盛煩燥而噯者，竹葉石膏湯主之。若脾腎虛寒，命門不煖，清氣不升，陰邪不降，寒滯上焦而痞滿噯氣者，非大加溫補元陽不能奏效，宜六味回陽飲、八味地黃丸或吳茱萸湯之

類主之

吞酸

吞酸之症。總由脾腎虛弱。否則隨食隨化。何酸之有。故吞酸一症。有中年漸弱。飲食減少。時見吞酸吐酸者。惟宜溫補脾胃。以理中溫胃六和之類主之。或飲食過傷。停積而為酸。宜行滯消食。以大和飲和胃平胃加消食之類主之。或食貪涼飲冷。寒滯中焦而為酸者。宜溫胃理中之類。或食飽貪涼受冷。以致風寒感受客於中焦而為酸者。宜疏風散寒消食行氣。以太和飲或大小和中湯主之。若寒在下焦。命門不煖。水邪上泛為酸者。宜吳萸參附湯六味回陽飲附子理陰煎主之。遠用八味右歸丸培補元陽方為上策

反胃

反胃一症，本屬火虛。使胃煖脾强，則食無不化，何至復出？觀王太僕云：內格嘔逆，食不得入，是有火也；病嘔而吐，食入反出，是無火也。此一言誠盡之矣。然無火之因，猶有上中下三焦之辨。若寒在上焦，則多爲惡心，或泛泛欲吐者，此胃脘陽虛也。寒在中焦，則食入不化，每食至中脘，或少頃，或半日復出者，此胃中陽虛也。寒在下焦，則朝食暮吐，或暮食朝吐，乃以食入幽門，丙火不能傳化，故久而復出，此命門陽虛也。凡治此者，當辨其新久及所致之因。或以酷飲無度，傷於酒濕；或以縱食生冷，敗其眞陽；或七情憂鬱，竭其中氣，無非內傷之甚，致損胃氣而然。法當扶助正氣，健脾養胃為主若虛在上焦微寒嘔惡者惟薑湯為最佳或橘皮湯異功散主之若氣虛為寒所侵惡心嘔食者宜黃芽丸或橘皮乾薑湯之類主之若寒痰勝者宜大小半夏湯之類主之若虛在中焦食入反出者宜五君子理中溫胃六和煎之類主之若兼寒痰者宜六君子理中化痰丸主之若虛在下焦朝食暮吐或食入久而反出者其責在元陽亨集不能薰蒸脾胃以致氣化不行非補命門以扶脾土之母則烈火無以化土無以生亦猶釜底無薪不能腐熟水穀也宜六味回陽飲及右歸八味加吳茱萸之類主之若酒濕傷脾平胃五苓之類一反胃症多有大便閉結蓋因脾胃氣虛治節不行無以生血血涸於下所以閉結不行治此者但見其陽虛

兼寒宜以補陽爲主大加當歸肉蓯蓉韭汁蔗汁之屬陰虛兼熱者宜以補陰爲主加乳汁童便酥油蜂蜜豕膏之屬若年高病此最難治

死候歌

老年反胃病難醫 蟹沫口中是死期 大便糞如羊矢粒
眞陰枯絶莫猜疑

噎膈

噎膈者隔塞不通食不能下故曰噎膈彼反胃由陽虛不化可溫可補其治猶易惟噎膈因氣結不行治宜滋潤其症爲難如憂思過度鬱成氣結則施化不行噎膈病於上酒色過度耗損眞陰則

精血枯涸燥結病於下所以反胃之治多宜益火之源以助化下噎膈之治多宜調養脾胃以舒結氣蓋脾主運化胃主津液而腎之氣化主乎二陰故上焦之噎膈其責在脾下焦之閉結其責在腎治脾者宜從溫養治腎者宜從滋潤若噎膈初起微虛者宜溫胃飲加當歸厚朴之類氣血俱虛者宜五福飲十全大補湯主之若脾虛於上者宜四君子兼寒者五君子主之若陰虛於下宜左歸大營煎之類陰中之陽虛者宜右歸八味丸皆治本之法也若便結者以乎有火而實陰虛血燥宜五福大營加蓯蓉之類或以豕膏漸潤其下而以調脾養胃治其上古法用參者以補元氣竹瀝以清痰散結御米粟米以養胃乾薑以溫中生薑以去穢蜜汁

當歸以潤燥牛羊乳以養血滋其精液使之漸潤毋欲求速用此

主治因症加減最爲良法

湯方補遺

半夏和中湯新方治水停心下脾虛痰滯不消吞酸嘈雜之症

半夏　茯苓　陳皮　砂仁　白芍

桂心　炙草　生薑　大棗

嘈雜

嘈雜一症或作或止其爲病也腹中空空若無一物似饑非饑似辣非辣似痛非痛胸膈懊憹莫可名狀或得食暫止或食已復嘈或兼惡心而漸見胃脘作痛此症有火嘈有痰嘈有酸水浸心而

嘈大抵食已即飢或雖食不飽者火嘈也宜兼清火痰多氣滯似飢非飢不喜食者痰嘈也宜兼化痰酸水浸心而嘈者戚戚膨膨食少無味此以脾氣虛寒水穀不化也宜溫胃健脾又有誤用消伐等藥以致脾胃虧損血少嘈雜中虛則煩雜不飢脾弱則食不運化此宜專養脾胃總之嘈雜一症多由脾氣不和或受傷脾虛而然治此者不可不先顧脾氣若痰火嘈雜等症宜黃芩湯清中湯半夏和中湯之類若中焦火盛兼痰而嘈雜者宜竹葉石膏湯若宿食留飲痰滯不清而嘈雜者宜小和中湯太和飲之類若勞倦思慮傷脾中氣虛弱而嘈雜者宜黃芪人參當歸建中湯之類主之若脾胃虛寒嘈雜者必多吞酸嘔惡此脾寒不能運化濁滯

而然者多痰飲兼嘔惡宜六君二陳主之或為脹滿少食宜溫胃和胃飲之類若脾腎陰虛而煩嘈雜者歸脾三陰之類若陽分虛寒水泛為飲作酸嘈雜者宜附子理陰煎建中湯大八味之類隨宜酌用

清中湯 新方 治中焦火盛煩熱嘈雜之症

生地 麥冬去心 知母 白芍 黃芩 石膏

甘草 丹皮 各等分

淨水煎調生蜜服

呃逆

呃逆之症，因其呃呃連聲，故謂之呃逆。有傷寒之呃逆，有雜症之呃逆。然致呃之由，總由氣逆。氣逆於下，則直衝於上。有兼寒者，寒呃可温可散，寒去則氣自舒也。有兼熱者，熱呃可清可降，火靜則氣自平也。有因食停而逆者，可消導，食去而氣自順也。有因氣滯而逆者，可疎可行，氣行而呃自止也。有因中氣虛而逆者，宜温補，補正則邪自退也。有因陰氣竭而逆者，宜補陰，陰益而氣自寧也。但察其因而治其氣，自無不愈。若輕易之呃，或偶然之呃，氣順則已，本不必治。惟屢呃爲甚，及呃之甚者，必其氣有大逆，或脾腎元氣大有虧竭而然。實呃易治，惟元氣虛脫敗竭者，乃最危之候也。

詳序於左

一寒滯爲呃者或以風寒或以生冷或其臟氣本寒偶有所逆皆能致呃但去其寒而呃自止宜二陳丁香柿蒂散甘草乾薑湯六半夏湯皆可酌用若寒之甚者四逆湯主之

一胃火爲呃者但察其脈見滑實形氣不虛胸膈有滯或大便堅實不行者皆胃中有火所以上衝爲呃但降其火而呃自止宜清中湯白虎湯清胃飲爲最妙玉泉散四順清涼皆可擇用

一氣逆爲嘰而兼脹悶者宜小和中或二陳加烏藥丁香柿蒂散或六和正氣飲蹠氣飲神香散之類主之

一食滯而呃者宜大和飲蹠氣飲之屬大和中飲加木香之類

一中焦脾胃虛寒氣逆爲呃者宜理中湯加丁香　若因勞倦內傷而致呃逆者宜六君子加丁香凡中焦寒甚多由脾胃氣虛而然蓋脾胃不虛則寒亦不甚故治寒者當以脾氣爲主若吐利後胃氣微虛或兼膈熱而呃者宜竹葉石膏湯無熱者宜生薑半夏丁香柿蒂白朮肉桂之類皆可酌用

一下焦虛寒者由肝腎之氣虛元陽無力易爲陰寒抑遏故虛弱之人多見呃逆正以其本在腎宜歸氣飲八味地黃湯主之或理陰煎加丁香以疏氣其效甚速

一凡大病之後或因虛弱誤攻而致呃逆者此最危之症察其中虛速宜補脾六君子加丁香柿蒂察其少陰氣逆上衝速宜補腎

附子理陰煎歸氣飲

一呃逆症凡聲强氣盛而脈見滑實者多宜清降若聲小息微而脉見微弱者多宜温補

一傷寒惟少陽症邪在半表裏之間則寒熱往來氣爲邪抑而噦逆者有之宜柴陳煎主之有寒者加丁香有火者加黄芩或小柴胡湯亦可

一傷寒誤下邪入陽明内熱之極三焦乾格陽亢陰道不行而上衝作呃者必宜去火去閉斯逆氣得降而噦乃可愈如無堅實脹滿等症而但乾渴燥熱者宜白虎湯竹葉石膏瀉心之類凉解之若果有燥糞大便閉結脹滿堅實者宜承氣下之

一傷寒邪有未解，用補太過，以致中焦氣逆，最能為噦，清胃飲主之。若氣逆兼火者，宜降氣飲。若兼表邪未解，柴陳煎主之。

一傷寒誤攻，或吐或下，或誤用寒涼，以致脾腎胃氣大虛大寒而發噦者，大為危候，速宜溫胃、理陰、參附加丁香之類急救之。

嘔吐

嘔吐一症，最當詳辨虛實。實者邪氣實也，去其邪則愈。虛者無邪，則全由胃氣虛也。蓋嘔吐之症，非胃寒不能化，則脾虛不能運耳。使脾胃強健，則食入卽化，何至嘔吐？故雖以寒熱飢飽大有所傷，亦不能動，而茲略有所觸，便不能勝，使非胃氣虛弱，何以若此？此虛實之原，所當詳察，不致誤治之害。

虛嘔

凡胃虛作嘔者，其症不一，所當詳察。若胃脘不脹者，非實邪也；胸膈不痛者，非氣逆也；內無熱燥者，非火症也；外無寒熱者，非表邪也；無食無火而忽為嘔吐者，胃虛也；嘔吐無常而時作時止者，胃虛也；食無所停而聞食則嘔者，胃虛也；氣無所逆而聞氣則嘔者，胃虛也；或身背略涼，或飲食微寒即嘔者，胃虛也；或吞酸，或噯腐，時苦惡心，兀兀然，泛泛然，冷嚥靡寧者，胃虛也；或因病誤治，妄用寒涼克伐，本無嘔而致嘔者，胃虛也；或朝食暮吐，暮食朝吐，食入中焦而不化者，胃虛也；食入下焦而不化者，土母無陽，命門衰冷也。凡此虛症，皆宜暖補，是故然矣。但胃本屬土，非火不生，非煖不化是土寒者即土虛也土虛即火虛也故曰脾喜煖而惡寒胃喜香而惡臭土喜燥而惡濕當爲溫補宜六君子理中溫胃異功煎之類主之若下元腎虛氣不歸原而乾嘔者宜八味地黃湯六味回陽飲之類主之若元陽虛脫者參附回陽救急附子理中參附乾薑湯加丁香生薑汁主之生薑嘔家聖藥須知此爲切要

實嘔辨

凡實邪在胃而作嘔者必有所因若因寒滯者必多痰痛因食滯者必多脹滿因氣逆者必痛脹連於脇肋因火鬱者必煩熱燥渴脉洪而滑因外感者必頭痛身熱脉數而緊如無實症實脉而見嘔吐者切不可以實邪論治

一飲食傷胃而作嘔者加留滯未消脹痛等症宜大和飲頤氣飲之若食已消而嘔未止者宜神香小和中湯若嘔傷胃氣而吐不止者宜大建中大半夏參薑飲主之

一火在中焦而作嘔者必有火症火脉或爲熱渴或爲煩燥脉必洪數吐必涌猛形氣聲色必皆壯麗若察其眞有火邪但降其火嘔必自止宜黃芩湯半夏瀉心大小分清清胃飲之類

一暑熱犯胃多渴多嘔氣虛煩燥而火有不清者竹葉石膏湯

一火在陽明熱甚嘔吐不止而兼頭痛者白虎六一清胃之類

一痰飲留於胸中寒濕在胃水停中脘而作嘔吐者宜和胃二陳苓朮二陳小半夏加伏苓或橘皮半夏湯皆可酌用

一過食寒涼生冷致傷胃氣因而作嘔但見寒滯脹痛者宜溫中行滯六和正氣飲排氣飲大小和中溫胃主之

一陰寒時令雨水瘴氣及水土寒濕之邪犯胃因而作嘔作泄若寒滯未散或脹或痛宜溫中散寒六和湯吳萸湯大和中湯保和丸主之

一風寒外感或傷寒或瘧疾凡邪在少陽表邪未解而漸次入裏以致外為寒熱內為作嘔宜解表散寒以柴陳小柴胡九味柴胡主之若微嘔微吐邪在少陽大嘔大吐邪在陽明者宜二陳藿香正氣主之若胃虛兼寒者惟理中溫胃飲之類主之

一氣逆作嘔者多因鬱怒致動肝氣胃受肝邪所以作嘔然胃強

老者未必易動而易動多因胃虛故凡治此者必當兼顧胃氣宜六君子異功散之類若逆氣未散或多脹滿小和中半夏和中香砂六君子二陳主之

一瘧疾作嘔者以表邪內陷凡邪在少陽陽明太陰皆能作嘔但解去表邪嘔必自止若表非寒邪無以成瘧而作嘔

一痢疾作嘔者多因胃氣虛寒宜六君子理中六神養臟之類若裏非寒邪無以成痢而作嘔

一中毒而吐者當察其所中者何物中熱毒而吐者宜解以苦寒之劑中陰寒之毒而吐瀉不止者宜解以溫熱之劑若因吐瀉而脾胃致虛者非大加溫補不可

吐蛔症

一吐蛔有因胃火者。以內熱之甚。蛔無所容而出也。其症必煩熱、躁渴、飲冷、脉洪數有力。但清其火而蛔自靜。輕者宜清中湯加椒梅、甚者竹葉石膏湯加椒梅主之。

一吐蛔有因胃寒者。以內寒之甚。蛔不能存而出也。其症必悶飽吞酸。噯腐不思飲食、肢冷、脉沉遲或弦緊無力。但溫其胃。胃煖而蛔自安。宜仲景烏梅丸之類。吳萸椒梅湯、六和湯主之。

有因胃虛無食而吐蛔者。以倉廩空虛。蛔因求食而上出也。或因病後。總屬胃氣大虛。速宜溫中補胃。如理中、椒梅、溫胃飲之類主之。

椒君鷄子飲 新方殺蛔蟲之劑

川椒末 一錢 史君子肉 三十粒搗爛 鷄蛋 一枚

共和勻用豬脂煎熟加鹽少許空心用稀粥飲送服

心胃腹痛

凡病心胃腹痛者雖有上中下三焦之別須明寒食虫九種其中寒熱虛實細加詳察大都暴病痛者多實久痛者多虛多食滯寒滯氣滯風滯瘀滯痛因火因虫血積氣虛濕滯等症但喜按為虛拒按為實熱症多舒緩寒症多拘急得食稍可者為虛脹滿畏食者為實痛徐而緩時作時止綿綿延延莫得其處者多虛痛劇而堅一定不移者為實痛在腸胃中有物有滯者多實痛在腔脇經絡牽連腰背無脹無滯者多虛脉與症參虛實自辨氣滯宜疏風寒宜溫散食停宜消導實積宜攻下純虛宜補痛症多端辨須分明詳列於左

一上焦痛者痛在膈上此即胃脘痛也其症多風寒客滯食停內經曰在上者因而越之則吐之之法是也惟飲淡鹽湯用手探喉中探吐以吐盡宿食其風寒自散飲以濃薑湯或吳萸湯香砂平胃香蘇疏氣之類痛無不止時人不知以此爲心痛若病真心痛者必手足冷至節爪甲青旦發夕死夕發旦死不可治也宜詳察之

一胃脘痛症遇勞即發或食凉飲冷隨作痛連腰脇拘急牽引少陰冷氣上衝痞塞胸膈嘔吐痰涎酸水此由肝腎精血虧耗元陽虛弱火衰不能生土以致脾胃氣弱偶有所觸即發宜用歸茸飲以治其標痛止隨用參茸固本丸益氣丹之類以培其本免致屢

發以致四肢厥冷汗出遂成衰脫之症

一中焦痛者痛在中脘脾胃間病也其症多因虫痛或中焦氣虛營氣不運或痰飲或兼氣滞濕熱久積虛寒等症大抵虫痛口流清水唇時紅時白其症多寒宜椒梅湯蠟虫丸理中安蚘湯之類主之或酸醋煮蒜服若痰飲停滞胸膈作痛口吐稀涎胸膈膨悶漉漉有聲或酸心嘔惡宜二陳湯桔皮半夏和胃二陳平胃及滚痰潤下之類主之

若氣逆作痛但理其氣其痛自止疎氣飲加減主之食滞者兼乎消導寒滞者兼乎温中病無不愈若氣結不解神香散主之若火邪熱鬱者皆有心腹痛症火在上者則煩熱焦渴喜冷火在下者

服熱秘結淋濁發黄脉症等其宜有火邪方可治以寒涼宜大分清飲左金地芩連芍梔之類主之若久積作痛當辨其有形無形無形者痛在氣分凡氣病而爲脹爲痛者必時作時止而痛無常處氣聚則痛而見形氣散則平而無跡此無形之痛也但宜順氣氣順則痛自愈矣大抵氣分屬虛寒者居多宜香砂六君子異功散治中湯之類若果氣滯香蘇疎氣之類主之有形者痛在血分或爲食積血瘀脹痛痛有常所脹無休息痞塊成形乃可攻而去之詳載積聚類若食鬱既久胃脘有瘀血作痛者生韭飲主之

一寒滯之痛有因內寒者如食寒飲冷過嗜瓜菓之類有因外寒者或觸冒不時之寒邪或犯客令之寒氣或受暴風濕氣之陰毒

以致心腹撓痛或吐或瀉或上不能吐下不能瀉而為乾霍亂危劇等症總由寒氣犯藏在上急宜吐在中下焦俱宜散寒行滯以疏氣飲六和正氣保和丸木香順氣之類皆可擇用其有寒逆之甚四逆理中神香散吳茱萸湯可解三焦之滯

一中氣虛餒不能主持似饑非饑隱隱戚戚作痛時吞酸嘔惡者六君子異功散主之若思慮過度勞倦傷脾致損脾家真陰營血不能榮運乎中焦時悸煩而憂戚作痛饑勞更甚懸懸然如空虛之狀十全大補人參建中加歸耆之類主之

一氣血虛寒不能營養心脾者最多心腹痛症然必以憂勞積損及心思不遂者乃有此病或飲食不節酒色過度及調養失宜者

亦有此症。凡虛痛之候，每多連綿不止，而無急暴之勢，或按之揉之溫之熨之，痛必稍緩。其在心脾胸脇之間者，或為戚戚，或似嘈非嘈，饑勞更甚，得食稍可，懊憹無跡，莫可名狀，形色青黃，脈微氣弱，是皆虛寒之症。此非甘溫養血補胃和中不可，宜八味、大建中、吳萸建中湯、理陰、益氣、養營煎之類加減主之。若氣虛者必大加人參，陽衰者必佐以桂附之類。

一下焦痛者，病在小腹也。其症有寒熱虛實之不同，有因虛挾寒，有陽虛中寒，但察無形迹而喜按喜暖者，虛寒是也。治宜補虛逐寒，宜附子理陰煎主之。男子惟陽虛間有是痛，女子則因虛而痛者更多。蓋女子有月經帶濁之病，此間作痛，因時為常，以小腹為肝腎大小腸膀胱所居之處也。治宜理陰、五物、六物大劑主之。其陰寒腹痛者，因房室之後中寒而然，此陰寒症也，男婦皆有之。宜先用葱、薑搗爛炒熱，或熱磚之屬熨其臍腹，以解其寒極凝滯之氣，然後用四逆之類加減治之。其有痛極至危者，須速灸神闕、氣海、關元等穴。

一因暑熱致傷而作痛者，小腹絞痛急疼無休，其必煩熱焦渴喜冷，宜黃芩湯、甘草芍藥湯主之。若小便短少澀痛，宜甘草、白芍、車前之類，或大小分清飲主之，滋陰煎亦可。

一因積實作痛者，其症必繞臍疼痛，小腹間必痞滿堅實，結塊成形，宜下之。若兼煩熱焦躁，宜四順清涼飲、承氣之類主之。此熱積實症也。若畏寒厥冷。聲柔氣弱。此寒積實症也。宜赤金豆、遇仙化鐵丹之類、去之。隨進溫補之劑謹記。

益黃散　治脾土虛冷寒水反來侮土、而嘔吐不食腹疼厥冷

陳皮一兩　青皮　訶子肉煨　炙草各五錢　丁香二錢

共研細末每服四錢薑湯調服

木香順氣飲　治氣滯腹疼脇痛之症

蒼朮　厚朴　陳皮　炙草　青皮　香附

木香　檳榔　只殼　砂仁　生薑

木香調氣飲　治七情鬱結傷於脾胃胸膈痞滿氣逆脹痛症

木香　檀香　丁香　白蔻各二錢　藿香八錢

陳皮　炙草　砂仁各四錢　共爲末每服二錢薑湯服

法製陳皮　寬膈利膈消食化氣

小茴炒　炙草各三兩　青鹽一兩净炒　乾薑　烏梅肉　川椒各五錢

檀香末一錢半　净陳皮四兩剪細條　用水一碗和藥末煮透晒乾

不拘多少細嚼滾白湯下

手拈散　治心脾氣痛

草果　玄胡索　五靈脂　沒藥　酒調二三錢　一似手拈却

小和中湯新方　治心腹脹悶并婦人胎氣不和滯滿嘔吐之症

蘇葉三錢　香附三錢　陳皮三錢　吳萸二錢　當歸三錢

砂仁四錢　青皮三錢　川椒去目二錢

大和中湯新方　治食停胃脘冷氣刺痛脹滿氣逆嘔吐之症

烏藥　香附　良薑　吴萸　砂仁

只實　厚朴　青皮　山查　麥芽

藿香散　治胃脘胸脇氣逆脹滿疼痛嘔噦不止之症

白豆蔻去殼　丁香各等分　共爲末每服八分薑湯調服

温胃飲新方　治胃寒吞酸嘔惡不思飲食臍腹脹痛並泄瀉症

人參　白朮　炮薑　炙草　陳皮

丁香　當歸　吴萸　半夏　砂仁

脇痛

脇痛之病本屬肝胆二經其中有內傷外感之辨如寒邪在少陽經則病爲耳聾脇痛嘔惡然必有寒熱表症方是外感否則悉屬內傷凡食積痰飲無非由氣之滯但得氣行則何聚不散治此者當以疏肝養血舒氣爲主而後隨宜佐使以治之庶爲盡善

凡外感症邪在少陽寒熱往來脇痛不止者宜小柴胡九味柴胡柴胡益陰煎酌宜用之若外邪未解兼氣逆脇痛者宜柴胡疏肝湯主之若元氣本虛陰寒外閉邪不能解而脇痛畏寒者非大温中飲不可　若內傷肝胆氣逆不順而脇痛者宜疏氣飲主之若鬱結傷脾中脘不快痛連兩脇或多痰者宜小和中湯主之若暴

怒傷肝氣逆胸脇脹痛宜舒肝湯主之若怒逆傷肝因而動火脇痛脹滿煩熱動血者宜疎肝飲若氣滞胸脇痛而兼喘者宜疎氣飲小和中湯主之若痛而有形狀若伏虹者乃食積作痛大和中飲保和丸主之若從高跌墜血流脇下作痛者復元活血湯大成湯之類若肝脾血虛鬱怒傷肝寒熱脇痛逍遙散主之

凡憂思過度房慾傷精勞倦虛損肝腎虛弱之人多有胸脇間隱隱作痛此因肝腎精血不能化氣氣虛不能生血而然惟宜滋肝補腎生津養血如益氣養榮大營煎及阿膠建中十全大補七福逍遙歸脾貞元歸氣八味之類隨宜擇用

疎肝飲新方治怒氣傷肝胸脇脹痛氣逆火動煩熱燥渴症

柴胡　黄芩　青皮　陳皮　甘草

當歸　白芍　生地　丹皮　梔子

疏氣飲新方　治氣逆食滯胸脇脹痛之症

蘇葉　香附　陳皮　砂仁　吳萸

烏藥　山查　只殼　厚朴　青皮

舒肝湯新方　治暴怒傷肝氣逆脹滿之症

蘇藥　香附　陳皮　半夏　砂仁

當歸　白芍

腰痛

腰痛之症有五。一曰少陰腎衰，陽虛不足；二曰風寒濕痺；三曰勞役傷腎；四曰墜跌挫閃；五曰寢臥濕地。然其中有表裏、虛實、寒熱之異，知斯六者，庶乎盡矣。如漸積而至者為不足，暴而痛甚者多有餘；內傷稟賦者為不足，外感邪實者多有餘。治者當辨其所因。

一、腎虛之痛，悠悠戚戚，屢發不已。但察其既無表邪，又無濕熱，或以年衰，或以勞苦，或因酒色斲喪，或七情憂鬱所致者，悉屬眞陰虛症。虛症之候，形色必清白，或見黎黑，脉息必和緩細微，或行立不支，臥息少可，或疲倦無力，勞動益甚。凡此皆屬腎水眞陰虧損，精血衰少而然。其症若兼煩熱，宜大補元飲、歸腎丸、鹿茸枸杞丸、及大營煎、左歸丸、青娥丸之類。若怯寒畏冷，腰痛如冰，遇寒痛甚，喜煖惡冷，此屬元陽衰弱虛寒之症，宜右歸、八味、參茸丸之類主之。

一風寒在經。表邪腰痛，症必有寒熱，脈見緊數，其來必驟，其痛必拘急痠軟，痙連脊背，此當辨其陰陽，治從解散。凡陽症多熱者，宜柴胡飲、寸金丹之類主之；陰症多寒者，宜麻桂溫中飲、勝金丹之類主之。其有未盡，當於傷寒門辨治。

一濕滯在經而腰痛者，或冒雨水，或衣濕衣，或坐臥濕地，濕氣自外而入，總皆表症之屬。其症或遇陰雨而痛，或坐久而痛，宜活絡丹、甘草附子湯主之。若濕而兼虛者，宜參附滲濕湯、六物附子湯主之若濕滯腰痛小水不利者宜胃苓湯羌活五苓散或五苓散加蒼朮主之若風濕相兼一身盡痛者宜羌活勝濕湯主之若濕而兼熱者宜當歸拈痛湯蒼朮湯之類主之若濕而兼寒者宜濟生朮附湯五積散之類主之若濕熱聚於膀胱蓄結腰腎本無虛損而痛極難忍煩熱作渴引飲而小水不利膀胱脹急六脉洪滑宜用大分清飲倍加黃栢龍胆草若肝腎陰虛水虧火盛者宜六味加黃栢知母或六味加車前牛膝之類

一傷跌蹼而腰痛者病在筋骨血脉凝滯故也宜四物湯加桃仁紅花牛膝肉桂玄胡乳香沒藥之類主之若血逆之甚大便閉結不通者宜元戎四物湯主之或外以酒糟葱薑搗爛罨之其效尤

速

遺溺

遺溺之症。有自遺者。睡中遺失也。有不禁者。氣門不固。頻數不能禁也。又有氣脫於上下焦。不納而遺失不覺者。此虛極之候也。總之三者。皆屬虛症。但有輕重之辨耳。若夢中自遺者。惟幼稚多有之候。其氣壯而固。或少調理可愈。無足疑也。惟是水泉不止。膀胱不藏者。必氣虛而然。蓋氣為水母。水不能蓄。以氣不能固也。此失守之兆。大非所宜。甚至氣脫而遺。無所知覺。則尤其甚者也。此惟非風症及年衰氣弱之人。或大病之後多有之。仲景曰。下焦竭則遺溺失禁此之謂也。故治水者必須治氣，治腎者必須治肺。若肺氣無權，則腎水終不能攝，宜以參芪歸朮桂附乾薑之屬爲主，然後相機加以固澁之劑爲佐，庶得治水治本之道。若脾肺氣虛不能約束水道而病爲不禁者，此其咎在中上二焦，宜補中、歸脾、理中、溫胃或四味回陽飲之類，加固澁等劑主之。如不見效，當以腎爲主治。

一肝腎陽氣虧敗，以致膀胱不藏，水泉不止，此其咎在命門，宜右歸、大補元煎、六味回陽飲、固腎丸、四維散之類，加固濇爲佐，或八味地黃丸去澤瀉亦可。若睡中遺溺者，此係下元虛寒不固，宜右歸丸、參茸丸、固本丸、歸腎丸、大造回陽丹之類主之。

縮泉丸新方治命門火衰膀胱不藏水泉不止小便失禁之症

熟地 萸肉 兎絲各四兩 故紙鹽水浸炒四兩 川附子

北味 益智仁 青花桂去粗皮各二兩 以上共研末

懷山藥四兩 另研末打糊爲丸每服五錢淡塩湯吞服

其有小兒從幼不加檢束而縱肆常遺者此慣而無憚志意之病也當責其神非藥所及或因縱以致不固者亦當治之如前宜用猪羊溲脬炙脆煎湯送前藥更效若因恐懼輙遺者此心氣不足下連肝腎而然宜大補元煎歸脾湯五君子煎之類益氣養榮煎保元歸腎丸固腎丸青娥丸爲主皆可隨宜擇用

癃閉

小水不通是爲癃閉此最危急之症也水道不通則上侵脾胃而爲脹外侵肌肉而爲腫泛及中焦則爲嘔再及上焦則爲喘數日不通則奔迫難堪必致危殆故癃閉之症最當辨其虛實有因火邪結聚小腸膀胱者此水泉乾涸氣門熱閉不通也有因熱居肝腎者或以敗精槁血阻塞水道而不通也若此者本非無水之症不過壅閉而然病因有餘可清可利或用法以通之是皆癃閉之輕症也惟是氣虛之閉尤爲危候蓋膀胱爲藏水之府而水之入也由氣以化水滲入胞中故有氣斯有水水之出也由水以達氣利出膀胱故有水始有溺經曰氣化則能出矣蓋有化而入然後

有化而出無化而出必其無化而入是其出入皆由氣化此即本經氣化之義非單以出者言氣化也然則水中有氣氣即水也氣中有水水即氣也凡病氣虛而閉者必以眞陽下竭元海無根水火不交陰陽否隔所以氣自氣而氣不化水自水而水蓄不行氣不化水則水腑枯竭者有之水蓄不行則浸漬腐敗者有之氣既不能化而欲強爲通利果能行乎陰中無陽而再用苦寒之劑能無甚乎故治虛者必得其化甚爲不易今人一見此症但知利水或用田螺罨臍之法而不辨其所致之本無怪其多不治也

大分清飲新方　治陰虧水涸陽火有餘小便癃閉淋濁溺痛症

生地　白芍　車前　懷膝　黃栢

知母　膽草　梔子　黃芩　玄參

一火在下焦而膀胱熱閉不通者。必有火症火脉及溺管疼痛等症。宜大分清飲、導赤飲、益元、玉泉散之類以利之。若肝腎實火不清、或遺溺、或便血、但清去其火。水必自通。若素無內熱之氣者。是必陽虛無疑也。宜益火以化氣。如右歸、八味、腎氣等湯大劑煎服。庶可挽回。或疑桂附辛熱不敢輕用。豈知元陽虧甚。非此二者不足以眞達膀胱而使水因氣化也。若氣虛下陷、升降不利者。宜補中益氣湯主之。若素稟陽臟、內熱不堪溫補而小便閉絕者。此必眞陰敗絕。無陰則陽無以化。水虧症也。治宜補陰抑陽。以滋陰煎之類主之。或大劑六味地黃湯滋之亦可。若陽亢水不制火。宜知

栢地黃湯之類

一大小便俱不通者必先通其大便則小便自通八正散主之

一久服辛熱炙煿之屬過度以致熱積膀胱而陽亢水虧小便不通者宜解毒惟菉豆飲為神劑

一服分利既多而小水愈不通者此必下竭之症察其水虧者必須大補真陰火虛者必須峻補陽氣氣達水行其便自調切不可見其假實恣意疏通致令竭者愈竭鮮不危矣

一因泄瀉水歸大腸而小便不通者但當治其泄瀉泄瀉止而水自利也若因大汗或多汗氣從汗泄液因汗枯而小水不利者此當調治營衛表氣津液收固而小便自利也

一虛勞積損亡血傷精水隨液去五內枯燥而小便不利者但當調補眞陰氣血漸充而小水漸利也切不可再加分利

一懷妊之婦每有小便不通者此胎氣下陷溺道被壓而然多因氣虛不能舉胎所致宜八珍湯補中益氣湯之類主之若臨盆之際胎壓膀胱小便不通者宜以手托其胎小水自出

一汗出當風腠理疏泄風因汗濕邪襲膀胱經絡太陽營衛受制膀胱氣化不行小便不通以致中焦泛濫水溢皮膚腫脹喘促宜宜發表風濕疏通營衛氣行而水化腫消宜麻黃加朮湯主之

八正散　治濕熱下注小腹急痛小便不通淋痛尿血之症

車前　木通　瞿麥　扁蓄　甘草梢

滑石　梔子　大黃　加燈草同煎

便濁五淋

便濁之症有赤白精竅溺孔之分五淋之病有氣血膏勞砂石之辨症雖不同本源則一但濁出於暫久而不已則爲淋症其中有寒熱虛實之異按內經云中氣不足溲便爲之變即此類也凡有熱者當辨心腎而清之利之無熱者當求脾腎而固之舉之治濁之法無出此矣

一冒暑黏熱或啖食辛辣炙煿之物以致熱蓄膀胱溺赤澀痛當清其火宜六一大分清飲七正散之類主之若小水不利煩熱難

效者惟綠豆飲爲最妙若大便燥結者宜八正散主之

一酒色致傷真陰相火妄動移熱膀胱溺孔澁痛清濁並至宜六一滋陰丸或導赤散火府丹六味地黃清心蓮子飲之類

一勞倦過傷或大病久病之後以致脾氣下陷土不制濕而水道不清者宜歸脾補中益氣四君子益氣養榮煎之類主之

一命門虛弱陽氣不固精濁時見久不能愈者但當培補命門宜右歸丸八味地黃丸班龍丸固腎丸之類主之

凡治濁之法大都與治淋相同但熱者宜清滯者宜利下陷者宜升提虛者宜培補氣血滑者宜固虛寒者宜溫補命門相火盛者當壯水滋陰其與夢遺滑精之治舍此治法無外技矣

夢遺精滑

一夢遺滑精其病不同其本則一葢遺精之症病源在心心為君火腎為相火精之藏制在腎精之主宰在心心有所動腎必應之故精之蓄泄無非聽命於心凡年少多慾之人心有妄思外有妄遇以致君火搖於上相火熾於下水不能藏精隨以泄初不以為意漸積既久而精道滑隨觸皆遺欲遏不能矣斯時也精竭則陰虛以致為勞為損去死不遠可無畏乎故遺精之症總由心之動靜不能調護於未病之先及既病而求治尤當以持心戒妄為主

一精道滑而常夢遺者總由腎氣不固宜九龍丸二仙丹之類

二仙鑽精丸　治精竅滑泄日久遺漏不止之症

文蛤（煆淨炒）一兩　白茯（二兩）　共研末煉蜜爲丸每服三錢空心淡鹽湯吞服

一君火不清神搖於上則精遺於下宜滋陰煎之類清去心火大王補心三陰煎之類收養心氣後用思仙九龍丸之類固之

一相火易動肝腎多熱易於疏泄者宜疏肝清熱或壯水以滋肝隨用固精丸猪肚丸之類主之

一凡思慮勞倦每觸即遺者但當培補心脾惟歸脾湯七福飲人參養榮湯之類主之或人參湯吞九龍丸或思仙丹亦妙

一先天素禀不足元陽不固每多遺滑者當以命門元氣爲主如固精右歸斑龍八味等丸保元歸腎丸之類隨宜酌用

秘結

大便秘結之症當辨虛實蓋實結者邪有餘屬陽明胃府宜攻宜瀉者也虛結者正不足屬少陰腎家宜補宜滋者也雖實結由乎陽明須察寒熱之異虛結悉出少陰宜明陰陽之分蓋腎主二便而司開闔大小便頻數不禁者腎失閉藏之道也秘結不通者腎乖陰陽之和也若腎家陽氣虛者則不能傳送宜補而潤寒凝者宜溫而潤腎家眞陰虛者則枯槁澀滯宜滋而潤秘結要法無出乎此

一實結症因邪火有餘以致津液乾燥或飲食之火起於胃時令之火蘊於脾凡暴病年壯氣實之人方有此症及傷寒雜症等病

必有火症火脉内外相符方是熱結治此者當察微甚若邪結燥堅實甚者非攻不可宜諸承氣湯之類主之邪結微者宜清涼飲子元戎四物黃龍湯主之若火盛不解者宜涼膈六一順氣湯之類若火盛水虧陽亢而燥者宜補陰丸知柏地黃湯之類若實結由陰寒食積痞塊併結者必有痞滿堅實可據脉沉實而有力者宜保安丸化鐵丹遇仙丹攻積丸之類主之若元氣已虛既不可瀉而下焦脹閉急者又迫不宜緩用當歸潤腸湯黃龍湯主之無有不達

一虛結症但察其無火症火脉其人喜熱惡冷便爲虛秘其症有二一以陽虛一以陰虛蓋下焦陽虛則氣運不行傳送失常陰凝

於下此陽虛而陰結也治宜益火則陰凝自化如附子理陰煎歸氣飲右歸大補元煎大營煎之類主之若下焦陰虛則津液不榮精血乾燥腸臟枯槁此陰虛而陽結也而治養血則腸枯自潤如四物左歸當歸潤腸湯貞元飲之類主之凡此二者欲其速行宜於前方中加肉蓯蓉三五錢以酒洗去鹹味同煎服其效尤速益此等症候其來有漸但初覺時便當加意調理自無不愈若待氣血俱敗則最難爲力坐困受危勢所不免

一大便本無結燥但連日或旬日欲解不解或解止些須而不能通暢及其既解則仍無乾硬此非火症此由七情勞倦色慾過度以致陽氣內虧不能化行傳送亦虛秘之屬也當詳察脾腎辨而

治之病在脾者治宜五君子理中溫胃歸脾補中益氣之類主之病在腎者治宜八味右歸理陰大補元煎之類主之

一老人便結大都皆屬血燥蓋人年四十陰氣自半則陰虛之漸也愈老愈衰精血日耗故多有乾結之症治此之法無他惟虛者補之燥者潤之而已然亦當辨其虛實微甚及有火無火因其人而調理之自無不可

一元氣薄弱之人凡患傷寒雜症氣虛不足等病以致大便不行者但察其胸腹下焦若絕無脹實痞塞急墜欲解等患此本無實邪即十日二十日不解亦自無妨切不可因其不便強爲疏導蓋胃口未開飲食未進則全賴中氣以爲捍禦但俟邪氣漸退胃氣

漸和則自然通達無足慮也若腸臟本無滯碍而強爲通利以泄胃氣遂至主不勝客者有之邪因而陷者亦有之此害不小人之不察識者慎之

一秘結症凡屬老人虛人陽臟人及產後病後多汗後或小水過多或亡血失血大吐大瀉之後多有病爲燥結者非氣血之虧即津液之耗凡此之類皆須詳察虛實不可輕用攻伐之劑若暫求通快而重虛其虛以致根本益竭結必更甚無可藥矣况虛弱之輩幸得關門堅固最爲壽徵雖有澀滯亦須緩治但以養陰等劑漸加調理無有不潤切不可急求速效自取敗亡也

凡虛結之症雖有氣血之分然血虛者亦必氣有不行氣虛者豈

曰血本無恙大都虛而兼熱者當責其血分虛而兼寒者當責其氣分此要法也

痿症

痿躄之症乃肌肉痿弱筋骨無力不能運動故致痿躄其症多因足三陰虛損肝脾腎元氣不足以致肉臟精血虧耗故經曰治痿獨取陽明蓋陽明爲多氣多血之海所以調和五臟灑陳六府滲灌谿谷榮養衝任皆此氣血之用故陽明盛則宗筋潤而機關利陽明虛則諸脈涸而筋骨痿凡大病年衰及婦人産後金瘡失血過多之候多成此疾蓋以脾氣虛則無力以運動腎元弱則精虛

不能灌溉肝筋慘則血虛不能榮養故筋痿者滋其肝肉痿者益其脾骨痿者生其精使非大加峻補何以成功凡治脾虛氣弱宜四君六君子湯之類主之若肝虛血弱宜左歸六味三陰養榮之類若腎虛精衰宜右歸八味鹿茸固本爲最善治此者成功最緩切不可因緩而怠治

陽痿

陽痿不起之症多由命門火衰精氣虛冷或七情勞倦損傷眞陽或思慮焦勞憂鬱太過多致陽痿蓋陰陽總宗筋之會會於氣街而陽明爲之長宗筋爲精血之孔道而精血實宗筋之化源若憂思太過抑損心脾則病及陽明衝脈而水穀氣血之海必有所虧

氣血虧陽道斯不振矣經曰二陽之病發心脾有不得隱曲及女子不月者即此之謂若驚恐不釋者亦致陽痿經曰恐傷腎故凡大驚卒恐能令人遺失小便此即傷腎之驗也病此者宜右歸八味參茸丸固腎丸之類主之若火不甚衰止因血氣薄弱者宜左歸斑龍丸鹿茸丸之類主之若因思慮驚恐脾腎虧損以致陽痿者必須培養心脾使胃氣漸充則衝任始振而元可復也宜七福飲歸脾湯之類主之然必大釋懷抱以舒神氣庶能奏效否則徒資藥力無益也其有憂思恐懼太過者每多損抑陽氣若不益火終無生意宜八味桂附枸杞之屬

疝氣

疝氣之病，凡小腹睾丸爲腫爲痛，止作無時者，皆是也。其症不一，有寒有熱，或受寒濕，或犯生冷，以致邪聚陰分；或陽臟之人，火因邪聚而濕熱相資者有之；或以色慾，或以勞損，或以鬱怒，或酒濕之後不知戒慎，致受寒邪，以陰觸陰，流結於衝任血氣之海，而下歸陰分，遂成諸疝。故其爲病，有遇寒而發者，有鬱久成熱遇熱而發者，有鬱則氣逆遇鬱怒而發者，有濕因寒滯遇濕而發者，有疲極則傷筋遇勞苦而發者，有虛邪在少陰厥陰遇色慾而發者，有飲食之濕在陽明太陰遇酒酪而發者。至其久也，則正氣陷而不舉，邪氣留而不去，而爲㿗爲木，難於愈矣。治此者，必先治氣，當辨所因辨而治之病名疝氣非無謂也蓋寒有寒氣熱有熱氣濕有濕氣逆有逆氣氣在陽分則有氣中之氣氣在陰分則有血中之氣凡氣實者必須破氣氣虛者必須補氣故治疝初受之邪必當以温經散寒行氣除濕爲主

一疝暴痛或痛甚者必由氣逆宜先用荔香散若氣實多滯者宜川楝散或天台烏藥散非有實邪而寒勝者宜暖肝煎主之

一寒疝最能作痛多因觸冒寒邪或犯生冷所致凡喜暖畏寒脉弦細鼻尖手足多冷大小便無熱之類皆是也寒微者宜荔香散煖肝煎暖氣丸神應散丁香楝實丸之類主之寒甚者百一選方十補丸胡蘆巴丸沉香桂附丸之類五積散加鹽炒吳茱小茴各

一錢薑五片葱五寸同煎空心熱服治氣痛不可忍

一熱疝大能作痛凡火邪聚於陰分而爲痛者必有熱症熱脉或大便秘結或小水熱閉不通或爲脹滿煩熱喜冷者是也宜大分淸飲茵陳飲加茴香川楝子之類或加味通心飲葵子湯之類主之若肝經濕熱火旺莖中作痛筋急縮或痛或痒或腫或挺縱不收白物如精隨溺而下此筋疝也龍膽瀉肝湯主之

一濕疝多爲重墜脹滿宜分寒熱施治其有不痛而久墜不愈者是卽癩疝之屬單宜治濕理氣以加味五苓散守效丸或蒼朮丸茴香丸之類主之非斷房事厚味不能取效

疝病遇酒而發者多因濕熱宜大分淸飲加小茴川楝之屬持

濕兼寒者宜加味五苓散主之或葛花解酲湯加減用之

一血結小腹間者是爲血疝小腹鞕而有形大便秘結而黑爲血積血疝之屬宜桃仁膏或桃仁煎玉燭散之類下之

一疝遇色慾而發者爲陰虛之屬若兼相火動者宜六味加黃栢知母山梔小茴川楝之類主之若陰虛無火兼寒痛精虛者宜理陰煎或八味加小茴枸杞之類或暖肝煎主之

一疝久者必多虛症或以元氣本虛而偶患者或不耐勞苦而微勞即發者是皆虛症之屬凡治虛疝當察其虛在陰分或在陽分陰虛者輕則暖肝煎八味地黃湯甚則理陰煎益氣養榮煎之類酌而用之若陽虛者宜溫胃飲歸脾湯補中益氣之類若陽虛至

甚者必加附桂椒薑或六味回陽飲之類主之若虛中挾滯者宜以前法爲主加以疏導之藥如川楝小茴只實山查梔子之屬酌宜用之如或爲邪熱所閉或以少年暴疾或腫硬赤痛之極者加導水丸三花神祐丸禹功散之類皆所當用蓋邪盛而急勢不可當非行氣利水等劑所能及則不得不攻

荔枝散　治疝氣陰核腫大痛不可忍

大茴炒　沉香　木香　青鹽　食鹽各一錢　川楝肉　小茴各二錢

荔枝核十四枚用新者燒微焦　共研細末每服三錢空心熱酒調服

守效丸　治㿗疝不痛者之要藥

蒼朮　南星　白芷　川芎　山查　半夏

只實　青皮　桔核　荔枝核各等分焙末　薑汁糊丸

每服三錢淡鹽湯有寒加吳茰熱加梔子

荔香散　治疝氣痛在氣分者并治小腹氣痛等症

荔枝核炮微焦　大茴香炒　各等分為末每服三錢好酒調服

如寒甚者加炒吳茱萸減半用之

凡心腹胃脘久痛屢觸屢發者惟婦人多有之用　荔核一錢

木香八分　共為末每服一錢清湯調服數服除根

煖肝煎　治肝腎陰寒小腹疼痛疝氣等症

當歸二錢　枸杞三錢　茯苓二錢　小茴二錢　烏藥二錢

肉桂一錢　吳茰一錢　木香末一錢　寒甚者加炮薑附子

川楝散　治諸疝小腸氣

木香　小茴鹽炒各一兩　川楝子一兩用巴豆十五粒打破同炒黃去巴豆不用

共爲末空心酒下二錢

天台烏藥散　治小腸疝氣牽引臍腹疼痛

烏藥　木香　小茴炒　良薑　青皮各五錢　檳榔二個　川楝子十個

巴豆七十粒　右將巴豆微打破同川楝加麩炒黑去麩及巴豆

不用其餘共爲細末每服一錢薑酒下

沉香桂附丸　治中氣虛冷下元陽衰寒疝冷積心腹急痛症

附子　川烏　沉香　肉桂　乾薑　良薑　小茴

吳茱萸各一兩　共爲末醋煮麪糊丸每服三錢空心米飲下

十補丸　治小腸寒疝

附子　胡蘆巴　木香　川楝肉　玄胡索　蓽澄茄

巴戟　破故紙炒　小茴　肉桂各一兩　共為末酒煮糯米粉糊

丸硃砂為末每服三錢空心酒下

神應散　治寒疝諸疝心腹痛不可忍散氣開鬱

胡椒　玄胡索　小茴　各等分為末每服二錢酒調下

腎氣丸　治諸疝痛

小茴炒　故紙炒　吳萸各五錢　木香三錢半　胡蘆巴七錢半

共為末蘿蔔汁糊丸每服三錢淡鹽湯下

胡蘆巴丸　治小腸氣偏墜疝氣蟠腸絞疼痛不可忍嘔吐症

胡蘆巴炒一斤 巴戟炒 川烏炮去皮各六兩 川楝子炒十八兩 小茴二十兩
吳萸湯泡炒十兩 共為末酒糊丸每服三錢空心溫酒下

丁香楝實丸 治寒疝氣血留滯

當歸 附子 小茴 川楝肉各一兩 共用酒煮焙乾為末每
藥末一兩入 沒藥 丁香 木香各五分 全蝎十三個
玄胡索五錢 俱為末拌勻酒糊丸每服三錢空心溫酒下

二仙丸新方 治諸疝疼上攻心腹嘔吐并腸胃積滯下痢痞滿纏
臍硬痛等症

生大黃半斤研末 吳萸四兩 用水熬三次取汁煮大黃末乾濕得
宜為丸每服一錢滾水吞服

脫肛

大腸與肺爲表裏。肺熱則大腸燥結。肺虛則大腸滑脫。此其要也。故有因久瀉久痢脾腎氣陷而脫者。有因中氣虛寒不能收攝而脫者。有因勞役吐瀉傷肝脾而脫者。有因酒濕傷脾色慾傷腎而脫者。有因腎氣本虛關門不固而脫者。有因過用寒涼降多亡陽而脫者。有因濕熱下墜而脫者。然熱者必有熱症。如無熱症。便是虛症。且氣虛即陽虛。非用溫補多不能效。凡小兒元氣不實者常有此症。故陳自明曰。大腸虛寒。其氣下陷。則肛門翻出。或因產努力。其肛亦然。是誠確見之論。按內經云。下者舉之。徐之才曰。濇可去脫。皆治脫肛之要法也。故古人之治此者。多用參芪歸朮甘草以補之。川芎升麻之類以升之。兼用五味烏梅之類以固之濇之。仍外用熏洗收澁之藥。無有不愈。凡中氣微虛而脫者。宜四君子湯、或五味異功散。若中寒吐瀉而脫者。五君子煎、或溫胃飲。瀉痢不止而滑脫者。胃關飲。小靈丹、六神養臟飲之類。脾虛下陷而脫者。補中益氣湯、或升元飲。陰虛肝腎不足而下陷者。柴芍地黃湯、人參養榮湯之類。陰中陽虛而脫者。八味地黃湯、益氣養榮煎之類。若虛中挾火、或熱赤腫痛。宜用補中益氣湯加芩連槐花之類治之、然必真有火症火脉。方可酌用寒涼。若非實火則大忌苦寒。以防其沉降敗脾也。若婦人產後用力太過。肛門脫出者。宜六物煎加升麻。或用升元飲。黃耆補血湯加人參。仍須用溫熱湯洗而收之。若濕熱下墜、疼痛脫肛甚者、宜滋陰煎、大分清飲。微者、保陰湯。若脫肛血氣虛而兼濕熱勝者、宜補中益氣湯倍白朮、加黃芩、地榆、槐花。血熱者、四物加條芩、槐花。血虛者、四物加白朮、芩、或三陰煎、大營煎之類。兼痔而痛者、四物加槐花、芩、連、升麻之類。腎虛者、八味丸、右歸丸之類。凡臨症施治、貴宜審病分因、神而明之、存乎一心。

黃疸

黃疸之症、雖分五種、然其要不外四者而已。曰陽黃、曰陰黃、曰表邪發黃、曰疸黃。知此四者、則黃疸之症無餘義矣。

一陽黃症因濕熱生黃也其症必有身熱煩渴或躁擾不寧或消穀善饑或小水熱痛赤澀或大便秘結其脉必洪滑有力此症不拘表裏或風濕外感或酒食內傷皆能致之但察其元氣尚强脾胃無損濕熱果盛者直宜清火邪利小便濕熱去而黃自退輕者茵陳飲大分清飲熱甚閉結小便不利腹滿者宜茵陳蒿湯梔子大黃湯之類主之

一陰黃症則全非濕熱總由氣血衰敗蓋氣不生血所以血敗血不華色所以色敗凡病黃疸而絕無陽症陽脉者便是陰黃此以七情傷臟或勞倦傷形致中氣大傷脾不化血故脾土之色自見於外其爲病也必喜靜而惡動喜暗而畏明神思困倦言語輕微

或怔忡眩暈畏寒少食四肢無力或大便不實小水如膏及脈息無力等症悉皆陽虛之候使非速救元氣大補脾腎則終無復元之理如四君子五君子茵陳理中壽脾溫胃之類皆脾家之要藥也八味右歸五福理陰六味回陽等飲皆陰中之陽虛者所宜也若兼寒濕者則以五苓四苓茵陳五苓平胃之屬加減用之亦可

一表邪發黃卽傷寒症也凡傷寒汗不能透而風濕在表者有黃症然必發熱身痛脈浮少汗宜從汗散黃者桂枝湯主之或茵陳桂枝湯亦可或表邪不解自表傳裏而濕鬱於陽明者必煩熱脈來浮滑多汗治宜雙解或從分消清利以柴苓湯柴苓煎或茵陳五苓散之類主之若陽明實邪內鬱外無表邪內有痞結脹滿實

閉等症宜先下之然後清其餘熱自無不愈宜茵陳蒿湯或茵陳將軍湯主之

一膽黃症凡大驚卒恐致傷肝膽之氣及鬬毆過當怒氣傷肝者皆有黃症其病則驟若禍患之慮恐怖不已而病黃者其來則徐其症則無火無濕其人則昏沉困倦其色則正黃如染凡此數症皆因膽傷液泄膽既受傷則臟氣損敗可知使非修緝培補必至決裂故凡遇此等症候務宜大用甘溫速救元氣如三陰七福歸脾八珍之類主之以補其傷氣收散失之元陽固虛脫之根本定失守之神魂切不可再加尅伐分利以致危敗

中医经典古籍集成（影印本）

医学纂要（下）

清·刘渊 编撰
李剑 张晓红 选编

SPM 南方出版传媒
广东科技出版社
·广州·

图书在版编目（CIP）数据

医学纂要：全2册 / （清）刘渊编撰．—影印本．—广州：广东科技出版社，2018.4
（中医经典古籍集成）
ISBN 978-7-5359-6887-6

Ⅰ．①医…　Ⅱ．①刘…　Ⅲ．①中国医药学—中国—清代　Ⅳ．①R2-52

中国版本图书馆CIP数据核字（2018）第045220号

医学纂要（下）

YIXUE ZUANYAO（XIA）

责任编辑：曾永琳
封面设计：林少娟
责任校对：谭　曦
责任印制：彭海波
出版发行：广东科技出版社
（广州市环市东路水荫路11号　邮政编码：510075）
http：//www.gdstp.com.cn
E-mail：gdkjyxb@gdstp.com.cn（营销）
E-mail：gdkjzbb@gdstp.com.cn（编务室）
经　　销：广东新华发行集团股份有限公司
印　　刷：广州一龙印刷有限公司
（广州市增城区荔新九路43号1幢自编101房　邮政编码：511340）
规　　格：889mm×1 194mm　1/32　印张14.875　字数300千
版　　次：2018年4月第1版
2018年4月第1次印刷
定　　价：239.00元（上、下）

清·刘渊　编撰

医学纂要

（利集、贞集、末集）

据广东省立中山图书馆馆藏清乾隆四年（一七三九年）翰宝楼刻本影印

醫學纂要靈機條辨

利集目錄

婦科目錄

鬱怒所傷宜舒肝醒脾胃

憂鬱所傷宜補土生金

生產過多宜大補氣血

經先期而至不可概作熱論

經後期而至有枯燥之辨

經期腹痛有虛實之分

經色瘀塊皆由陽衰失氣

經閉不可妄用破耗通經藥

經期有異常總屬真氣衰弱

妊娠惡阻

醫學纂要靈機條辯 利集

嶺南惠陽劉 淵聖泉氏編輯 男文光德華 煊彩章 燿儀昭 仝訂

弟劉兆熊兆舉氏較正

壻任其信有恆氏參訂 門人莫聖祐帝寵氏參閱

血證經義

決氣篇帝曰何謂血岐伯曰中焦受氣取汁變化而赤是謂血。血脫者色白夭然不澤。

痿論曰心主身之血脉

五臟生成篇曰諸血者皆屬於心。人卧血歸於肝、肝受血而能視、足受血而能步、掌受血而能握、指受血而能攝、卧出而風吹之、血凝於膚者爲痺、凝於脉者爲濇、凝於足者爲厥、此三者、血行而不得反其空、故爲痺厥也。

調經論曰肝藏血 血氣者喜温而惡寒、寒則濇不能流、温則消而去之。 平人絶穀篇曰血脉和則精神乃居。

百病始生篇曰卒然多食飲則腸滿、起居不節、用力過度則絡脉傷、陽絡傷則血外溢、血外溢則衄血、陰絡傷則血内溢、血内溢則便血 厥論曰陽明厥逆、喘欬身熱、善驚、衄嘔血

舉痛篇曰怒則氣逆、甚則嘔血及飧泄、故氣上矣。

氣厥論曰脾移熱於肝則爲驚衄。胞移熱於膀胱則癃溺血。

平人氣象論曰臂多青脈曰脫血。安臥脈盛謂之脫血。

經脈篇曰腎足少陰也。是動則病饑不欲食欬唾則有血喝喝而喘。

宣明五氣篇曰鹹走血血病無多食鹹。久視傷血。

九鍼論曰苦走血。病在血。無食苦。

五味論曰鹹走血。多食之令人渴。

脈解篇曰少陰所謂欬則有血者陽脈傷也。陽氣未盛於上而脈滿滿則欬故血見於鼻也。

脈理

脈要精微論曰肺脈搏堅而長當病唾血。肝脈若搏因血在脇下。

令人喘逆。腎脉耎而散者、當病少血。

邪氣臟腑病形篇曰、心脉微濇為血溢。肺脉微急為肺寒熱怠惰欬唾血。肺脉微滑為上下出血、濇甚為嘔血。肝脉大甚為內癰、善嘔衄。脾脉微濇為內㿉、多下膿血。腎脉微濇為不月。脉經篇曰、脉得諸澁濡弱為亡血。脉來輕輕在肌肉、尺中自浮、目睛暈黃、衄必未止。太陽脉大而浮、必衄吐血。脉芤為失血、濇為少血。病人面無血色、無寒熱、脉沉弦必衄也。脉浮弱手按之絕者下血。尺脉滑而疾為血虛、脉弦而緊、脇痛、臟傷、有瘀血。

內經曰、脫血而脉實者難治。脉至而搏、血衄身熱者死。

病若吐血復衂血脉當沉細反浮大而牢者死

嘔血胸滿引痛脉小而疾者逆也

脉經曰吐血衂血脉滑弱小者生實大者死　汗出若衂其脉滑小者生大躁者死　吐血而欬上氣其脉數有熱不得卧者死

脉訣云鼻衂吐血沉細宜忽然浮大即傾危

東垣曰諸見血身熱脉大者難治是邪氣勝也身涼脉靜者易治是正氣復也

病因

夫人有此形惟賴此氣血以生血衰則形萎血敗則形壞倘至血脫則形何以立氣何所歸亡陰亡陽其危一也葢血化於氣而成

於陰。陽虛則不能生血。所以血宜溫不宜寒。寒則濇滯。陽亢則最能傷陰。所以血宜靜不宜動。動則爲病。陰虧則血不易生。所以血宜補不宜損。損則爲災。然而動者多由於火。火盛則逼血妄行。損者多由於氣。氣傷則血無以存。故有以七情而動火者。有以七情而傷氣者。有以勞倦色慾而動火者。有以勞倦色慾而傷陰者。或外邪不解而熱鬱於經。或寒氣凝滯不行。咳嗽帶痰而出。或縱飲不節而火動於胃。有中氣虛寒不能收攝而注陷于下。或脾氣衰弱不能統歸於肝而湧出於上。或陰盛格陽。火不歸源而泛溢沸騰。是皆動血之因也。故妄行於上則見於七竅。流注於下則出乎二陰。或壅瘀於經絡則發爲癰疽膿血。或鬱結於腸臟則留爲血塊癥瘕。或乘風熱。則爲斑疹。或滯陰寒。則爲痛痺。此皆血病之證也。若七情勞倦。不知節。潛消暗爍。不知養生。意本虧而耗傷弗覺。則爲營氣之羸。爲形體之敝。此眞陰不足。亦無非血病也。故凡治血者。當察其表裏寒熱虛實。

一失血有咽喉之異。咽爲胃之上竅。由於咽者。必出於胃。喉爲肺之上竅。由於喉者。必出於肺。然喉連於肺。而實總五臟之清氣。咽連於胃。而實總六府之濁道。但嘔血出於胃。欬血出於喉。咯唾血者。出於腎。血如紅縷。在痰唾中。咳咯而出也。涎血出於脾。涎唾中有少血。散漫而出。但衄血出於肺。從鼻中出也。論雖如此。然肺不特衄血。亦能咳血唾血。胃不特嘔血。肝亦嘔血。蓋肺主氣。肝藏血

肝血不藏亂氣自兩脇中逆而出之總是腎水隨相火泛上之血也故凡血枯經閉者當求生化之源嘔血吐血者當求動血之因

一治吐血宜行血不宜止血行則血循經絡止則血凝臟府發爲發熱惡食病日痼矣宜降氣不宜降火益氣有餘即是火氣降即火降火降則氣不上升血隨氣行無溢出上竅之患矣降火必用寒涼之劑反傷胃氣胃氣傷則脾不能統血血愈不能歸經矣宜補肝不宜伐肝經曰五臟者藏精氣而不瀉也肝爲將軍之官主藏血吐血者肝失其職也肝養則肝氣平而血有所歸伐之則肝虛不能藏血血愈不止矣

表邪宜疏

一風邪外蔽陽氣內鬱不得越逼血妄行問其人必發熱惡寒而其脈必浮數　飲主之無汗脉浮緊大青龍湯主之若天氣寒凛衣葢單薄寒閉皮毛凝滯經絡而不行血溢於上但惡寒而不發熱麻黃湯主之葢奪血者無汗奪汗者無血微表其汗宣暢氣血經絡流通其血自止

蓄妄宜下

血溢血泄諸蓄妄症血既妄行迷失故道不循經絡蓄積腸胃飽悶胸脹凝滯臟腑必先下之葢失血蓄瘀宜破當施之於蓄妄之初亡血虛家不可下應戒之於亡失之後下用桃仁承氣湯主之

鬱氣宜散

世人因鬱而致血病者多凡鬱皆肝病也木中有火鬱甚則火不得舒血不能藏而妄行木鬱則達之火鬱則發之法當以舒散爲主逍遙散主之隨症加入血止後須用六味以滋其陰

憂損宜補

凡憂思過度損傷心脾以致吐血咯血其病多非火症或見氣短氣怯形色憔悴食飲無味神魂驚困坐臥不安是皆中氣虧損不能收攝還宜救本不得治標五福飲歸脾湯補中益氣煎之類主之

補中益氣煎新方　治中氣虛弱神昏氣怯飲食無味寬惰嗜臥症

人參三錢　黃耆五錢　炙草一錢　白朮五錢　當歸三錢

陳皮三錢　生薑三片　大棗二枚

勞倦宜滋陰

凡吐血咯血有因勞倦而神怠脉靜或微弦無力既非火症又非氣逆而血有妄行者此眞陰內損絡脉受傷而然惟用醇靜之品以滋陰培養脉絡使營氣衞固而血自安矣宜七寶飲三陰煎左歸飲六味地黃歸脾建中湯之類主之

血脫宜固氣

天地之理陽統乎陰血隨乎氣故治血必先理氣氣有生血之功血無益氣之理凡大吐血脫必先益氣蓋有形之血不能速生幾微之氣所宜急固無形自能生有形也獨參湯主之

陰虛宜壯水

一吐血咯血凡兼口渴咽痛躁煩喜冷脉滑便實小水赤熱等症此水不濟火陰虛陽勝而然治當壯水以制陽光三陰煎滋陰煎左歸飲六味地黃湯之類主之

陽泛宜引火

一虛陽泛上陰盛格陽以致失血之症者蓋陽根於陰多因房色勞傷過度縱慾陰精耗散真氣以致孤陽失守手陰分則無根虛陽飛越浮泛於上多見上熱下寒或頭紅面赤或喘促煩躁而大吐大衄失血不止但其六脉細微四肢厥逆小水清利速宜陰中納陽歸腎水中引火歸原歸氣飲歸源飲都氣飲八味地黃湯之

類大劑濃煎冷飲。陰納陽歸。則火自降。而血自止矣。若用
純則死。

九味都氣散 新方 治鬱怒憂思。耗損肝腎。眞陰以致孤陽無依。純
越泛上。氣不攝血。血無所歸。附湧溢喘嗽咳血之症。此方甘純
之品。陰中引陽。納氣歸源之妙用

大熟地一兩 當歸二錢 枸杞三錢 阿膠三錢 萸肉三錢

懷牛膝二錢 川附二錢 赤桂二錢 北味二錢

淨水煎空心溫涼服

十全都氣丸 新方 治同前症

大熟地八兩 萸肉四兩 枸杞四兩 杜仲四兩 當歸四兩

懷牛膝三兩 阿膠四兩 川附二兩 花桂二兩 北味二兩

煉蜜爲丸 每日清早空心晚間臨臥時俱用白糖滚水吞送

各五錢

火盛宜清

一火盛逼血妄行者。或上或下。必有火症火脉可據。乃可以清火爲先。火清而血自安。宜三黄石膏湯主之。或閉結不通。桃仁承氣湯。火微者。犀角地黄湯。胃火盛。白虎湯。玄參白虎湯之類

凡屬火症皆宜童便

虛寒宜温

一氣虛挾寒。陰陽不相爲守。陽虛不攝。營氣失主。血亦錯行。所謂

陽虛陰必脫也外必有虛寒之症厥逆畏寒怯冷六味固陽之或食生冷瓜菓血得寒而凝滯不循經絡而湧溢於上血紫凝身必清凉脉必微遲急宜溫中附子理中湯主之溫理中焦分利陰陽其血自止若用寒凉必致血脫陽亡多不可救

暑氣宜解

一暑氣傷人多令人吐衄失血蓋暑氣通心暑毒刑肺熱傷元氣其人必脈虛氣怯體倦息微若但知為熱而過用寒凉則氣愈傷病斯甚矣惟生脈散以解暑益氣加生黃芪更為妙甚若兼熱渴煩悶宜人參白虎湯或竹葉石膏湯之類

肝氣宜平

一怒氣傷肝肝火動則逼血上溢肝氣動則氣逆血奔所以皆能嘔血凡肝火盛者必有煩熱脉症宜清其火而血自止若肝氣逆者必有氣逆喘滿胸脇脹痛等症當以順氣爲先氣順而血自寧其有病雖因怒而逆氣已散者不得再加行散以傷真氣肝火已平勿得過用寒苦再損元陽凡肝氣爲邪毋多侮土常致脾胃受傷及營血失守等症若察其無脹無火脉虛神困而血妄行者此其病傷在脾治當專理中氣歸脾湯歸脾飲五福飲之類主之或兼火不生土則理中湯理陰煎之屬皆不可少勿謂始因怒氣而專意伐肝也

酒病傷宜分陰陽

一飲酒過多而吐血者宜分陰陽蓋酒毒傷肝之陰血酒濕傷之陽氣肝傷則血不循經絡而妄行以致沸騰於上當用純甘至靜之品培養陰血則營氣日將寧謐不待治血而自安矣其病必有虛熱煩燥可據兩儀膏補元飲貞元三陰大營煎之類主之若酒濕傷脾其人必面黄肌浮體倦怯寒以脾虛不能統血歸肝溯溢於上或往陷於下法當温理脾氣不宜妄用寒凉以伐生氣理中湯加當歸主之已上諸症所因不同治法亦異體認既確又何患血病之不易治哉

咳血嗽血咯血唾血宜補陰

凡咳血嗽血出於肺咯血唾血出於腎脾蓋咳血者少痰其出難

嗽血者多痰其出易咳而少痰者水竭於下液涸於上也此名乾咳嗽而多痰者水泛於上血化爲痰也謂之白血且血本精類而腎主五液故凡病血者雖有五臟之辨無不由於水虧水虧則火盛火盛則刑金金病則肺燥肺燥則絡傷而血溢血溢則液涸而成痰此其病標固在肺而病本則在腎也總宜以滋陰壯水爲主若乾咳者加滋潤爲佐多痰者加清降爲先凡咳血多屬陰虛生火等症以眞陰受傷水虧而然此其所重在陰不當在火兩儀膏五味子湯保肺飲柔脾湯左歸飲之類主之若治火太過誤用寒涼病及脾肺寒在上焦爲嘔惡爲短氣寒在中焦爲膨脹爲痰涎爲飲食不運寒及下焦爲溏泄爲腹痛爲小水不化爲足寒膝冷

等症則理中理陰八味右歸在所不禁當隨症擇用勿謂見血之症多是肺受熱邪而執用滋陰降火則必當爲人害矣若果因火症亦宜微清

衄血宜審因

一衄血之因外感者多在足太陽經觀仲景曰傷寒脉浮緊不發汗因致衄者麻黃湯主之又曰傷寒不大便其小便清者知不在在裏仍在表也須當發汗若頭痛者必衄宜桂枝湯

成無已曰傷寒衄者爲邪氣不得發散壅盛於經逼血致衄也治以麻黃桂枝湯發散經中邪氣

凡傷寒血衄而邪得解者卽所以代汗也名爲紅汗不必治之若

見衄而脈仍浮緊。熱仍不退。是必衄有未透。而表邪猶未解耳。仍宜麻黃桂枝等湯。倘病係溫熱。則宜用柴胡白虎湯。自無不可。若內熱者。多在陽明經。治當以清降爲主。玄參白虎湯主之。嘔血雖多由火。而陰虛者爲尤多。正以勞損傷陰。水不制火。但察其脈之洪實有力。及素無傷損者。當作火治。若脈來洪大無力。或弦或芤。或細數無神。而素多酒色內傷者。此屬陰虛之症。當補陰爲主。六味左歸之類。若陰虧於下。陽浮於上。察其六脈微細。或浮虛豁大。上熱下寒。衄血不止。此格陽症也。當引火歸原。八味歸氣歸源飲都氣飲主之。

齒衄舌血宜分虛實

一血從齒縫牙齦中出者名爲齒衄有陽明少陰之分若陽明火盛屬胃火實熱則爲口臭爲牙根腐爛腫痛或血出如湧而齒不動搖宜清其火犀角地黃湯白虎湯主之大便閉結宜調胃承氣湯下之若屬少陰腎經則口不臭牙不痛但齒搖不堅或微痛不甚而牙縫時多出血者此腎陰不足虛火偶動而然只宜壯水滋陰煎左歸六味主之其症若多躁渴或見消瘦或神氣困倦小水短濇而熱玉泉散主之若大便滑泄或脉微細惡寒此屬格陽之症八味地黃主之外用清黃炒焦爲末敷之或炒槐花末冰玉散之類摻之亦可

溺血宜分溺道精道

凡溺血之症有從溺道出者有從精道出者溺道之血其來近者出自膀胱溺時必澁痛小水紅赤不利此酒色慾念致動下焦之火而然常見相火妄動逆而不通微則淋濁甚則見血經曰胞移熱於膀胱則癃而溺血即此症也治宜清利膀胱之火其來遠者出自小腸其症則溺道不痛而血隨溺出或隱痛於臍腹或熱見於臟腑葢小腸與心爲表裏此丙火氣化之源必自小腸以達膀胱也治宜清臟府致火之源從精道者必自精宮血海而出於命門但於小腹下精泄處覺有痠痛而出者即是命門之病此爲血淋之屬多因房勞致陰虛火動營血妄行而然宜滋陰壯水爲主六味滋陰煎之類若腎弱不禁氣虛不攝又當以固精爲主人參

固本丸益氣養榮八味保元歸腎丸之類主之蓋溺道之血宜
宜利精道之血宜澀宜固

小分清飲新方治積熱結小水不利溺血淋症

生地　白芍　猪苓　澤瀉　丹皮

梔子　車前　懷膝　木通　甘草

保陰湯新方治男婦陰虛內熱脉多滑數帶濁血崩血淋便血

生地　白芍　黃芩　黃柏　續斷

阿膠　地榆　骨皮　烏梅　柏葉

便血宜分血熱虛滑

便血之與腸澼本非同候蓋便血者大便多實而血自下也腸澼

者因濕痢而見膿血即痢疾也凡血在便前者其來近或在廣腸或在肛門血在便後者其來遠或出於小腸或出於胃有因腸胃之火逼血妄行有因脾胃陽虛不能統血有因氣陷而血亦陷者有病久滑泄而血因以動者有風邪結於陰分而爲便血者大抵有火者多由血熱無火者多因虛滑因火者宜清熱爲主若脾胃氣虛而大便下血者其血不甚鮮紅或紫黑色或見惡心嘔吐此陽敗而然蓋脾統血脾氣虛則不能收攝脾化血脾氣虛則不能運化血無所主因而脫陷妄行速宜溫補脾胃理中異功煎溫胃歸脾飲之類主之若氣陷不舉而血不止者補中益氣之類若酒毒傷陰結者大腸約營槐角之類酒濕傷脾一元四君子之類若

或老少年衰氣虛血滑不止者當固澁爲主六神養藏飲歸脾
小營[illegible]胃關飲棗梅丸之類人參湯吞送及其病甚多有大便下
紫黑敗血此因胃氣大損脾元竭脫血無所統泄注下行陽敗於
陰危劇症也速用回陽救急參附朮附六味回陽飲固本丸猶恐
不及若執爲血熱必致敗亡其結陰便血以風寒之邪結於陰分
而然宜溫散風邪之劑主之若大腸風熱血不止者宜防風黃芩
丸主之若怒氣傷肝血因而下者宜疏肝飲主之若有微火者黃
芩芍藥湯主之若肝邪乘胃脾虛失血者不得平肝再傷脾氣宜
歸脾湯主之

約營煎　治熱盛迫血妄行大小便血之症

生地　白芍　黃芩　甘草　續斷

地榆　槐花　梔子炒　烏梅　荊芥炒焦

醒脾飲新方治脾虛不攝。腸風下血。及婦人經血不固淋瀝崩漏之症。

人參　白朮　蒲炭　炙草　當歸　續斷

白芍炒　烏梅　荊芥炒　生薑　大棗

痰症辨

痰之一症。考之内經。並未有言。及痰之爲患。隱現萬端。皆云百病怪病皆由痰起而生。殊不知痰即人身之津液。無非水谷之所化此痰乃既化之物非不化之屬也但七情無忌氣得其正則體健壯脾腎强壯營衛克足痰涎卽皆氣血若六淫爲忌氣失其正則臟腑病津液敗氣血卽成痰涎是痰因百病而生非由痰而生百病也雖有風痰濕痰寒痰熱痰虛痰躁痰酒痰食痰之辨然風痰之爲患症由外感發熱惡寒頭痛脊强痰壅氣逆喘急益風氣通於肝肝風暴横木邪侮土脾受制氣化不行津液凝濁壅滯爲痰故氣逆喘急由風而生痰非由痰而生風也治宜辛散麻黄湯小青龍湯杏蘇飲主之

一濕痰之症或坐卧脾濕之地感受雨露之濕致傷脾氣或以生冷瓜菓乳酪之濕凝滯脾胃蓋脾爲太陰濕土易云水流濕以類

相從氣化不行脾濕生痰而爲胸膈飽悶喉中漉漉有聲吞酸噯腐之症此因濕而生痰非因痰而生濕也治宜燥濕二陳湯平胃散神朮丸之類主之

一寒痰之症或因太陰濕土稟受陰寒之氣或以過啖生冷寒涼之物以致脾胃陰翳作滯或命門火衰稟受元陽不足火不生土氣化不行以致脾胃寒滯生痰而爲嘔吐痰涎口流清水喘嗽浮沫稀唾之痰此因寒濕而生痰非因痰而生寒濕也治宜補火以生土溫中散寒燥胃強脾以去濕朮附湯八味丸右歸丸附子理中湯溫胃飲參附星黄湯扶元飲隨宜擇用

一熱痰之症或因風熱鬱于脾肺或過食煎炒炙煿薑椒辛熱等

[illegible]以致熱結腸胃。火炎土燥。津液熬煎。黃濁稠膩。凝結胃脘。或膈。枯滯咽喉。凝塞氣道。咳之難出。漸成惡味。面赤唇紅。脉滑數。面煩熱燥渴。此因熱而生痰。非因痰而生熱也。治宜清火。其痰自除。黃芩知母湯、清中湯、清胃飲、清肺飲之類。

一虛痰之症。有脾腎之異。陰陽之辨。燥濕之分。何則肺虛不能主氣。脾虛不能攝涎。津液泛上。煎似痰。以致喉中漉漉有聲者。六君子湯主之　或腎虛不能制水。陽衰不化。腎藏陰寒。水不歸源。泛溢而爲痰者。是無火也。宜入味丸。補火生土。以制濕。益火之源。以消陰水。　或房慾不節。勞役過度。以致腎家精血虧損。陰虛火動。炎金灼水。熬逼津液。枯涸沸騰。而爲痰。煩熱喘咳。此即陰虛燥痰症也。治宜壯水以制陽光。六味丸、八仙長壽丸、左歸丸、三才封髓丹、五味子湯、保肺飲之類主之。凡此諸虛之症，皆因虛而生痰，非因痰而生虛也。其理濕然。

一酒痰之症，或以酒性酷烈，耗爍津液，致燥熱生痰者有之。治宜滋陰煎、清中湯、清胃飲、甘草芍藥烏梅湯之類主之。或以酒質寒濕，致傷脾胃，而為濕滯生痰者有之。治宜六和湯、和胃二陳煎、半夏和中湯主之。若兼滑泄者，五苓散主之。

一食痰之症，多因飲食不節，積滯傷脾，宿食未消，新谷復入，運化不行，停蓄為痰。治宜消食行氣，太和飲、疏氣飲之類主之。

一中風之痰，悉由脾腎虛敗所致，詳載中風門。

澍按諸病皆能生痰無不由乎脾腎蓋脾主濕濕動則爲痰腎主水水泛亦爲痰痰之化在脾而痰之本在腎如果飲食有節寒熱適宜陰陽調和水火各安其位脾強腎壯隨食隨消氣化流行何痰之有倘有一失臟腑受病氣化不行津液凝滯而生痰飲可見痰由諸病而生非因痰而生諸病也明甚若稽古醫仲景有氣虛生痰用腎氣丸補而逐之之説薛立齋王肯堂李士材汪訒菴皆云痰生於脾胃之虛張景岳王節齋則有痰動於脾家之濕痰本於腎氣之虛之論趙養葵以腎虛水泛爲痰水沸爲痰有火無火之辨皆云痰由諸病脾腎之虛而生非由痰而生諸病脾腎之虛也其説甚明其理易曉何近代俗醫皆云百病皆由痰起無稽之

談謬甚

鬱症病因

鬱者結聚不得發越也。當升不升。當降不降。當變化不得變化。故傳化失常而鬱病作矣。或鬱久生病。或病久生鬱。有氣血食痰之異。熱寒風濕之殊。或表或裏。或臟或腑。一有滯逆。皆爲之鬱。然各有本門。當各求其屬。分微甚而治之。鬱症雖多。議論紛紜。茲不再贅。謹撮其要有三。一曰怒。二曰思。三曰憂。如怒鬱者。方其大怒氣逆之時。則邪實在肝。多見氣滿腹脹。所當平也。及其怒後逆氣已去。惟中氣受傷。既無脹滿疼痛等症。而或爲倦怠。或爲少食。此木邪尅土。損在脾矣。不知培養。而仍加消伐。則脾氣能無愈損乎。如思鬱者則惟曠女嫠婦及燈窗困厄積疑在怨者皆有之則氣結結於心而傷於脾也及其既甚則上連肺胃而爲欬喘爲失血爲膈噎爲嘔吐下連肝腎則爲帶濁爲崩淋爲不月爲勞損若初病而氣結爲滯者宜順宜開久病而損及中氣者宜溫宜補以情病者非情不解其在女子必得願遂而後可釋或以怒勝思亦可暫解其在男子使非有能屈能伸達觀上智者終不易愈也若病既久成傷損必甚而再行消伐其不明也甚矣如憂鬱病者則全屬大虛本無實邪多以衣食之累利害之牽及悲憂驚恐致鬱者皆只鬱之類悲則氣消憂則氣沉必傷脾肺驚則氣亂恐則氣下必傷肝腎戚戚悠悠精氣惟有消索神志不振心脾日以耗

傷凡此之類皆陽消症也使不知培養真元而再加解散是速其危也

怒鬱宜分虛實

一怒鬱之治若暴怒傷肝逆氣未解而為脹滿疼痛者宜舒肝湯神香散六鬱湯之類若怒氣傷肝因而動火以致煩熱脇痛脹滿或動血宜疏肝飲若怒不解而生痰者宜溫膽湯若怒後逆氣既散肝脾受傷倦怠食少者宜異功大營歸脾之類

思鬱宜審病情

一思鬱之治若初有鬱結滯逆不開者宜和胃二陳和中之類凡婦人思鬱不解致傷衝任之源日虧氣血漸至經脉不調或血少

漏閉者宜逍遥飲大營煎之類。若思慮不遂，以致遺精帶濁，
心脾不攝者，宜補元飲。若思慮過度，以致遺精滑泄，及經脉錯亂，
病在肝腎不固者，宜固陰丹。若思鬱動火，以致崩淋失血，赤帶內
熱，經脉錯亂者，宜保陰湯。若思鬱動火，陰虛肺熱，煩渴咳嗽見血，
或骨蒸夜熱者，宜三陰保肺之類。若儒生蹇厄，思結枯腸，及任勞
任怨，心脾受傷，以致怔忡健忘，倦怠食少，漸至消瘦，或爲膈噎嘔
吐者，宜逍遥飲、七福飲之類。若心膈氣有不順，或微見疼痛，宜歸
脾湯加砂仁、白豆蔻、丁香之類以順之。

憂鬱宜補虛

一憂鬱內傷之症，若初鬱不開，未至內傷，而胸膈痞悶者，宜二陳

和中神香六君子之類。若憂傷脾，呑酸嘔惡者，宜溫胃香砂六君子之類。若憂傷脾肺，困倦怔忡，怠臥食少者，宜歸脾異功之類。若憂思傷及心脾，以致飲食日減，氣血日消，肌肉日削，宜八珍七福補元飲之類。

咳嗽病因

凡咳嗽之症，無痰而有聲曰咳，肺氣傷而不清也；無聲而有痰曰嗽，脾濕動而爲痰也；有痰有聲曰咳嗽，因傷肺氣而動於脾濕也。諸說紛紜，其要有二：一曰外感，二曰内傷。外感之邪，由皮毛而入，如風寒暑濕感於外，其症或爲寒熱氣急，或爲鼻塞聲重，頭痛吐痰。邪輕者脉和緩，邪甚者脉弦洪微數，症屬有餘，其來暴，宜辛散解去外邪則肺氣清而咳自愈矣若內傷之嗽起于陰分受傷症或爲潮熱夜熱或爲形容瘦減精神倦怠或兩顴常赤氣短喘乾傷之輕者脈亦微弱傷之重者脈必細數弦緊症屬不足其病輕治宜滋潤使陰氣復而肺自寧也大法治表邪者藥不宜靜靜則留連不解久必變生他病故最忌陰凝收斂之劑治內傷者藥不宜動動則虛火不寧真陰不復必致煩燥愈增故最忌辛香燥烈等藥然治表者雖宜從散若形氣病氣俱虛者又當補其中氣而佐以溫解之藥若專於解散恐肺氣益弱外邪乘虛易入而病難愈也治內傷者雖宜靜以養陰若命門陽虛不能納氣則參附薑桂之類亦所必用否則氣不化水陰翳凝滯反爲臟腑妨礙變

爲脹滿滑泄終無補於陰也。至若因於火者宜清。因於濕者宜利。因痰者降痰。因氣者理氣。此咳嗽之綱領也。

葶藶瀉肺湯 治肺癰喘咳不得臥並肺中水氣喘急症

葶藶炒研末二錢 大棗十枚 水煎慢慢嚥服

桔梗湯 治肺癰喘咳胸滿振寒脉數咽乾吐膿如粥腥臭症

桔梗一兩 甘草二兩 淨水煎服

外感宜分寒熱

一肺爲嬌藏。不受寒。亦不受熱。外感風邪。寒氣入客肺中便嗽。治以辛溫其邪自散。麻桂香蘇飲小青龍湯加生薑爲最妙。若肺脘燥澀。痰氣不利。或年老血衰。喘欬頓嗽費力者宜杏蘇二陳湯加當歸三五錢或寒氣太盛或中寒肺氣不溫邪不能解宜加北辛五六分若冬月寒盛氣閉邪不易散者宜麻桂溫中飲主之若寒熱往來咳嗽不止者宜柴陳煎主之若兼火者必有內熱喜冷脈滑等症宜加黃芩知母一二錢之類若火在陽明而兼頭痛熱渴者惟加石膏爲宜若兼陽分氣虛而脈微神困懶言多汗或脾胃土虛不能生金而邪不解俱宜六君子湯以補脾肺或脾氣虛寒不能制水泛而爲痰宜理中湯或理陰煎八味丸以補土母皆爲良法也

內傷宜審陰陽

一內傷之咳本於肺腎蓋腎爲元精之本肺爲元氣之主肺主出

氣腎主納氣肺屬燥金為清虛之藏凡金病火刑為嗽金寒水冷亦為嗽金為水之母陰損於下陽孤于上水涸金枯肺苦於燥肺則癢癢則欬不能已也治當以滋陰潤肺為主保肺飲主之庶肺氣得潤而嗽可漸愈若水虧火炎以致燔炙肺金而為煩熱燥渴口瘡咽痛潮熱便結喜冷尺脈滑數等症則當兼清火以滋其水宜滋陰煎三陰煎之類六味左歸瓊玉膏之類主之其有元陽下虧生氣不布以致脾困於中肺困於上而為喘促為痞滿為痰涎嘔惡為泄瀉畏寒凡脈微細弱症見虛寒此屬元陽衰敗之症宜六味回陽飲朮附湯扶元飲之類其有腎不納氣火不歸原以致喘促痰熱八味地黃湯都氣飲主之其欬嗽聲啞者以肺本屬金

金實則不鳴金破亦不鳴金實者以肺中有邪寒邪宜溫宜散火邪宜清宜降金破者以真陰受損氣虛宜補陽精虛宜補陰若虛損之因惟宜甘潤以養陰此大法也詳載虛損症內

一乾咳之症以肺中津液不足枯涸而然若臟乎無火者止因肺虛必先補氣自能生精宜保肺飲三陰煎五福飲之類若臟氣微寒者必先補陽自可生陰宜理陰煎六君子之類若兼內熱有火者須保真陰必先壯水自能制火宜滋陰煎之類主之

喘症病因

喘促之症有實而喘者邪之實也有虛而喘者氣之虛也實喘者多起乎暴虛喘者積漸而成實喘者氣長有餘虛喘者氣短不續

實喘者，息粗氣滿，呼出則快；虛喘者，息微氣怯，勞動則甚。實喘者脉滑數而有力；虛喘者，脉微弱而無神。此脉症之不同，虛實之攸分，不可不知也。

實喘有四宜審

一曰風寒。感自皮毛，入肺而爲喘。其治則宜辛散，如麻黃湯、定喘湯、參蘇飲之類是也。二曰火熱。夫肺屬金，火熱熾盛，金氣必傷，陽亢焦燥，津枯液涸而爲喘。其治宜用寒凉，如清肺飲、黃芩知母湯之類是也。三曰氣逆。夫肺居上焦，而司氣化，若暴怒所加，上焦閉鬱，則呼吸奔迫而爲喘。其治則宜開散，或潤降之，如小和中飲、舒肝湯、蘇子降氣之類是也。四曰水飲。夫肺藏清虛，不容一物，若痰飲

水氣上乘於肺則氣道壅塞而爲喘矣病人不得臥臥則喘矣

氣從行乘於肺肺得水而浮使氣不得流通也其治則宜疏導之

眞武湯小青龍湯和胃二陳半夏茯苓之類是也

小青龍加石膏湯　治肺脹氣逆喘咳煩燥脉浮之症

麻黄　桂枝　白芍　甘草　細辛

乾薑　半夏　五味　石膏

射干麻黄湯　治氣逆喘咳喉中水鷄聲之症

射干　麻黄　冬花　紫苑　半夏各三錢

五味二錢　細辛一錢　生薑四錢　大棗三枚

虚喘有二當辨

虚喘之症。一則出乎脾肺。夫肺為氣之主。而脾則肺之母也。脾肺有虧。則氣化不足。不足則短促而喘。此病在上中二焦。根蒂未傷。其病猶淺。但補益其氣而喘自止。有熱者生脉散、三陰煎之類。無熱者獨參湯、保元湯、六君子之類。二則由乎肝腎。夫腎為氣之根。而肝則腎之子。故肝腎有虧。則氣道不納。不納則浮泛而喘。此病出乎下焦。本末俱病。其病則深。非速救其根。則氣不復宜。固元飲、參附湯、獨參湯、貞元飲、歸氣飲、八味腎氣之類。分微甚而治之。總之實而喘者。猶未大害。治亦無難。虚而喘者。最為危候。治亦不易。其有久病新産。亡氣失血。損傷之候。肢冷自汗。兩脉浮空。或脉弦强而喘者。此為孤陽絶陰。最為難治。

哮喘宜分辨

一哮喘有夙根遇寒即發或遇勞即發者此名老哮未發時以扶正氣爲主既發時以攻邪氣爲要扶正氣者須分陰陽陰虛者補陰陽虛者補陽攻邪氣者宜辨微甚或散其風或溫其寒或清其火或降其痰但發久者氣無不虛故於消散中宜酌加溫補或於溫補中量加消散此等症候當惓惓以元氣爲念必使元氣漸充庶可望其漸愈若攻之太過未有不日甚而危者

虛損經義

仲景曰其面戴陽者下虛故也　虛而多渴腎水不足引水自救也　經曰內奪而厥則爲瘖俳此腎虛也　虛而喘急者陰虛肺

格。氣無所歸也。喉乾咽痛者，眞水下虧，虛火上浮也。不眠恍惚者，血不養心，神不能藏也。時多煩躁者，陽中無陰，柔不濟剛也。易生嗔怒，或筋急痠痛者，水虧木燥，肝失所資也。飲食不甘，肌肉漸削者，脾元失守，化機日敗也。心下跳動，怔忡不寧者，氣不歸精也。經曰：胃之大絡名曰虛里，出於左乳下，其動應衣，宗氣泄也。盜汗不止者，有火則陰不能守，無火則陽不能固也。虛而多痰，或如清水，或多白沫者，此水泛爲痰，脾虛不能制水也。骨痛如折者，腎主骨，眞陰敗竭也。腰脇痛者，肝腎虛也。膝以下冷者，命門衰絕，火不歸源也。小水黃濇淋瀝者，眞陰虧竭，氣不化水也。足心如烙者，虛火爍陰，湧泉涸竭也。仲景曰：欲噓不能比人肚中寒。故先陽虛之症，多不能嘔，而忽見嘔者，便有生之兆。

脉理

要略曰：脉芤者，爲血虛。沉遲而小者，爲脱氣。大而無力，爲陽虛。數而無力，爲陰虛。大而芤者，爲脱血。平人脉大爲勞，虛極亦爲勞。脉微細者，盜汗。寸弱而軟，爲上虛。尺弱軟澁，爲下虛。兩關沉細，爲胃虛。凡虛損之脉，無論浮沉大小，但漸緩，則漸有生意。若弦甚者，病必甚。數甚者，病必危。若以弦細而再加緊數，則百無一生矣。

病因

凡虛損之因無非酒色勞倦七情飲食所致故或先傷其氣氣傷必及於精或先傷其精精傷必及于氣夫精爲陰人之水也氣爲陽人之火也水火得其正則爲精爲氣水火失其和則爲熱爲寒此因偏損所以有偏勝故水中不可無火無火則陰勝而寒病生火中不可無水無水則陽勝而熱病起如水虧者陰虛也只宜大補眞陰切不可再伐陽氣火虛者陽虛也只宜大補元陽切不可再傷陰氣蓋陽氣不足而復伐其陰陰亦損矣陰已不足而再傷其陽陽亦亡矣故治虛之要凡陰虛多熱者最嫌辛燥恐助陽邪也尤忌苦寒恐伐生氣也惟喜純甘壯水之劑補陰以配陽則剛爲柔制而陽歸乎陰矣陽虛多寒者最嫌凉潤恐助陰邪也尤忌

辛散恐傷陽氣也。只宜甘溫益氣之品補陽以配陰，則柔得其主，沉寒自斂，而陰從乎陽矣。是以氣虛者宜補其上，精虛者宜補其下；陽虛者宜補而兼煖，陰虛者宜補而兼清。其有氣因精而虛者，自當補精以化氣；精因氣而虛者，自當補氣以生精。又如陽失陰而離者，非補陰何以收散亡之氣；水失火而敗者，非補火何以甦隨絕之陰。故善補陽者，必於陰中求陽，則陽得陰助而生化無窮；善補陰者，必於陽中求陰，則陰得陽升而泉源不竭。故以精氣分陰陽，則陰陽不可離；以寒熱分陰陽，則陰陽不可混。此陰陽離合之妙也。知陰陽離合之妙，則陰陽和而生道成矣。

症治宜分陰陽

虛損之病變態不同。人之所賴以生者。惟此精氣。而病犯虛損者。亦惟此精氣。氣虛即陽虛。陽虛者多寒。非謂外來之寒。但陽氣不用則寒生於中也。若病見虛弱。則無熱症。便是陽虛之候。即當温補元氣。如大補元煎。八珍十全五福之類。使陽氣漸回。則真元自復矣。若待既寒。則陽氣已敗。宜用右歸八味。理陰理中。温胃六味回陽之類主之。精虛即陰虛也。凡病陰虛者多熱。以水不濟火。而陰虛生熱也。凡見煩躁。津液枯涸。喜冷飲者。便是陰虛之候。如六味左歸之類主之。若兩顴紅赤。足冷唇紅。時作時止。此陰寒在下。逼陽於上也。八味都氣飲主之。或子午潮熱。陰虛夜熱。便實喜冷者。一陰煎主之。若兼火者。宜滋陰煎。玉泉飲之類主之。

似損非損宜辨

凡似損非損之症。惟外感寒邪者乃有之。蓋外邪初感。不為解散而誤作內傷。或用清涼。或用消導。以致寒邪鬱伏。久留不散。而為寒熱往來。或為潮熱欬嗽。其症則全似勞損。若用治損之法以治此症。則滋陰之劑。濡潤留邪。陽鬱在內。熱蒸既久。非損而成損矣。欲辨此者。但當詳察表裏致病之由。蓋虛損之症。其來漸。必有所因。外感之邪。其來暴。或頭身疼痛。微汗則熱退。無汗則復熱。或見大聲欬嗽。脈雖弦緊不甚數。寒熱往來不止者。諸柴胡飲酌用之。兼咳嗽者。柴陳煎主之。

保元固脫飲新方 治表虛自汗惡風之症。

人參三錢 黃耆六錢 炙草一錢 白朮二錢 桂枝三錢

防風一錢 生薑三片 大棗五枚

保元益陰湯 新方 治陰虛自汗煩熱之症

人參三錢 黃耆六錢 甘草一錢 白芍五錢 大熟地六錢

北五味二錢 淨水煎空心溫服

虛損不治之症宜明

凡病虛損原無外邪。所以病雖至困。終不憒亂。若諸症交作者。心臟敗也。勞嗽啞喘急氣促吐白痰者。肺臟敗也。人肉去形色脫者。脾臟敗也。渾身筋骨痛不可忍者。血竭筋枯。肝臟敗也。大便唐泄不能禁止者。腎臟敗也。犯此五者必死。

喉痺

喉痺一症。在古方書雖有十八種之辨。而悉指其由火熱所生。然火有真假。不可不認。如實火可清者。即真火也。虛火不宜清者。即陰虛水虧之症。假火也。又如陰盛格陽。內真寒而外假熱。亦假火也。須分風熱虛實之辨。如火熱既盛。外為風邪所束。陽鬱於內。鼓激於上。必有憎寒發熱之狀。脉亦浮數。宜以辛涼解散為主。使邪解則火自清。柴芩消毒飲、牛蒡消毒飲主之。若外無風邪。而但火浮於上者。則宜清降滋陰。煎清中湯主之。切不可用升陽散風等劑。致令火得升而愈熾也。若口啖辛熱太過。以致陽明火盛。面赤煩渴。必甘寒以清胃熱。玄參白虎湯、清胃飲、甘露飲之類主之。若大便秘結者，通其便而火自降也。大承氣湯主之。若因酒色過度，以致真陰虧損，水不制火，口乾內熱，唇紅面赤，六脉細數而無力，宜滋陰煎、八仙長壽、六味，壯水之主，以制陽光。若陰盛於下，陽浮于上，頭熱如火，足冷如冰，六脉微弱者，此無根之火浮泛，急宜八味地黃湯，水煎冷服，引火歸原，切忌寒涼。如腫於咽之兩旁者，為雙蛾；腫於一邊者，為單蛾。其形圓突如珠，結於喉間，宜刺出其血，使毒泄而愈。若纏喉風，則滿片紅腫，多不成膿，不必出血，但使火降，其腫自消。若中氣內虛，疼痛外逼，多致元陽飛越，脉浮而散，或弱而澁，以致聲如鼾睡，痰如拽鋸者，此肺胃垂絕之候，速宜挽回元氣，以人參一味濃煎，徐徐飲之。如痰多者，加竹瀝、薑汁。若喉癬之症則滿喉生瘡紅痛久不能愈此屬陰虛水虧之症大便澀凡勞損之人多有此病保肺飲五味子湯人參清肺飲主之若有格陽之症則脉數無力大便多溏泄歸氣飲八味地黃湯主之若瘟毒喉痺乃天行瘟疫之氣其症咽痛項腫甚則頭面俱腫俗名大頭瘟普濟消毒飲柴芩解毒飲芩連消毒之類主之若楊梅結毒喉間潰爛作痛久而不愈此非喉痺之屬宜仙遺粮湯土茯苓五寶丹

仙遺粮湯　治一切楊梅結毒不拘始終虛實皆可取効

當歸　生地　荆芥　防風　木通　薏仁　金銀花

連翹　白芷　皂刺　甘草　白蘚皮各一錢　土茯苓二兩

先用土茯苓煅湯取汁加燈心二十根同藥煎空心服

五寶丹　治九種楊梅結毒

血竭　珍珠　硃砂　鍾乳粉　飛羅麪炒各三分半　射香五厘

共研細末每服四厘土茯苓煎湯開服

頭腫

凡頭腫之症。當分陰陽虛實。蓋頭爲六陽之會。若紅赤焮浮腫。及兩腮頰者。此名痄腮。若頭面獨腫。此名大頭瘟。若腫連頸項胸脾者。又名蝦蟇瘟。總屬風熱擊搏時行疫厲之氣。其症必發熱惡寒無汗。脉必浮洪弦數。治宜芩連消毒飲。柴芩消毒。牛蒡消毒之類。疏解風熱。使疫從汗散。若過食煎炒炙煿。熱積陽明。以致胃火

亢陽上衝頭目而焮赤作腫其症必煩熱躁渴飲冷治宜玄參

虎犀角地黃柴胡解毒飲之類若素稟陰臟頭面兩腮浮腫皮肉

本色不焮赤作熱純惡寒者此風毒之症治宜九味柴胡飲小青

龍麻桂香蘇飲之類若頭面腫如匏瓜之狀皮色光嫩此由貪涼

受冷耗傷真陽之氣偶爾風邪襲入以致擊搏虛陽浮越犯上而

散漫作腫惡寒厥逆治宜附子理中回陽救急大劑煎與冷飲症

虛陽歸根其腫自消若勞倦過度色慾傷陰以致精血虧耗孤陽

無依浮泛飛越於上故散漫腫於頭面咽喉頸項之間治宜歸氣

飲八味地黃湯大劑煎與冷飲使陰中納陽歸腎其腫自消但此

症脈必洪數無倫或細數無力可辨若面目浮木微黃色暗者此

脾胃虛弱之因。四君子主之。若黑色暗昧浮木。此脾腎虛寒之象。回陽急救湯主之。

頭痛

凡頭痛之症。先審久暫。次辨表裏。暫病者必因外邪。久病者多屬虛弱。表邪者。風寒外襲於經也。自有表症可察。其身必寒熱。脉必緊數。清涕咳嗽。脊痛項强。治宜疏散。最忌清降。無汗麻黃。有汗桂枝。散去寒邪。其痛自愈。若裏邪者。此三陽之火熾於內也。治宜清降。最忌升散。然火邪之爲病。惟陽明爲最。正以陽明胃火盛於頭面。而直達頭維。故其痛必甚。脉必洪數。症多内熱。或頭腦振振痛而兼脹。絶無表邪之症。欲治陽明之火。無如白虎湯之類。若少陽頭痛口苦而嘔耳聾脇痛小柴胡主之若厥陰頭痛吐痰涎四厥冷脈來浮緩或弦緊吳茱萸湯主之若陰虛頭痛久病者多有之其症多因水虧所以虛火易動必兼煩熱內熱等症治宜壯水爲主滋陰六味玉女煎之類主之若陽虛頭痛亦久病者有之其症必戚戚悠悠羞明怯寒倦怠嗜臥飲食不甘脈必微細頭必沉沉遇陰寒則痛治宜扶陽爲主如附子理陰十全益氣養營煎五福四君加芎歸細辛蔓荊之類以升達陽氣此最善之治也若氣虛頭痛必眩必煩悶頭旋眼黑氣短促上喘無力懶言心神顛倒目不能開如在風雲中頭苦痛如裂身重如山四肢厥冷不得安臥宜補中益氣六君子加芎歸天麻之類主之

口舌

凡口舌生瘡多由上焦之熱治宜清火然亦有酒色勞倦過度脉虛而中氣不足者又非寒凉可治故雖久用清凉終不見效此當察其所由或補心脾或滋腎水或以蜜附子之類反而治之方可全愈此寒熱之當辨也其重舌木舌以舌下腫出如舌故曰重舌忽腫木而硬者謂之木舌總皆上焦熱壅故也急宜鍼舌尖出其毒血爲上策及內服清胃降火之劑自愈外用擦雪陰陽水調蒲黄末之類敷之或百草霜調塩醋厚敷之亦可若口舌生瘡糜爛者碧玉散主之牙疳者氷白散主之

眼目

眼目一症。雖古有五輪八廓之分。七十二症之辨。皆非切當之論。徒資惑亂。不足憑也。以愚論之。凡病目者。非屬風熱有餘。即爲肝腎不足。不過虛實二字盡之矣。蓋凡病紅赤腫痛及少壯暫得之病。或因積熱而發者。皆屬風熱有餘。治宜疎風清熱發散爲主。其腫痛自愈。蟬花清肝龍胆芍地芩連之類主之。若無紅腫熱痛。但昏澁眩運。目無光彩。翳膜昏花。內障黑暗。總屬肝腎不足。或年及中衰。酒色過度所致。然其中有陰陽之分。若瞳人集小。燥澁淸熱枯紅遶睛。此腎水陰虛不能滋養肝木所致。治宜滋肝養血壯水之主。如六味歸具杞菊酒之類主之。若瞳人散大。淡白偏斜。青藍內障。綠水翳[illegible]翳膜。黑暗。目視不明。此屬腎家元陽虛弱所致治宜扶陽補肝，如八味丸、枸杞酒之類主之。其爛弦赤眼，皆屬風濕熱所致，宜外治敷洗為妙。

鼻症

鼻為肺竅。凡壅塞流涕等疾，其症有二：一由風寒外感，經絡壅塞，以致清涕噴嚏，治宜辛散解表自愈；一由內火上炎，治宜清降，若見稍退，便宜滋陰壯水，久之自寧。若酒皶赤鼻，濕熱乘肺，薰蒸面鼻，血熱而然，或肺經素多風熱，色為紅紫，而生皶癤者亦有之。內宜涼血清火，外宜硫黃散、白凡散之類主之。

與愈散 治風熱在肺，鼻流濁涕，窒塞不通。

細辛白芷與防風，羌活當歸半夏芎，桔梗陳皮茯苓輩。

十服每分数相同二錢薄荷薑煎服氣息調匀鼻塞去

醍醐散　治傷風鼻塞聲重、

細辛五錢　川芎一兩　薄荷一兩　川烏　白芷　甘草各三兩

共爲細末每服一錢葱薑湯調服

防風湯　治鼻淵腦熱滲下濁涕不止、必成衄血之症、

防風一兩五錢　人參　麥冬　炙草　川芎　黄芩各一兩

共爲細末每服二錢食後沸湯調服日三服

荊芥散　治肺風酒皶鼻赤疱、

荊芥四兩　防風　杏仁去皮尖　白蒺藜炒去刺　殭蠶炒　炙草各一兩

共爲末每服二錢食後清茶調服

黃白散　治鼻齆瘜肉鼻痔等症

白凡　雄黃　細辛　瓜蒂炒各等分　共為細末

用雄犬胆汁為丸如棗核大塞鼻中

雄黃散　治鼻齆瘜肉

雄精五分　瓜蒂二個　綠凡一錢　射香一厘　共為末吹入鼻中

白凡散　治肺風酒皶鼻等疾

白凡　硫黃　乳香各等分　為末綿裹擦之茄汁調敷患處亦可

硫黃散　治酒皶鼻粉痣

硫黃　輕粉各一錢　杏仁五分　為末臥時用塞酒調塗早洗去

音瘖

凡音瘖之病。當知虛實。實者。乃由風寒襲於皮毛。熱鬱於內。肺金不清。或咳嗽而音瘖者。參蘇飲、三拗、小青龍之類以散之。若火邪侵肺。上焦熱甚而音瘖者。竹葉石膏、麥冬湯主之。此屬實邪之易治者也。若病人久嗽音瘖者。此由元氣大傷。肺腎俱敗。內奪而瘖。此虛症也。最爲難治。速宜補肺氣、滋腎水、養金潤燥、加訶子、百藥煎、罌粟斂肺嗽。庶可漸愈。

齒牙

齒牙之病。其症有三。一曰火。二曰蟲。三曰腎虛。何爲火病。在牙床肌肉。腫痛糜爛。或爲臭穢脫落。或牙縫出血。多由積熱留於腸胃治宜淸火淸胃飲玉泉散之類主之何爲虫痛肥甘濕熱化生牙虫以致蝕損虹空牙敗而痛治宜殺虫爲主濕熱勝者亦宜兼淸胃火何爲腎虛牙痛蓋腎主骨齒乃骨之餘腎衰則齒豁腎固則齒堅至其爲病搖動疎豁治宜補腎爲主亦當辨其寒熱如左歸六味壯腎中之陰右歸八味補腎中之陽其有牙縫出血不止或浮動脫落手足厥冷六脈微細此屬格陽於上速宜以歸氣飲主之若誤用寒凉必致不救其有牙床腐爛齒牙脫落謂之走馬牙疳言其急也熱毒蘊蓄而然大爲凶候速瀉陽明之火常飲菉豆湯外用水白散三仙射礬之類敷之

淸胃飲新方　治胃火熱盛迫血妄行齒肉腫痛牙床腐爛出血

生地　石膏　黄芩　白芍　黄栢

知母　梔子　丹皮　天冬　甘草

眩運

頭爲六陽之總會。目聚臟府之精華。疼痛者固屬風熱有餘。眩運者實由精氣不足。故眩運一症。雖屬上虚。然不能無涉於下。按內經云。上氣不足。頭爲之苦傾。目爲之眩。又曰。髓海不足。則腦轉耳鳴而眩冒可見。眩運之症。虚有上下之分。無不本於氣精。益上虚者。即陽氣虚也。下虚者。即陰精虚也。陽氣虚者。即能生痰。痰生於氣虚。但治其氣。眩運止而痰自愈。如四君子歸脾補中益氣之類。土之陰精虚者。自能生熱。火動於陰虚。但補其精。眩運寧而火自

息如五福七福飲三陰左歸之類主之切不可以痰火論執迷不悟貽害非淺

怔忡驚恐

怔忡之病心胸築築振動惶惶惕惕無時得寧者是也此症惟陰虛勞損之人乃有之蓋陽根于陰陰虛于下則宗氣無根氣不歸源所以在上則浮撼於胸臆在下則振動於臍旁虛微者動亦微虛甚者動亦甚凡治此者速宜養氣生精培根滋本若驚恐之症病發驚駭其氣昏亂心無所倚神無所歸是宜安神養心滋培肝胆專扶元氣爲主二者之病如七福大營煎大補元煎三陰益氣人參養榮補心歸脾左歸右歸之類選

不寐

不寐之病。其症不一。有邪正之分。蓋寐本乎陰。神其主也。神安則寐。神不安則不寐。其所以不安者。有因邪氣紛擾。如傷寒、傷風、瘧疾之不寐者。此外邪深入之擾也。治宜發散。去其邪而神自安。如柴胡飲及麻黃、桂枝之類。暑熱之邪火盛者。爲煩擾不寐。治宜清涼。如竹葉石膏及芩連梔柏之類。此外邪之爲不寐者也。但人卧則魂歸於肝。有因肝經血少。魂不歸肝而爲不寐者。其症多煩燥忿怒。治宜滋肝養血。三陰煎之類主之。抑夜臥則肺氣歸藏於子宮。有因氣不歸原而爲不寐者。其症必痰喘氣促。治宜納氣歸腎。如都氣八味之類主之。有因腎家陰精不足。不能滋養肝木以致肝火巨熾而爲煩躁焦渴不寐者治宜壯水以制陽光如八仙長壽六味之類主之有因腎氣虛弱不能上達於心心腎不交而爲驚悸怔忡不寐者治宜七福歸脾之類主之有因脾胃不和則臥不安或陽氣獨不得入於陰陰氣虛其目不瞑而爲不寐者飲以半夏湯和脾胃而通陰陽其臥立至凡思慮勞倦致損心脾七情内傷耗散血氣恐畏驚懼虧損胆腎及大病後婦人產後心脾二經不足神無所依而爲不寐者總屬眞陰精血不足治宜養營益氣爲主切勿以痰火爲論

酸棗仁湯　治病後氣血俱虛內亡津液煩熱不眠之症

人參一錢　棗仁微炒　麥冬去心各三錢　竹茹二錢　圓眼肉十枚

酸棗仁湯　治心腎水火不交精血虛耗怔忡恍惚夜臥不[illegible]

人參　黃耆　白朮　當歸　炙草　蓮肉

茯神　棗仁　遠志　陳皮　生薑　大棗

三消乾渴

三消之症三焦受病也。上消者渴症也，大渴引飲，隨飲隨渴，以上焦之津液枯涸，故又謂之膈消也。中消者中焦病也，多食善饑，不為肌肉而日加削瘦，其病在脾胃，又謂之消中也。下消者下焦病也，小便黃赤，為淋為濁，如膏如脂，面黑耳焦，日漸消削，其病在腎，故又名腎消也。凡此三消之症，當辨陰陽虛實。若察其脉症果為實火致耗津液者，但去其火，則津液自生而消渴自止。若由真水不足陰虛火炎急宜治腎必使陰氣漸充精血漸復其病自愈又有陽不化氣陰精不布水液氷涸不榮潤子三焦以致寒凝坼裂症似屬火實爲陽虛之消急宜補火以生化源若但知清火以伐生氣不惟陰無以生陽愈消滅益以困矣是在智者之明察

一上消善渴煩躁飲冷隨飲隨渴雖曰屬肺無非胃火上炎熏炙肺金當辨明白若果由實火白虎湯主之或人參白虎湯隨宜酌用若水虧火炎而爲消者雖四時作渴喜飲但飲亦不多喜和平而不喜飲寒吸熱以内水不足欲借外水以濟也治宜壯水如玉泉飲三陰煎八仙長壽知柏地黄湯之類主之若命門火衰陽不化氣水精不布津液不榮以致作渴引飲惟喜熱湯急宜補火回

[illegible]之陰虧如六味回陽八味右歸附子理陰煎之類主之庶無貽悞

一中消之症多食善饑肌肉削瘦古法以調胃承氣湯三黃丸之類主之然既善饑其無停積可知既無停積止宜清火豈堪攻擊非有痞滿堅實乾結不通而用此二劑恐非所宜若果屬胃火別無虛症惟宜清胃飲玉泉散白虎湯之類主之若陰虛水虧火炎於上亦頻躁善饑惟食不多宜六味八仙滋陰煎之類主之若命門火衰為陰寒所逼浮遊於胃為中消者亦善饑多食但神昏痴呆氣倦身懶時多彷彿六脉浮數無力急宜節食免傷脾胃速用歸氣飲八味之類引火歸原以培元陽

一下消症小便淋濁如膏如油或煩躁耳焦此腎水虧竭之症用六味之類主之若淋濁如膏兼熱病而有火者宜滋陰煎八仙長壽丸或六味加知柏之類若下焦淋濁因火衰不能化氣氣虛不能化液及氣不攝精而然者急宜固腎扶陽爲主以八味地黃大補元煎之類若兼滑者宜歸腎丸九龍丸主之若飲一溲二泉流不滋化源精溺並皆真陽不足火虧於下之消症急宜補火求一陽來復以滋化生之源如右歸丸六味回陽飲之類主之若再加清倒生氣敗矣

癲狂癇痴訣

癲狂之症病本不同狂病之來狂妄以漸而經久難已癲病之至

怒發無常作時止狂病常醒多怒而暴癲病常昏多倦而靜其中陰陽寒熱自有氷炭之異故難經曰重陽者狂重陰者癲義可知也凡狂症多因於火或以謀爲失志或以思慮鬱結屈無可伸怒無可洩以致肝胆氣逆木火合邪若邪乘於心則爲神魂不守邪乘於胃則爲暴横剛強此誠實症也治此者當以治火爲先或痰或氣察而兼治之若因火邪而無脹閉熱結者但當清火宜清胃飲黄連解毒湯三黄丸之類若水不制火而兼心腎微虚者宜六味保元養心湯滋陰三陰煎主之若陽明火盛者宜白虎玉泉散之類若心脾受熱呼罵失常微兼閉結者宜甘露回生丹涼膈散四順清涼飲之類若因火生痰者宜黄芩二陳湯抱龍丸甚者

滚痰丸之類若三焦邪實熱甚者宜大承氣湯下之若痰涎壅塞
氣道不通先用吐法并節飲食此治狂之要法也若癲症多由痰
氣凡氣有所逆痰有所滯皆能壅閉經絡格塞心竅故發則旋暈
僵仆口眼相引目睛上視手足搐搦腰脊強直食頃乃甦倏病倏
已治此者當察痰察氣若氣滯者宜疏氣和中牛黃蘇合丸之類
若痰盛者宜六君二陳橘皮半夏抱龍丸牛黃勝金丹之類若兼
火者清心化毒丹主之神虛者寧志丸之類若痰逆氣滯先用吐
法隨後調理

一癇症卒然昏倒或因氣稟不足或因酒色過度飲食生冷過傷
脾氣致變生痰及大病之後調養失宜延成癇症總由正氣虛衰

亦有陰盛格陽氣血暴脫絕無痰火氣逆等症四君四物八珍全皆所必用或加桂附隨症酌宜若眞陰大損氣不歸根時作時止昏沉難愈者必用紫河車丸方可奏效其有虛中挾實微兼痰火不淸宜六君加歸芍竹瀝薑汁之類若病久不愈者龍腦安神丸最宜隨症加減

一癡獃症凡平素無痰或以鬱結不遂思慮疑貳或因驚恐漸致癡獃言語顚倒舉動不經或多汗或善愁其症千奇萬怪其脈或弦或數大小變易不常此逆氣在心肝胆二經氣有不淸而然但察其形體強壯飲食不減別無虛脫等症悉宜服蠻煎治之最妙然此症有可愈有不可愈者亦在胃氣元氣之强弱待時而復非

可急也 以上諸症若大驚猝恐一時偶傷心胆以致失神昏
者當速扶正氣為主宜七福飲補元煎主之

一小兒之癲癇有從胎氣而得有因生後受驚而得以神氣尚弱
驚則肝胆氣奪神不守舍正氣不能主持痰邪足以亂之之故詳
載兒門

寧志丸 治癲癇之症

人參 琥珀另研 當歸 茯神 遠志酒浸去心 石菖蒲各五錢
乳香另研 酸棗仁酒浸去殼炒紅炒香各二錢半 硃砂水飛二錢 蜜丸每服二錢棗湯吞服

五癇神應丸 治癲癇潮發不問新久

白附子薑汁炒五錢 半夏薑汁炒二兩 南星 烏梢蛇酒浸 生白礬各一兩

全蝎炒三錢　蜈蚣一條炙去頭足　白殭蠶薑汁炒一兩五錢　射香一錢

硃砂水飛一錢五分　皂角二兩搥碎水浸取汁同丸熬乾為度研

其為末薑汁煑麪糊丸每服二三十丸食後用薑湯吞服

河車丸新方治先天不足病後衰弱變成痙癎痰壅湧盛搐搦時作之症

紫河車一具　人參二兩　當歸二兩　鹿茸一對

煉蜜丸薑湯溫服

婦科摘要

經脈論

婦以血為主。經以調為貴。經本藏府之陰血。實為水穀之精英。和調於五臟。灑陳於六腑。生化於心。統攝於脾。藏受於肝。宣布於肺。施泄於腎。以灌溉一身。在男子則化而為精。婦人則上為乳汁。下歸衝任。血海而為經脈。故衝為五臟六府之血海。經言太衝脈盛。則月事以時下。可見衝脈為月經之本也。然氣血之化。由於水穀。水穀盛則氣血亦盛。水穀衰則氣血亦衰。而水穀之海。又在陽明。考之痿論曰。陽明者五臟六府之海。主潤宗筋。宗筋主束骨而利機關也。衝脈者。經脈之海也。主滲灌谿谷。與陽明合於宗筋。陰陽總宗筋之會會於氣街而陽明爲之長是以男精女血皆由前陰而降可見衝脈之血總由陽明水穀所化而陽明胃氣又爲衝脈之本也故月經之本所重在衝脈所重在胃氣所重在心脾生化之源耳但使精氣無損情志調和飲食得宜則陽生陰長百脈充實又何不調之有苟不知慎七情六淫傷害飲食起居失宜無非心脾胃氣之戕賊或爲勞倦色慾不謹强弱相陵以致衝任失守或氣血方長而縱情虧損或精血未滿而早爲斲喪致傷生化之源之致有經期先後之病崩漏淋瀝帶濁白淫之分然先期而至雖曰有火若虛而挾火則所重在虛當以養營安血爲主亦有無火而先期者或中氣衰弱而失陷或命門不固而丧守此由脾腎

之虛不能統攝而注陷也後期而至者本屬血虛然亦有血熱而燥瘀枯澀者不得不爲清補有血逆而留滯不行者不得不爲疏利總之調經之法但欲得其和平詳察其脉症若果形氣脉氣有餘方可用清利虛則當溫補故調經之要貴在養脾胃以資生化之源固腎氣以安陰血之室知斯二者庶盡善矣若精血枯敗而不行者左尺脉虛弱細數是眞陰之涸竭也右尺脉沉細欲絶者是元陽衰弱也速宜大補眞陰培植命門爲急務至於經行腹痛既有虛實之分豈無寒熱之異實痛者多痛於未行之前經通而痛自減此實熱症也虛痛者痛於既行之後血去而痛未止或血去而痛益甚此虛寒症也若氣逆滯而作痛和其氣血瘀結而不

行破其血此在壯實之婦則可慎勿執泥。

經脈症治論

婦科之症首重調經而調經之要惟貴扶脾胃固腎氣為主蓋脾為生化之源胃為灌注之本腎為水火之宅為元氣之根使脾胃強壯自能磨化飲食輸水谷之精英於脾脾氣散精淸氣朝宗于肺宣布薰膚澤毛濁氣歸心變赤而爲血藏受於肝施泄於腎上入乳房爲汁下歸血海爲經又何有愆期不及之患而脾胃之強又賴腎家一點眞陽之元氣薰蒸始能腐熟水穀化精微生津液是脾胃固爲生化之源而腎又爲脾胃強壯之本爲發生之基五臓之陰氣非此不能滋五臓之陽氣非此不能發故調經之法必

先賢二者苟能察其陰陽虛實寒熱調而治之無餘蘊矣細按義於後

禀先天不足有陰陽之分

一禀先天眞陰不足其人必兼火臟素性喜涼食冷此陽旺陰虛也或因房勞過度或强弱相凌耗損衝任陰液褚侍中云合多則瀝枯虛人以致眞水虧敗陽火内熾愈爍眞陰津液乾涸血枯經閉發爲潮熱等症此傷腎家眞陰發生之基左尺脉必細數治當從趙養葵壯水滋陰之法如六味地黄丸八仙長壽丸或六味加龜鹿二膠之類主之

一禀先天眞陽不足其人必兼水臟素性喜熱畏寒此陰盛陽衰

也治當培補先天眞陽之氣如八味地黃丸之類或因經期不謹風邪冷氣乘虛襲入寒結胞中以致衝任脉寒血凝氣滞經瘀不行其脉必沉遲兼見弦牢之象小腹必脹痛而怯寒厥冷治宜溫經散寒如四物加桂附吳萸炮薑之類主之

勞倦思慮所傷宜補脾胃

一婦屬陰體質柔弱不耐勞苦設或勞役不謹思慮過度未有不傷脾氣脾氣一傷失其健運之常則五味不化由是水谷衰少何所資化而生津液血枯經凋月事不能以時下矣肌肉消瘦形體漸弱氣血俱衰以致經水斷絕非大補脾胃以資生化之源以[illegible]之未不可臨斯症者診其脉必濇弱治宜八珍益氣歸脾

六君之類主之。

鬱怒所傷宜壯水滋肝

一婦性多狹窄肝木喜條達最嫌鬱滯設或隱曲不如意卽鬱怒過度未有不傷其肝氣況相火繫于肝木肝經藏血一經受傷肝火自焚相火助越爲害炙煿眞陰血枯經涸月事不能以時下矣發而爲潮熱躁渴等症肝血一燥水不能滋卽侮上而妨脾醫者不知見其煩熱躁渴以爲血熱投以芩連愈傷脾氣以致泄瀉未有不斃凡臨此症如果肝經血躁日午潮熱脈見弦數柴芍地黃湯之類肝經血少三陰煎之類肝木侮上加味逍遙散之類相火炎越日晡潮熱脈見洪數無倫六味地黃湯加赤桂五味淮牛膝

之類。若火不歸源，夜熱尤甚，逼血妄行，泛溢於上，爲吐衄，歸氣飲、八味地黃湯之類。若脾經受制，虛寒不攝，歸源飲之類。悞用寒涼，以致中焦虛寒泄瀉，理中湯、歸脾飲之類。若脾虛失陷，補中益氣湯之類。

憂鬱所傷宜補土生金

一肺乃嬌藏，實爲五臟之華蓋，其體輕清虛靈，最嫌窒礙。婦性多執滯，猶有隱曲，如憂鬱過度，未有不傷其肺氣者。肺氣受傷，不但失宣布津液之職，而且絕水之上源，傷發生之基，無以滋肝而生津液，經脉遂枯，月事不時，發爲潮熱、喘咳等症。治宜補土以生金，脾胃旺則肺氣周流，如保元湯、四君子、五福飲、人參養榮、八珍、三

陰之類皆可擇用

生產過多宜大補氣血

一婦稟陰柔之質一生之氣血有限若生產過多未有不大虧氣血耗損衝任致傷脾腎生化之源稍失調養遂致經枯血涸月事不能以時下矣凡臨此症宜大補氣血如八珍十全大補人參養榮八味地黃丸加鹿茸枸杞之類主之

經先期而至不可概作熱論

一婦屬陰體以二七之期得少陽之數陰遇陽動而天癸至任脉通太衝脉盛月事以時下三旬而一見象月之盈虛不失其經常故名曰月經又名月信少年體質陽旺血熱或肝搖火動血燥

妄行或過食煎炒炙煿薑椒辛辣過度以致血熱妄行經先期至者固有但經行之後熱隨血去精神如故更覺身體輕健飲食倍如此血熱症也其經行如水色必鮮紅而多三日而淨脉兼洪數治宜滋陰保陰湯知栢地黄湯四物加柴芩之類若思慮傷脾以致飲食少思肌肉消瘦形體漸弱經行色淡短少淋漓脉見濡弱精神疲倦此脾虛胃弱氣不攝血先期而至治宜歸脾八珍之類速扶元氣急壯脾胃不可概作熱論妄用寒凉以致夭殞若色淡過度勞傷衝任以致失守注陷宜固陰丹八珍十全大補之類若真陽虛衰命門不固而丧守以致注陷淋漓速宜用大溫經丸右歸丸之類主之

經後期而至有枯燥瘀滯之辨

一經脉本水谷之精英由脾氣運化而生或脾虚不運以致經脉氣滯不行後期而至之症治宜用香砂六君歸脾異功之類若肝經燥熱以致血少經滯枯濇留難亦有後期而至之症必發爲煩熱躁渴脉見洪數弦濇之象治宜柴芩地黄或柴芩四物滋陰煎之類若過食生冷以致中焦虚寒血凝氣滯瘀結留難不行後期而至治用温中散寒以煖血脉如理中歸脾飲之類若命門火衰下元虚冷水寒冰凝瘀結之症治宜用六味回陽附子理陰煎大温經丸之類主之

經期腹痛有虚實之分

一經行腹痛或因肝經血躁木鬱侮土熱蓄胞宮以致腹中急痛積滯不行發爲煩熱躁渴之症此肝脾鬱熱痛也治宜四物加柴芩紅花牛膝之類或因憂思鬱傷脾肺以致氣滯不行腹中綿綿作痛者此脾肺經虛氣滯痛也其症必飲食少思倦臥神疲脈見濇弱治宜歸脾香砂六君子六物煎之類或因口腹不謹過食生冷以致寒結中焦血凝氣滯瘀積不行腹中脹痛脈見沉遲此寒痛也治宜理中合歸[illegible]飲之類或當經期不謹坐臥貪涼以致風冷乘虛襲入客於胞絡衝任遂爲小腹脹痛脈見沉緊此風冷痛也治宜六物煎附子理陰煎之類或命門陽衰下元虛冷每行經之際臍腹綿綿綫痛畏寒厥冷脈見沉弱無力此陽衰虛寒痛也

治宜六溫經丸、右歸丸、八味加吳萸故紙之類。致於經行之後、然大作腹臍疼痛。此虛中感寒痛也。治宜大劑歸萸飲之類。若腹中綿綿作痛、時作時止。此經後氣衰血少虛痛也。治宜六物煎、八珍加桂附之類主之。

經色紫黑成塊皆由陽衰失氣

一氣所以行血。血所以載氣。得熱則流、得寒則凝。陽旺則動。陰盛則水。如火旺則血熱沸騰、煩熱躁渴、脈見洪數、其色必鮮紅流動。如水初何有凝滯之患。致於紫黑成塊、皆由陽衰不化氣、不行血故耳。諸家執快以爲火熱太盛、抑又何也。不知此症多得之於中年衰弱之婦、面黃肌瘦、飲食少思、倦卧神疲、脈見濡弱沉遲、並未有少年強壯之婦神旺氣壯而猶有病此者舍此不辯胎候不小若經色淡瘀灰白則陽衰之極下元虛冷太盛治宜右歸丸太溫經丸參附固本丸之類主之

經閉不可妄用通經破血耗氣之藥

一經閉之症或因肝經血躁或因衝[illegible]因脾虛氣滯失其生化之源或因房勞過度耗損真陰傷其發生之本或因風冷乘虛襲入寒滯胞中或因下元虛冷陽衰不化或因寒飲中焦凝滯不行是皆經閉之端也惟當審其血寒當溫氣虛當補血燥當滋血枯當潤房勞宜節慾勞傷思慮所傷則當補脾風冷襲虛則當溫經散寒下元虛冷則當回陽固本種種不一當審其所因須知

醫爲發生之基脾爲化生之源胃爲灌注之本調而治之豈可執爲經閉當通妄用破血耗氣之品殊不知血枯遇破則眞陰愈損氣痛遇耗則元陽愈傷日就危殆矣臨斯症者可不知所愼哉

月經異常總屬眞氣虛弱

一經者常也經有常期方謂之經經或不一是謂之變如室女經行數次或一年而斷續不至或一年一行是謂避年或三月一行是謂居經又名四季經有一生不行而受胎者是謂暗經有受胎之後月月行經而産子者是謂垢胎有受胎數月血忽大下而胎不墮者是謂漏胎總屬眞氣虛弱失其常度凡臨斯症當固天元眞氣使五臟調和經有常期殆無大折之患

妊娠惡阻

一妊娠二月之後。氣倦神疲。嗜臥少食、惡心嘔吐。名曰惡阻。此蓋胎繫于脾。根蒂于腎。三月之後。則脾腎之氣。生化養胎。爲其所累。神疲氣倦。而嗜臥。失其健運之常。飲食未免凝滯。偶爾食凉寒、觸胃脘。則氣化不行。而惡心嘔吐。胸膈脹悶。此脾虛寒滯之症。治宜歸英香蘇飲之類。若虛寒之甚。用香砂六君子加炮薑。或參朮香砂飲之類主之。或腎虛陰弱。不足以滋肝。木鬱滯而侮土。肝脾不和。惡心嘔吐。發爲煩熱燥渴等症。治宜柴芍地黃湯。柴芍梅蘇飲之類。或腎虛陽衰。少陰冷氣上衝。心胃而惡心嘔吐。畏寒厥冷。宜用歸英飲。附子理陰之類主之。

妊娠子煩

一心含神而生血。肝藏魂而受血。子煩之症。因心肝二臟血少。故神魂不寧。驚悸怔忡而爲煩躁悶亂之症。治宜六味壯水以滋肝。使腎氣上達於心。或三陰煎、七寶飲、聖愈散之類。滋肝寧神。補心養血。

妊娠子懸

一妊娠心胃胸腹脹滿疼痛。惡心嘔吐。名曰子懸。或因脾胃虛滯。氣化不行。嘔惡脹痛。脉見濇弱。治宜紫蘇和氣飲、香砂六君子之類。或因鬱怒傷肝。木滯侮土。臍腹絞紐急痛。心悸而煩。宜用小建中湯、當歸芍藥湯之類主之。或因貪涼飲冷。寒犯中焦胃脘食停飲積凝滯脹痛嘔吐。治宜以淡鹽湯、探吐其宿食停飲。隨用歸萸、香蘇飲之類主之。或因下元衰弱。少陰冷氣侵胎上衝心胸頭痛嘔惡。治宜吳茱萸湯、歸萸飲、附子理陰煎之類主之。

妊娠子癇

一子癇之症。原因肝經血躁。腠理疏泄。汗出乘風。貪涼偶爾感觸風邪。乘虛襲入肝經。風熱擊搏。以致血不榮筋。發爲痰湧搦搐口噤等症。名曰子癇。治宜柴胡疏肝飲。四物疏肝湯之類。

妊娠子腫子氣子淋

一子腫之症。原因脾胃虛弱。土不生金。以致肺失宣布之職。不能通調水道。濕滯中焦。氣化不行。水飲泛濫。溢於皮膚。渾身腫木。面日虛浮胸膈飽脹之症名曰子腫治宜先用平胃散五苓散[illegible]湯之類以治其標隨用異功理中五君子之類以扶脾氣急救生化之源免致氣虛下陷而胎元不固為墜漏之症

一子氣之症總由命門衰弱陽虛不化膀胱失運以致氣滯而不行小水無力傳送或因脾虛氣陷胎壓脬中水道壅滯不通小便短濇淋瀝流注下部以致腿膝漸腫腳面浮木甚致腳指間裂縫出水名曰子氣治宜八味腎氣歸脾補中益氣全生白朮散之類以上俱小水短濇之因若子淋之症或因過食煎炒炙煿辛辣等物或因暑氣薰蒸或因悞坐日晒熱地或因肝經血躁有失疏泄之令以致熱結膀胱小水短少淋瀝濇痛頻數煩悖是皆熱症之

因也。治宜六味地黃湯、導赤解肌飲之類主之。

妊娠子嗽產後喘咳

一肺乃嬌藏。不受寒。亦不受熱。子嗽之症。或因貪涼飲冷。肺經受寒而嗽。鼻流清涕。日輕夜重。治宜麻桂香蘇飲之類。或用笋鷄一隻、生薑四兩煨湯熱飲。以溫經散寒。或因傷風而嗽。肺受風邪鬱滯為熱。鼻出濁涕。治宜杏蘇飲之類。或因肺經有熱。乾咳煩躁。治宜貝母知母湯、麥冬清肺飲之類。或因陰虛火炎。灼肺喘嗽乾咳熱熾之症。治宜人參清肺飲、紫苑散之類。至於產後發咳。或因脾肺氣虛而喘咳無神。治宜歸脾、六君子之類。或因衝任血枯氣不歸源而喘咳潮熱。治宜貞元飲、歸氣飲、八味地黃湯之類。或陰虛人參而喘治宜八仙長壽之類或因肺胃虛熱而喘嗽乾咳虛勞之症治宜人參清肺飲紫菀散之類或因過食煎炒雞茸等物以致肺胃鬱熱而喘咳煩熱躁渴之症治宜黃芩知母湯麥冬清肺飲之類主之

胎產瀉痢

一胎前產後泄瀉痢症或因過食煎炒辛熱之物以致胃府積熱煩熱躁渴裏急後重之症治宜黃芩湯之類若因肝木侮土挾熱積滯小腹急痛後墜者治宜甘草芍藥烏梅湯之類或因脾虛氣陷積滯不行或腹脹痛氣怯神疲之症治宜補中益氣湯升提清氣其濕積自降至於泄瀉色見糜黃屬挾熱症者治宜甘草芍藥

烏梅湯之類若水瀉洞泄總屬寒濕犯脾症者治宜理中湯加吳萸烏梅甘草六和飲之類

胎動不安下血漏胎

一胎動不安姙娠下血等症或因胎氣有熱火盛迫血妄行其症必多煩熱燥渴貪凉喜冷六脈滑數洪大治宜黃芩湯保胎飲之類　一胎氣有寒而不安者或貪凉飲冷以致寒犯中焦或素稟藏寒以致者　其症必吞酸嘔惡吐酸水冷涎多喜熱畏凉六脈沉細治宜暖脾飲膠艾溫中飲理陰煎吳茱萸湯之類若兼脾滯泄瀉治宜理中湯五君子煎之類溫中而胎自安　或因怒動肝火氣鬱血躁而暴注治宜柴胡清肝散柴芩地黃湯之類若

惱肝鬱怒而多火氣逆胎動而下血治宜固胎煎之類　或脾腎素弱偶因勞倦思慮傷脾以致脾虛氣弱不固而胎動下血治宜歸脾湯固胎飲異功散之類或中氣下陷補中益氣升元飲膠艾保元湯之類或肝脾兼鬱滯則用逍遙散若脾兼虛寒而血下注治宜膠艾溫中飲歸脾飲之類　若撲跌挫閃傾傷胎氣而胎動下血者治宜保孕飲膠艾四物湯之類　若因大驚卒恐致傷肝胆之氣以致氣散不攝胎動不安者定神安胎飲主之　或房勞不謹色慾過度損傷子宮致損胎元衝任不固治宜固胎飲膠艾保元湯之類　若下元傷陽虛衰命門不固以致衝任失守胎動不安者治宜固陽固胎飲主之凡此等症平日氣倦神疲面黃肌

或飲食少思。即是陽衰之兆。受胎之後。即宜預服右歸丸。八味地黃丸先培植元陽根本以免不固之失若臨時始服恐有不及之悠。

一胎孕不固。墮胎漏胎。無非氣血損傷之故。蓋胎繫於脾根蒂於腎脾為生化之源胃為灌注之本腎為精血之海命門為發生之基設使脾腎氣虛則根蒂不固精血不足則灌溉不周所以多致小產善保胎者必當專顧脾腎始有奪造化之功

保胎

保胎以絕慾為第一。慾節則不擾亂於子宮。心清氣爽。則胎氣寧謐。胎元安固。不致氣血有傷。即臨盆生產亦易。甚且養育多壽而

少病保胎又宜以小勞爲妙平日居家行動勞走則氣血流通爲骨堅固胎在腹中習以爲常以後雖有些微閃挫不致壞事倘安逸不動則筋骨柔脆氣血不行畧有閃挫隨至墮落然非胎後方勞正爲平日不宜安逸耳若平日安逸及孕後方勞適足損胎何筋骨堅强之有

孕已知覺卽宜用布一幅六七寸濶長視人肥瘦約纏兩道橫束腰間直至臨盆之時纔解去若是誠痛仍不宜解此有最妙之處胎本長成得此則腰背有力些須閃挫不致動胎常令腹中窄狹及到臨盆解開則腹中作寬轉身容易孕後睡時須要兩邊換睡不可偏在一邊要使兒胎內左右便利手足慣熟則産時中道而

出不難矣。

胎產要法

一曰仰臥安睡

胎產此時必要養精神、惜氣力爲主。產婦能上床安睡、閉目養神最好。若不能睡、暫時起來、或扶人緩行、或扶桌站立片時。站宜穩、站坐宜正、坐不可將身左右擺扭。須知此時要自家作主、本身性命、切莫聽別人攪擾干涉。若不能睡、暫時起來、或扶人緩行片時。[illegible]又上床睡、總以睡爲第一妙法。仰臥使腹中寬舒、小兒[illegible]且大人睡下、小兒亦是睡下、轉身更不費力。益大人宜惜力、小兒亦宜惜力、以待臨時好用。

二曰耐心忍痛

產婦以耐心忍痛爲要不問是試痛是生產耐心忍住照常安然吃飯行走睡臥疼得極熟自然易生切不可輕易揉腰擦肚蹺其自然看其痛之緊慢若當臍而痛于按之更痛或臍傍有一硬塊傷食痛也若臍下綿綿而痛不增不減得熱物熨按而稍緩者寒痛也若痛一陣慢一陣乍緊乍慢皆試胎弄月也若痛一陣緊一陣腰疼腹墜正生也小兒果然逼到產門則渾身骨節疎解胸前陷下腰腹重墜異常大小便一齊俱急目中金花爆濺眞其時矣待其胞破水流用力一陣子母分張何難之有然或偶有不出者則是小兒力盡不能得出宜令上床安睡使小兒在腹中亦安睡

撥力少刻自然生矣又何慮哉。

三曰緩慢臨盆

臨盆用力最宜緩慢。切不可聽穩婆之言。用力太早。致悞大事。盖小兒端坐腹中。及至生時。自會轉動。必待其慢慢自轉。身到産門。頭向下。脚向上。倒懸而出。生自順矣。若小兒未曾轉身。用力一致倒生之害。及轉身未定。用力一逼。則横卧腹中。一手先出。遂有横生之殃。或轉身向下。畧不條直。用力畧早。亦或在左或右。偏頂腿骨而不得知。亦不知此等弊病。皆是時候未到。妄自用力之故。况婦人之氣力有限。未到其時。先自用力。則力已盡。及到其時。則無力可用。情理顯然。若當時候不用着力。小兒自然生下。何須[illegible]哉然

小兒力薄其轉身時用力已盡及到產門不能得出亦或有之故臨盆須從慢婦人最宜惜力待兒內動幾力稍用力助之自然生矣又何疑哉

四曰生不宜催

生自有時何須用催夫雛鷄日足自能啄殼而出馬牛犬豕亦無催生之藥產育何時不順人物一理天地自然况催生之藥例用香竄大耗氣血而兼破血安得無損夫產時百脉解散全要血足氣壯如舟之得水遇風行息不行惟恐產母血少又或胞漿早破以致乾澀難産若服耗散氣藥兒已出而香竄未消血已耗而大破其氣惰損虛甚多致產後發熱等病且令毛竅開張最易招風入

內祕難枚舉只謂產後失調誰知催生之爲害未到其時預催其生易致手足先出橫生逆產之患若遇此症速令將手足緩緩托入令產婦上床仰臥安睡養神惜力一夜聽其轉動自然生矣若謂兒到產門大人睡下恐妨有礙殊不知小兒向下大人坐立反有倒懸之苦豈能久待惟大人睡下小兒亦睡下養息精神易於轉動有何妨礙若謂安睡一夜閉胎氣不知胎懷十月不閉獨臨盆而反閉乎斷無此情理可知生不用催

五曰穩婆難信

世之爲穩婆者大約多愚蠢而乖張一進門來不論時候之遲早不問腰疼腹痛之緊急便令坐草用力或令揉腰擦肚或手入產

門探摸多致損傷總要見他功勞不肯安靜更有一等狡黠之婦言語大驚小怪恐嚇主家借此居奇射利殊不知產婦一聞驚恐致餒肝胆之氣心無主宰血凝氣散遺悞大事所以穩婆難信只可令一年老誠實慣熟之婦維持調護餘無別用

六曰難產有因

產育之難因母質太弱血養未足氣餒不充胎元不固或母病傷寒之後熱毒傷胎或房勞過度慾火致傷或平日過食椒薑煎炒熱物火毒以及跌撲損傷胎死腹中皆致難產又或遇嚴冬時候衣薄食少房中火氣微弱以致血寒氣凍亦令不出惟令擁被安臥[illegible]有因生產艱難或天寒孩兒生下不哭或已死者

急用衣物包裹再用香油紙燃將臍帶慢慢燒斷煖氣入腹漸漸作聲而活若先剪斷臍帶則死矣

七曰盤腸應識

盤腸生產是用力之過蓋産母平日氣虛臨時渾身氣血下注易致腸隨兒下若待瓜熟蒂落何至有此所以產母應識免致驚惶

八曰試弄須知

試胎弄月見到七八箇月手足五官全備已能動彈或母胎中有火或起居不時貪涼飲冷觸犯胎胞令兒不安以此大動而痛名爲試胎弄月此等十中有五不足爲奇只宜照常穩食安眠一二日自然安靜或痛之不止用安胎藥一二服自止此後近則數日

遠則月餘，近至再過三四箇月纔產。人多不知，輕易臨盆，終日坐立，不令睡倒，或抱腰擦肚，或用手取，或用藥打生，生將兒取出，母則九死一生；兒則百中無一。慘不可言。世間難產皆此故也。蓋胎養不足，氣血不全，如剖卵出雛，裂繭出蛹，寧有活乎？只說小兒難養，誰復根究到此，可不須知。

九曰調理急務

臨產之時，心內憂疑，腹中疼痛，甚至精神疲倦，口中失味，全要好飲食調理，雞湯、稀粥、人參、黃酒，隨食飲吃，壯助精神為急務。

十曰禁忌當防

一臨產之時，房中宜用老成安靜女婦二三人伺候，不必多眾，免生擾嚷。凡一切親族女婦。俱婉言謝却。勿令入房擠擁。

一要勸其放心安靜。存養精神。忍痛歇息。切忌在房中大驚小怪。交頭接耳。咨嗟歎息。產婦憂疑擾亂。以致悞事。

一夏天炎熱。最忌近火。熱氣擁盛。致令產婦煩躁發暈。其害非小。

一切穢氣并不宜近。恐觸母嘔惡。大傷元氣也。

一門隙窗牖俱令遮蔽。勿使陰風冷氣透射。致生他病。

一冬日天氣抵凍。房中宜設火盆。使床前溫煖。勿令寒氣襲入侵肌透骨。凝閉臟府。氣血不行。

一下體不宜脫露太早。以致肌涼股冷。難於用力。

一産後血暈昏迷。切勿驚慌。宜速灌滾熱童湯米飲或老酒參湯立即醒定。

一胞衣不下即三四日亦無妨宜用熱水盆湯薰洗臍腹自然下落。

一婦人臨産如渡江海縱有風波不必搖動須臾自息若未險而驚臨險而亂其不至於覆也幾希又如理亂絲然緩則解急則結矣惟平心靜氣從容寧耐以待時可也。

一富貴孕婦身體肥厚養安處逸自是血凝氣滯交骨堅閉不開決難生育若能行走供事厨竈疏通筋骨開豁骨眼自然易産貧賤婦人生育極易者因其勞碌胎氣流通故也。

一孕婦寒冬切莫坐臥火箱過食辛辣大熱等物犯此則子受熱

毒必生赤瘤火丹驚風喉舌口瘡不能進乳等症

一臨產腹痛腰不甚痛產未急也須扶起直身而行卽倚物而坐亦可不必妄投催生峻劑攻廹致損胎元惟當審理斟酌和順血氣自然易產宜用獨參湯八珍湯或用後方最妙

當歸三錢　川芎一錢　益母六分　只殼八分　人參三錢

陳皮八分　香附八分　甘草五分　水煎溫服穩當

一臨產子欲出戶時此候要認得最眞倘非其時錯於用力逼兒下至臍腹難轉遂成橫生逆產之症手足先出囑穩婆以手輕輕送轉或用粗針刺兒手足深一二分得痛縮轉縮回或塩塗兒手足心急搔之卽轉順生每見產婦一橫生忍用利刀割取誠可傷也

慎之戒之

一臨產用力太早。水衣非自破。乃因催逼先破者。子與水衣。兩不相應。致令產戶為兒所吹。因而腫脹乾澀難產者。只須忍耐時辰從容候之無妨。

一臨產最戒曲身坐臥。蓋產母怕痛。多不肯直身行立。每愛曲腰坐臥。以致胎元轉動不順。兒出胞時。篤到產門。被母曲腰遮隔。因不得出。少頃又轉。母又護痛。再閉。如此數次。子必無力而不能轉。遂成難產。人見不動。便謂死胎。誤用峻藥攻下。其實無力。非死也。此時雖有良藥。何能令子有力而動。只要心安氣和。勉强飲食。從容調理。候兒元氣漸復。自然生下。

一臨盆有數日腹痛不止者，不必慌忙。須審胞衣破否，子出胞否，斷不可急錯用力。關係性命，惟宜安心定氣靜養，六親不宜張惶，令產婦疑懼。惟俟臍腹痛急，腰間重疼，眼中如火，肛門逼急，四症俱到，胞水與血並下。此時子已出胞，產母方可用力，庶不悞事。如數症未到，切勿急性亂為，卽眼中見火，引腰稍痛，而四症未全，乃見轉身，仍宜扶行，不可早坐。

一臨產胞胎已下，子或不動，停一二日至三五日者有之。以麻油搽滑產門，自然易落，切勿驚疑暴急。蓋驚則氣散，暴則氣結，暴則氣逆，血必妄行，多致昏悶血暈。知此善調，自然生下。如血暈，用生韭菜一把，搗爛，置茶壺中，用滾醋一二碗傾入壺內，蓋頭，以壺

噹放鼻中薰之即醒或燒瓮衣擦紙或醋炭頻淬薰鼻俱好

一臨產凡有孝服及穢濁人勿令入房致產不利又忌往來人行走多令難產若多一人入房則多一人延遲第一切戒响動喧閙孕婦聞驚就提縮任宜靜心自安無驚懼惶惑自然氣充膽壯而有餘力產之前後俱無害也

一臨產全以飲食爲本美羹美食勝過多藥有等婦人臨產不能飲食精力不壯須預買好人參二三錢收貯俟臨產時煎汁一盅聽其陸續飲之大助氣力勝于肉食百倍產後用之能免眩暈

產後調理

一產後上床宜高枕斜靠墊正曲膝仰卧閉目存神靜養被圍宜

遲密不可疏泄漏風腰腹宜用長手帕緊緊不宜倒側睡卧恐血氣上壅因而眩暈不宜高聲急叫以致驚恐

一産後血暈昏悶不省人事切勿慌忙用酸醋大半碗紅炭淬入取熱酸氣薰鼻自醒隨進獨參湯或熱米湯薑酒俱好

一胞衣不下總臨盆太早之故不必驚慌宜用粗蔴線將臍帶繫住又將臍帶雙折再繫一道以微物墜住過三五日自痿縮乾小而下屢用有驗若臨穩婆妄用手取多有傷生不可不知

一胎死腹中皆因臨盆太早以致横逆屈曲不舒因而失氣傷生若産母面赤舌青母活子死急用平胃散一服加朴硝二三錢能令化下極易之事屢經有驗切勿用奇方怪藥以傷母命若産母

而青古赤子活母亡而舌俱青子母俱死况死胎墜服藥爲禁

常况不同最宜明辨

一婦人懷孕有七八箇月生者有一年二年乃至四年而後生者

此亦異事不可不知

催生妙法

一妊娠之婦胎元完足彌月而産始爲正理熟落有期非可催也

所謂催生者不過助其氣血壯其精神接濟其力免致臨盆氣倦

神疲無力傳送而已如獨參湯八珍湯歸芎保元湯最爲妙法世

所罕知予故表而誌之

胞衣不下

一胞衣不下皆由産婦臨盆氣力用盡胎衣脱然而落衝任空虚下元寒冷一時精神疲倦氣弱血滯不能傳送故停擱不出此亦何妨之事惟宜以熱薑汁老酒熱服或生薑煨笋雞湯熱服獨參湯參粟飲或熱稀粥飲須進助其胃氣暖其血脉接回元氣下焦温暖自然而下或外用熱葱湯薰洗臍腹丹田隨即脱落予行醫二十餘年閲歷多人常見貧家之婦缺少飲食調理産後胞衣四五日不下忽一日用熱湯沐浴脱落澡盆中未嘗見其有危難之事可見熱湯薰洗丹田氣暖血易流動則自脱落亦屬易事予做表而出之

交骨不開王門不開子腸脱下

一臨產之婦。交骨不開。無非陰氣不足。治宜芎歸湯主之。

一產後玉門不閉。皆因氣虛不攝。致爲淋瀝之症。歸脾湯主之

一子腸不收。陰挺突出。皆因氣虛下陷。治宜補中益氣湯之類。

產後發熱辨

一產後發熱。或因臨盆之際。多有露體冒寒。或因汗出房室陰涼。風邪乘虛而入。感之最易。若見頭痛脊強發熱惡寒。脉來緊數。此外感發熱也。治宜柴胡益陰煎芎歸香蘇飲之類。或因過食膏粱辛熱之物。致動脾胃之火。而煩熱汗出。躁渴飲冷。脉見洪大滑數。治宜黃芩湯主之。或因肝經血躁。挾火邪而煩熱作渴。治宜滋陰煎柴芍地黃湯之類。　或因去血過多。陰虛發熱。

脉見細數。黄耆補血湯主之。或因素稟中氣不足。偶因勞倦。虛煩而熱者。逍遥飲、歸脾湯之類。若氣血兩虛。發熱煩躁而赤作渴。治宜八珍湯、十全大補之類。 若陰虛陽無所附。浮越在外。氣不歸原。喘足發熱汗出。脉來洪數無倫。急宜用大劑八味地黄湯。凉飲納陽歸腎。其熱自退。

產後眩暈

一產婦胞胎既下。忽爾眼黑頭暈。神昏口噤。總屬氣虛、血脫之症。速宜用人參一二兩急煎濃湯灌之。或參附湯之類。急救元氣。免致脫竭垂危。以致不救。

產後惡露不止

一產後惡露不止總屬衝任脈絡受傷脾虛氣不能收攝治宜

脾湯歸脾飲補中益氣湯之類

產後大便秘濇

一產後便秘總由產時去血過多津枯液涸大腸不潤故見秘濇之症治宜用黑芝麻半碗擂爛滾水冲兌生蜜糖調服大便即通

產後腫辨

凡胎產之婦氣血虧耗陰陽兩虛縱有別症亦必辨其表裏陰陽寒熱虛實方為正法若產後一二日頭面頸項忽然燃赤作腫皮光色嫩狀如匏瓜之形此由產後血海空虛真陰失守孤陽無依浮越犯上故發浸作腫從頭面頸項胸膊之間速宜用附子理陰

煎歸氣飲大劑煎與冷飲納虛陽歸附於陰庶免越脫之危若七日之後頭面焮赤作腫發熱惡寒無汗煩熱躁渴喜冷皆由過食炙煿煎炒辛辣以致熱積陽明汗出腠理虛疎偶爾貪涼受邪風熱搏於諸陽之經治宜芩連消毒牛蒡消毒之類疎解風熱若素稟陰臟面目頸項浮腫皮肉本色不焮赤作熱純惡寒者此風毒之症治宜九味柴胡飲小青龍麻桂香蘇飲之類若面部有疔瘡水毒焮腫作痛起頂尖突雖屬陽瘡處胎產之後五內空虛亦必托裏消毒補正氣以驅邪免致毒隨虛陷如八珍十全加金銀花白芷荊防之類主之方為正法若散漫作腫惡水淋漓臭穢者陰毒可知速宜用六味回陽飲十全大補加附子之類急扶元氣

以回陽免致誤陷虛脫之危若半月之後面目浮木作脹微黃者暗者此中焦虛寒脾胃衰弱之因治宜五君子附子理中朮附之類以補脾煖胃

產後見邪夜夢鬼辨

夫人之五臟各有所藏心藏神肝藏魂肺藏魄脾藏意腎藏精與志一經產後氣血俱虛心血虛則神無所依肝血虛則魂無所附肺氣虛則魄無所歸脾腎二藏虛則志意恍惚無主神明之官失而魂魄離其體故眼眩眼花如見鬼狀夜夢疏鴻若有所見卽我之魂魄豈真有鬼祟哉凡治此症宜七福飲保元養心湯之類主之

乳症

乳房陽明胃經所司，乳頭厥陰肝經所屬。乳汁乃衝任氣血所化。故下則為經，上則為乳。若產後乳遲乳少者，由氣血不足。甚至無乳者，其為衝任之虛弱也無疑。治當補化源而兼通利，宜豬蹄湯。若乳將至而未得通暢者，宜湧泉散。若肥胖婦人氣滯壅盛乳遲下來者，宜用漏蘆湯之類，是壅者行之也。若產後乳自出，乃陽明胃氣不固，當分有火無火而治之。無火而泄不止，氣虛也，宜八珍湯、十全大補之類。若陽明血熱而溢者，宜保陰煎加梔子之類。若肝經怒火上衝，乳脹而溢者，宜滋陰煎。若乳多脹痛而溢者，宜溫帛熨而散之。若未產而乳自出者，以胎元薄弱，氣虛不攝而泄，謂之乳泣生子多不育若因兒飲乳吸含乳睡爲氣所吹致令乳汁不通壅結腫痛名爲吹乳或兒未能飲餘乳蓄結作脹或婦人血氣方盛乳房作脹以致腫痛增寒壯熱名爲妬乳二症若不吮通急早治之必致成癰外以葱湯熏洗揉散敷以南星末金黃散之類內服連翹金貝煎橘葉散柴胡疏肝湯之類

治妬乳焮腫不消　麥芽一兩炒熟水煎服立消

又方　陳皮一兩　甘草一錢　水煎服

又方用豬牙皂角去皮簽炙爲末酒服一錢

乳癰乳巖

婦人乳癰屬肝胃二府熱毒血壅氣滯故初起腫痛發於肌表肉

色焮赤發熱惡寒憎寒頭痛煩渴飲冷治宜發表散邪用人參敗毒飲或柴胡飲之類其腫自消若數日之間膿成竅潰膿水稠粘湧出膿盡自愈若氣虛血弱速用歸脾補中益氣之類若瘡口不收斂膿稀脈大則難治速宜用十全大補益氣養榮煎之類致於乳巖則屬肝脾二經憂思鬱怒氣血虧損故初起小核結于乳內肉色如故其人五心煩熱日晡潮熱夜熱神昏體倦肌熱消瘦經水不調用加味逍遙歸脾八珍之類令其消散為善若積久漸大巉巖色赤內潰出水瘡口深洞為難治大凡乳症若因恚怒宜疏肝清熱憎寒壯熱宜發表散邪焮腫痛甚宜清肝消毒并用隔蒜灸法若不作膿或膿成不潰以補氣血為主膿水清稀而不收斂

以補脾胃爲主臚出反痛憎寒壯熱以補氣血爲主日晡潮熱內熱以補血爲主若飲食少思難化或作嘔吐泄瀉以補脾胃爲主大抵男子多由房勞耗傷肝腎婦人多憂思鬱怒虧損肝脾者審之若孕婦患此名曰內吹然其所致之因則一惟用藥不可犯其胎耳

血崩淋漏

經脈忽然暴下不止謂之血崩此由勞傷過極或房勞過度致傷衝任血海氣虛不能約制經血以致失陷治當大補氣血升舉脾胃之氣若去血過多血脫氣竭當速用獨參湯提壓元氣以防脫絕之歟隨用當歸補血湯之類若火盛迫血妄行而無虛症者則

當用寒涼、以瀉火滋陰。致若時來時止而不斷者、謂之淋瀝。若延綿日久不淨、謂之漏下。總由氣衰血弱、其中有寒熱之分。陰虛血熱妄行者、必有煩熱口乾潮熱之症、宜保陰湯之類。肝經怒火動血者、必有乍寒乍熱之往來、宜逍遙補中益氣之類。若肝膽氣虛不能藏血者、必多驚恐畏怯、宜五福七福八珍湯之類。若脾氣虛陷不能收攝而脫血者、宜歸脾補中舉元之類。若脾腎陰氣不固、宜固陰丹補元育嗣丹之類。若脾腎虛寒嘔吐而溏泄畏寒者、宜理中胃關飲之類。若命門火衰不固者、宜參茸固本丸八味右歸丸之類。若陽氣大虛衰脫陷下者、宜六味回陽大溫經丸四維散之類。惟在審症之分明、寒熱毋混於所施、庶無誤矣。

带浊遗淋

带下出于胞宫精之余也，淫浊由于膀胱水之浊也，肾与膀胱为表里，带浊之源，无非皆出于阴分，总由肾气之不固，然淫浊由于膀胱之湿热者，因有带由脾肾之虚滑者更多，或因劳倦伤脾，或因色欲伤肾，或过食煎炒酒湿热毒，伤胃湿热下流而为带浊，脉必滑数，色见红赤，症有烦渴而多热，治宜保阴汤、龙胆泻肝汤之类，若脾肾气虚下陷而带浊者，宜固阴煎、归脾、补中益气之类，若命门不固，肾气受伤而带浊者，宜大温经丸、八味、右归之类。

凡妇人交接阴户即出血者，多由阴气薄弱，肾元不固，或阴分有火动血者，宜保阴煎、肝肾阴虚不守者，宜固阴煎，脾虚气陷不能攝血者宜補中益氣湯、歸脾湯、補陰益氣之類。

婦人夢與鬼交

嘗聞心正邪難入，身衰鬼弄人。婦人之夢與鬼交，其症有二：一由慾念邪思，牽擾志意而爲夢，此鬼生於心，無所外于也；一由稟賦非純，妖魅敢於相犯，此邪自外至者亦有之矣。或言笑不常，如有所對；或喜幽寂，不欲見人；或無故悲泣，而面色不變；或面帶桃花，脉息乍疎乍數，三五不調，或伏沉促結弦細代濇不常，是皆妖邪之候。若失調理，久之不愈，精血日敗，眞陰日損，乃致潮熱發熱，神疲體倦，飲食日減，經水日枯，肌肉消削，漸成勞損，脉見緊數，多致不救。治此者因雖不同，傷精敗血，其病則一。故凡病生於心者，當先以靜心爲主，然後因其病而藥之。神動者安其神，定其志者固其精，養其陰，尤當以培補脾腎、要約門戶以助生氣爲主。若爲妖魅所侵，則內當調補正氣，如歸神湯之類。

癥瘕食積

癥者，徵也；瘕者，假也。癥有形而堅硬不移，瘕無形而聚散不定。徵出血結，其症或因經期，或因產後，內傷生冷，外受風寒，或忿怒傷肝，氣逆血留，或憂思傷脾，氣虛血滯，或勞倦積損，氣滯不行，總由血動之時，餘瘀未淨，而一有所逆，則留滯日積，以漸成癥。然血必由氣，氣行則血行，故凡欲治血，或攻或補，皆當以調氣爲先。瘕因氣病，氣滯則聚而見形，氣行則散而無迹，能大能小，或左或右，使氣強力健則流行不息又何瘕聚之有惟正氣不行而後邪氣得聚經曰邪之所湊其氣必虛治此者急扶正氣調補脾胃爲要此癥瘕之辨也然又有痛有不痛者痛者聯於氣血所以有知氣血行則愈故痛者易治不痛者不通氣血另結窠囊藥食難及故不痛者難治此又治之所當辨也至于血瘀作痛成形不散多在臍腹之下食積作痛常在胃脘之中總之血癥食積大便閉結腹脹痛甚形氣強壯實則宜下保安丸化鐵丹之類虛則宜補益氣養營湯溫經十全之類血瘀宜行六物煎歸芎飲柴胡疏肝半夏和中之類氣滞宜疏久堅之積宜消磨枳朮丸之類氣瘕之痛聚散無常或近脇肋之間臍腹左右之旁宜活血行氣如疏氣飲木香

順氣散之類風邪宜散麻桂香蘇之類胃寒宜溫溫胃飲艸香散之類鬱熱宜清大小分清飲之類風熱宜疏泄荆防消毒疏肝飲之類虛當急補大溫經丸之類此治蓄瘕之大法也

陰戸

婦人陰門腫痛或因分娩過勞因產傷而腫者不必治腫但調和氣血其腫自退或平日氣虛下脫當以升補元氣固嗇真陰爲主如陰虛滑脫者宜固陰煎補元煎之類氣虛下陷者補中益氣歸脾十全大補皆可隨用若陰中物生獰疼痛牽引腰腹挺出如蛇頭者謂之陰挺陰戸濕痒膿水淋瀝必有陰虫謂之陰蛆多由濕熱下注或七情憂鬱肝經蘊火或由房事太過或因淫慾不遂或因

非理所為。以致陰戶有傷內症或為體倦內熱。經候不調。或為飲食不甘。日晡潮熱蒸熱。或為小腹痞脹。腰脇牽痛。或為小水淋瀝。赤白帶下。若鬱熱下墜者。升而清之。宜清化飲。補中益氣之類。清肝火以龍膽瀉肝湯。加味逍遙之類。火盛而脹痛。宜大分清飲。外用藥水薰洗為妙。

婦科湯方補遺

保孕飲 新方 治跌撲挫閃觸傷衝任以致胎動下血之症

當歸 黃耆 白朮 阿膠各三錢 艾葉二錢

白芍 陳皮 砂仁二錢 續斷 杜仲各二錢

膠艾保元湯 新方 治真氣衰弱以致衝任不固注陷漏胎下血症

人參三錢 黃耆一兩 炙草一錢 當歸三錢 白朮三錢

阿膠三錢 艾葉二錢

膠艾溫中飲 新方 治中焦虛寒氣不攝血以致胎動下血之症

人參三錢 白朮一兩 炮薑一錢 炙草一錢 當歸三錢

阿膠三錢 艾葉二錢 生薑二片 大棗三枚

定神安胎飲 新方 治驚恐致傷肝胆之氣以致胎動下血之症

人參三錢 黃耆三錢 炙草一錢 續斷二錢 阿膠三錢

當歸三錢 熟地四錢 白芍二錢 茯神三錢 棗仁三錢

固陽固胎飲 新方 治真陽不足下元虛冷以致胎寒不安下血症

熟地 當歸 續斷 杜仲 艾葉 阿膠

人參 川附 吳萸 故紙 川椒 小茴

柴胡頭肝飲 新方 治胎產肝虛血躁風熱擊搏搐搦子癇痙之症

柴胡 當歸 白芍錢半 生地二錢 甘草一錢

黃芩二錢 荆芥 防風 秦艽 鈎藤各二錢

柴芍橘蘇飲 新方 治妊娠惡阻煩熱嘔吐之症

柴胡 白芍 蘇葉 陳皮各三錢 砂仁四錢 烏梅三個 炙草二

香蘇安胎飲 新方 治胎氣不和上搶心胃作痛胸膈飽悶嘔吐症

蘇葉 香附 陳皮 當歸各三錢 炙草

甘芍烏梅湯 新方 治脾胃不和挾熱下痢積滯與黃腹中急痛症

砂仁四錢 吳萸四錢 川椒二錢 淨水煎加生薑汁調服

生甘草二錢 白芍一兩 烏梅三個 淨水煎調白糖空心服

柴芍歸黃湯 新方 治熱積下痢痞滿躁實遶臍硬痛拒按之症

柴胡 黃芩 白芍 甘草 當歸 大黃

柴芍烏梅湯 新方 治妊娠積熱下痢煩熱躁渴裏急後重之症

柴胡 黃芩各三錢 白芍一兩 車前五錢 烏梅三個 甘草一錢 照前煎服

芎歸保元湯 新方 治臨盆須服數劑能活血旺氣催生保產妙法

人參一錢 黃耆一兩 炙草一錢 當歸五錢 川芎一錢

芎歸香蘇飲 新方 治妊娠感冒風寒頭痛脊強發熱惡寒之症

蘇葉 陳皮錢半 香附一錢 炙草一錢 羌活二錢

防風一錢 當歸一錢 川芎一錢 生薑三片 葱白五條

防風桂枝飲 新方 治產後感冒風邪頭痛脊強發熱自汗之症

桂枝一錢 白芍五錢 炙草一錢 黃耆一錢 當歸五錢

防風一錢 生薑三片 葱白三條

補元育嗣丹 新方 治氣衰血弱子宮虛冷衝任不固經期腹痛淋漓崩漏腰膝痠軟久無子息之症

熟地八兩　當歸三兩　艾葉三兩醋炒　阿膠四兩　杜仲鹽水炒
續斷各四兩　故紙四兩鹽水炒　人參二兩　鹿茸一對　萸肉四兩
川椒一兩　小茴鹽水炒　吳萸揀淨四兩淡鹽水炒
以上共研細末煉蜜為丸每服五錢早晚空心老黃酒吞服

固陰丹新方治衝任受傷血不歸經注陷崩漏煩熱潮熱自汗症
人參二兩　黃耆四兩　熟地六兩　當歸三兩　萸肉四兩
枸杞四兩　杜仲鹽水炒四兩　阿膠四兩　白芍三兩醋炒　續斷四兩
煉蜜為丸每服五錢淡鹽滾水吞服

小溫經丸新方治下元衰弱血海虛寒經期腹痛經色淡漿之症
熟地八兩　當歸四兩　阿膠四兩　艾葉三兩醋炒　續斷

杜仲薑汁炒 萸肉酒四兩 小薊四兩 故紙鹽水炒 吳萸洗淨去梗炒各四兩

川附二兩 青花桂刮去粗皮取甜肉二兩

以上共研細末煉蜜丸每服五錢早晚空心用老黃酒吞服

大溫經丸新方治元陽衰弱血海虛寒經期臍腹柔綿作痛經色灰瘀紫塊帶濁淋瀝胸膈飽悶吞酸嘔惡之症

人參二兩 白朮四兩 炮薑二兩 吳萸四兩 熟地六兩

當歸三兩 艾葉醋炒四兩 阿膠四兩 續斷 杜仲薑汁炒

故紙鹽水炒 萸肉各四兩 川椒去目二兩 川附二兩 小薊四兩

青花桂取甜肉二兩 煉蜜丸照前吞服

歸茸固本丸新方治氣血兩虛脾腎衰弱衝任不固帶濁淋瀝症

鹿茸一對　當歸四兩　大熟地八兩　萸肉　故紙　杜仲

小茴　吳萸各四兩　川附子三兩　青花桂刮去粗皮取甜肉三兩

煉蜜丸每日清早空心晚間臨臥時俱用老黃酒吞送各五錢

調經種玉丹新方治氣血兩虛衝任不固經期淋瀝之症

人參二兩　白朮四兩　黃耆三兩　炙草二兩　熟地六兩

當歸三兩　阿膠四兩　萸肉四兩　杜仲鹽水炒四兩　故紙鹽水炒四兩

川椒去目三兩　小茴四兩　益母膏半斤

加煉蜜爲丸每服五錢空心黃酒服

醫學纂要幼科靈機條辯

貞集目錄 幼科

痘疹目錄

二賦載在心法靈機

終

嶺南惠陽劉　淵聖泉氏編輯　男文光德華　仝訂
輝彩章
耀儀昭
弟劉起能兆舉氏較正
壻任其信有恆氏參訂　門人莫聖祐帝寵氏參閱

初誕法辯

小兒初生胃氣未開飲食未進是誠清虛之腑調燮之法全在此時何則初誕之體雖屬純陽實得初陽之氣根基最微況臟腑虛靈隨撥隨應苟善爲調護則方生之氣萌芽初動靈機活潑異日

生成壯實之基植在此矣苟不善爲調護其臟府甚脆元氣無多畧受傷殘萎樹極易頹敗之機眉睫開矣惟貴辨其胎稟陰陽之異尤宜察其寒熱肥怯之分切不可徒執黃連甘草解毒之說混投施用況苦寒之品最敗元陽胎氣肥熱者有解毒之妙稟受怯寒者卽內敗之機業醫者可不審乎

一保嬰諸書皆云分娩之時口含血塊啼聲一出隨卽嚥下毒伏命門他日發爲驚風潮熱痘疹等疾之說殊不知嬰兒遍體無非氣血所結此亦氣血之餘何以毒遽如是卽使嚥之亦必從大便而出豈能獨留爲害無足凴也惟是産生落地胞水瘀血淋漓形體初成固當爲之清楚其法於未啼之時用指挖去口中之血洗

啼之時用軟帛裹指拭去口中穢惡以清淨臟腑此亦初誕之至法不可無也

斷臍法

凡小兒初生不可先斷臍帶候洗浴拭乾包裹時方斷不致水濕傷臍可免臍風水臍瘡濕之患其浴兒宜以平和湯水溫熱得宜畢拭徧身卽當維護不可久浴恐襲風寒其臍帶不可太長亦不可太短以七八寸爲度若長則牽連傷臟短則外引風寒須緊緊臍帶垂折再縛方斷隨用軟紙托護將枯礬搽帶上用新綿蓋護包裹腹軟帛纏緊腰間緊縛臍腹將老生薑一大塊放在火上燒熱存性和枯礬研細末收貯候臍帶脫時用末塡塞臍中仍

用新綿褁護一月可免臍風鎖口之患臍帶中無血者生臍帶銀白色者生若帶紫脹者宜捻去紫血於包衣一頭緊束方斷照前褁護可保無虞若胎稟怯弱落地失氣或啼聲不出及因難産冒風寒而垂危等症切不可便斷臍帶急烘綿絮包抱懷中以胎衣置火內煨燒更用大紙捻爛油點火於臍帶上往來燎之使煖氣入腹須臾氣復自甦啼聲一出即當褁護切形沐浴恐腠理不密元氣發泄外邪乘虛而入以致撮口臍風之患須三五日之後或七日內始可沐浴

胎熱

凡初生男兒便身熱而面赤唇紅眼閉口中氣熱焦啼躁渴此因母

孕時過食薑椒辛熱之物所致胎熱之症宜以甘草細切少許小盞盛貯滚湯泡汁濃厚軟帛裹指蘸汁徧拭口中去其穢濁再與少許口中使吮其汁以解熱毒若無熱症可據平和之藏即不宜太甜以甘淡爲妙徧拭口中去穢和中最妙之法

胎寒

若嬰兒初生面青色白唇淡口冷四肢厥逆此因母孕時過食生冷瓜果或母質水藏稟氣素寒所致胎寒之症宜以淡薑湯拭口隨與少許口中使吮其汁以煖胃祛寒最能通神明去穢惡仍用厚綿熨煖臍腹可免吐瀉之患

胎肥

一初生小兒肌肥肉厚遍身血色紅粉好看此皮嫩肉脆毛竅甚疎最易受邪胎肥之症宜以淡甘草汁拭口隨用抱龍丸半顆將稀薄調開搽乳頭上或塗口中使吮其汁預防風氣最能去痰邪辟穢惡除熱解毒安神定驚使其肌肉堅實面轉微黃之色庶可免臍風撮口之患

胎怯

一兒生下自少精光氣倦神疲身無血色質薄氣弱便覺失音或啼聲不出時時哽氣多噯此胎怯症也宜以淡薑湯拭口隨用人參五分蒸水少許滴拭口中使吮其汁最能回元氣撫五臟添精益神壯肌肉實腠理定魄安魂連進二三服可免虛羸之患此治

胎毒之妙法人所不知乎故表而出之

護養法

一兒初生肌膚未實宜用舊絮護其背不可太煖更宜數見風日使氣血剛强肌肉緻密若藏於重幃密室或厚衣過煖則肌嫩肉脆皮薄腠踈不任風寒多易致病衣服當隨寒熱加減但令背煖為佳勿令出汗恐表虛風邪易襲乳哺亦不宜過飽陳氏云忍三分寒喫七分飽頻揉肚多洗澡此護養小兒之妙法皆至論也又須令乳母慎七情六淫戒厚味炙煿則乳汁清寧兒不致病否則陰陽偏勝血氣沸騰熱壅乳房乳汁敗壞必生諸病若屢用藥餌則臟府陰損多變敗症可不慎歟大抵保嬰之法未病則調和乳

母既病則審治嬰兒亦必兼治其母為善

看病法

切生兒以手捻其頭摸其頤頷不作聲者為無病若有病以指探其口雖發聲而從容咂指者其病輕即發聲不咂指面色青紅兼紫者此落地受寒之甚也其病重牙關緊閉不納乳或硬而不軟其病極重凡邪入府者近在第二三日見之其症吐乳夜啼腸鳴腹脹撥搐驚哭皆胎驚之症然猶淺而易治若邪入藏者遠在六七日見之其症撮唇弔腸鎖口臍風之候其病沉而難醫若氣急息喘口噤吐沫舌硬痰壅者蓋五六日間邪傳心脾肺三經也此風氣甚盛而無所洩故形見於喉口牙關聲音也其面額青紫黑

色及爪甲青黑者皆不治。

鎖口臍風

一兒在母胎中。胞衣裹護深處腹内。藩籬緻密。乃嬌嫩之體[illegible]之氣。氤氳和暖。一經生産離胎。其肌肉甚脆。腠理最疏。設或[illegible]不謹。即爲風寒所襲。一感皮毛。便傳臟府。其症發爲吐乳夜啼搐搐驚哭之類。多在二三日之前。用甘草汁拭洗口中。視其牙齦有小泡舌上口内起碎粒。急擦破去其毒水。若有馬牙。用針挑去。此皆風熱擊搏之類。邪入足太陽經。傳足陽明經之症。即當用抱龍丸一個。分作三服。用稀蜜調開。一服塗乳頭上。或搽拭口内。令其自嚥。稍愈即止。後服畧有不安。再進一服。無有不愈。其病輕若因臍帶脫落。畏護不密。爲寒所襲。風邪乘入。直中太陰脾藏。其病重。多見五六七日之後。蓋足太陰脾之脈絡。俠口環唇。脾藏與臍相連。下則少陰之分。一經直中。便屬臍風。發爲撮唇鎖口。牙關緊急。腹脹驚啼。吊腸擫搐。吐沫痰壅。氣急息喘等症。速用製南星五分。白殭蚕一分。焙研細末。加射香二厘。擂勻。用稀客調開。滴生薑汁一二點。拭擦口內。令嚥其汁。隨用艾灸臍中十中。亦可挽回三四。

胎黃

月內嬰兒渾身面目俱黃。小便秘濇。發熱驚啼。此因在胎中。母過食炙煿辛辣。致生濕熱。發黃之症。宜用瀉黃散。導赤飲。梔子茵陳之類。蒸水滴拭口中。使吮其汁。若是胎氣不足。面黃肌瘦。氣弱神疲目無精光四肢厥冷小便清白此胎怯陰黄之症百日之外用熟附子三分米炒黄二十粒加生薑一片用茶盃盛蒸取汁渣拭口内令嚥其汁自愈或益黄散之類皆可擇用

胎毒

初生之兒身如湯潑火傷皮膚損爛焮赤發熱此由胎中母過食煎炒炙爆之物以致胃中火盛稟受熱毒之氣而然宜用導赤飲之類蒸汁搽拭兒口内令嚥其汁母服清胃飲之類涼血解毒清其乳汁外用熟石羔末加菉豆粉撲摻之軟帛包裹有身爛不焮赤者由産母胎氣不足虚弱故也子母俱服保元湯外仍用熟石羔末加五棓子煆存性爲末少許和勻撲摻之

急驚風症

急驚風之症。肝病也。其症屬陽。蓋兒體嬌嫩。腠理甚疏。最易受邪。一經貪涼風便襲入。通氣於肝。肝邪易動。肝木動搖。即能生火。發爲掉眩反張。竄視強直之類。風熱擊搏。則面赤唇紅。壯熱無汗。搐搐驚啼。木火上炎。則肺金受病。爲痰奪喘促。煩熱燥渴之症。此肝邪有餘。風熱實症。急驚風也。治宜抱龍丸。勝金丹。蟬防飲之類。外用包暑罨取微汗。風熱自退。至其相移。木邪侮土。則脾病而爲煩熱瀉痢。治宜導赤飲主之。

慢驚風症

慢驚之候。脾病也。其症屬陰。多由吐瀉。致氣弱神疲。昏睡露睛。痰鳴氣促驚跳搐搦乍涼乍熱時發時靜肢體逆冷面白唇青脈沉遲緩弱此脾虛生風無陽症也或因禀胎氣不足脾胃素弱傷受風寒直中太陰少陰者有之總屬脾腎虛寒之症凡治此症之法當速培元氣即有風痰之類皆非實邪不得妄行消散再傷陽氣必致不救若脾土微虛微溏而内不寒者可平補之宜四君子湯五味異功散之類若兼微寒者宜温胃飲理中湯五君子煎之類若脾虛生痰者六君子湯主之

慢脾風症

慢脾之症此脾腎虛寒元陽衰脫候也或因病後不謹或因吐瀉失於調治或因誤投藥餌耗散元氣損傷脾胃以致氣弱神疲昏

睡露睛腹脹吐瀉喉痰潮響四肢厥冷此肺虛不能主氣脾弱不能攝涎津液泛上而似痰故喉間作鋸聲痰涎湧潮斯時也欲驅風則無風可逐欲去痰則無痰可消欲定驚則無驚可療惟當急救元氣速固脾腎獨參湯參附湯吳萸合參附飲之類庶可挽回若再用祛風化痰之劑是促其危矣可不愼哉

發熱症辨

一發熱之症當辨虛實表裏陰陽如無故偶然發熱者多由於外感若風邪在表未解必發熱無汗畏寒拘急鼻塞流涕脈見浮洪緊數者是也宜升散不宜清降若清降則表熱愈留治宜蟬防飲勝金丹抱龍丸之類外用衣被覆蓋周身畧取微汗一散可愈此

表症也。若面赤氣粗。唇燥舌乾。作渴飲冷。揪衣露體。煩熱喘咳。中氣熱。聲强脉洪。手足壯熱。此實熱症也。治宜清降。不宜升散。若升散則內火愈熾。清中湯、黃芩湯、玉泉散之類主之。一涼便解。若日午潮熱。黃龍湯、甘草芍藥湯主之。 若陰虛自汗。日晡潮熱。唇焦舌乾。六味地黃湯主之。 若氣虛煩熱。口乾津液不潤。生脉散主之。 若陽虛夜熱。氣倦神疲。面青唇白。口鼻微冷。手足厥逆。晝靜夜躁。或兼微泄。此陰盛格陽症也。治宜八味地黃湯主之。納浮陽歸腎。其熱自退。

驚搐辨

驚者驚跳也。搐抽搐也。雖由於風。而實有內外之分。不可不辨。今人不明此義，但見驚搐，皆云爲風，必須用散。不知外來之風可散，而血燥內生之風不可散也。使果有外邪，發熱無汗，乃可用散。如無外邪而用散，必傷正氣，此用風藥之所當愼也。如肝虛血燥，魂不歸肝，筋失所養，亦能驚搐。初陽之體，元氣無多，嬰受剝殘，神無所依，亦能驚搐。小兒之眞陰未足，些須尅伐，心腎不交，亦可致驚搐。雖風熱擊搏而驚搐者固多，然肝腎虧損而驚搐者亦不少。蓋邪實者易制，氣虛者難療。如陽虛非參芪回陽，則元氣不復而陰邪不散；若陰虛非地芍養陰，則營氣不行而精血何來？所以驚搐之重，其重在虛而不在實，不虛不重，不竭不危。此元氣元精相倚並立，而治驚搐之所以不可不愼也。

大驚卒恐辨

兒體嬌嫩，忽被大驚，最傷心膽之氣。口問篇曰：大驚卒恐，則氣血分離，陰陽破散，經絡厥絶，脉道不通，陰陽相逆，經絡空虛，氣血不次，乃失其常。此內經槩言受驚之病有如此，況小兒氣血尤非大人之比，若受大驚，則其神氣失散，潰亂不堪，尚何實邪之有？斯時也，收復正氣猶恐不暇，顧可復爲清散耶？即如硃砂、琥珀之類，不過取其鎮重之意，亦非救本之法。今幼科諸書皆以大驚之症例作急驚論治，悞亦甚矣。殊不知急驚、慢驚，一以肝經風熱，一以脾腎之虛，皆不必由驚而得。而此以驚恐致困者，本心膽受傷，神氣陡離之症，所因不同，所病亦異，胡可以同日而語也？凡治大驚氣

散之病當以收復神氣為主如獨參湯七福飲保元養心湯之類

加金銀等物同煎服庶可定驚寧神

驚啼

一驚啼之症本與驚風不同亦與大驚卒恐有異蓋小兒肝氣未充膽氣最怯凡耳聞驟聲目視驟色雖非大驚卒恐亦能怖其神兒睡時受怖寐則驚惕或振動不寧或忽爾啼叫皆神怯不安之症總宜安神養氣為主如獨參湯七福飲保元養心湯之類皆其所宜若兼微煩熱者宜生脉散三陰煎之類熱甚者導赤散主之

若驚哭多淚忽啼忽止者是驚惕啼叫無淚聲長不揚者是腹

夜啼

小兒夜啼不安之症，保嬰等書皆云一曰脾寒，一曰心熱。其實不得其病情之源，皆非至論。蓋其中有陰陽寒熱之分，須當明

一內經云：脾胃不和則臥不安。蓋脾爲太陰之臟，喜溫煖而惡寒涼，若脾土虛寒，遇夜陰勝，則脾臟之寒愈盛，寒甚則動不安，與胃不和不能寐，勢必陰躁而煩悶啼叫，此脾寒是也。其症見燈火即畏明羞亮，欲寐以扶陽，遂寐而止啼，面青唇白，氣弱神疲，手足冷，大便溏泄，治宜四君子、五君子、異功散、六君子之類。若曲腰啼叫，哭而無淚者，多係腹痛，宜溫胃飲、益黃散、神香散之類。

一肝藏魂，夜臥則魂歸于肝。若肝經血躁，魂不歸肝，不能寐，勢必煩躁啼

叫此肝經血躁症也其症必兼微熱煩唇紅面赤口乾舌躁手指多熱而有汗治宜柴胡芍藥地黃湯生脉散導赤飲之類　一心爲君火生血而藏神全賴腎氣上達交通則坎離相濟斯血得生而神得藏若腎氣弱不能上達則心腎不交中焦不能受氣取汁入心變赤而爲血則心虛氣弱神無所依夜不能寐勢必怔忡煩躁啼叫此心腎不交症也其症多驚跳而神怯夢寐不寧而恐怖氣弱神昏自汗治宜七福飲保元養心湯之類若兼微熱煩三陰煎主之　一肺主氣而藏魄爲太陰嬌嫩之藏不受寒亦不受熱夜臥則肺氣歸藏于腎若腎寒則畏而不敢歸不能臥勢必喘息不寧煩躁啼叫此氣不歸原症也其症日靜昏睡夜熱煩躁神魂

顛倒驚惕不寧治宜八味地黃湯壯水藏而納氣歸腎其夜啼自止。

嘔吐論

嘔吐之症雖云脾虛則嘔胃弱則吐然其間有寒熱痰飲食積之異若飲食入胃不能運化而吐者此脾氣虛弱也治宜六君子湯主之若因乳母過飲冷漿寒凉傷胃冷氣使乳以致嬰兒胃寒惡心嘔吐者此中焦陽氣受傷不能化也治宜五君子異功煎溫胃飲之類若風寒客犯中焦食停胃脘積滯脹滿腹痛啼叫而嘔吐者宜溫中散寒消食行氣保和丸小和中湯風沙萬靈丹太和飲之類主之若脾虛生痰冷涎凝滯胸膈惡心嘔吐者治宜益黃散

神香散、六君子湯之類。若因乳母過食煎炒、炙煿辛熱等物，乳汁沸騰，以致嬰兒胃受熱毒，煩熱惡心嘔吐者，治宜竹葉石羔湯、玉泉散之類主之。

吐乳

小兒吐乳，雖有寒熱之不同，然寒者多而熱者少，虛者多而實者少，總由胃弱而然。如參蕾飲、異功散之類，是其要也。若從口射出，或從口角順流者，非病也。因兒乳多，不知飢飽，隨口輒嚥，以致滿而上溢，亦是常事，乳行則止，不必治也。

吐瀉病作

一吐瀉之症，有因寒犯中焦者，有因生冷不慎致傷胃氣者，有因中氣本弱飲食失宜者邪傷上中二焦陽分則爲吐邪傷下焦陰分則爲瀉若吐瀉並作陰陽俱傷之症也當察其有滯無滯辨其寒熱虛實食驚而治之若吐瀉初起寒犯中焦邪滯未清胸膈脹滿腹中作痛者治宜保和丸六和正氣飲大小和中湯之類若因飲食傷脾不能健運吐瀉酸穢者治宜太和飲風沙萬靈丹之類若脾氣傷而未復中氣虛弱不思飲食者異功散六君子湯主之若脾胃虛寒乳食水穀不化而泄或受生冷之食而作者當用益黃理中溫胃六和湯之類若命門火衰不能薰蒸中州之氣臍冷欲發腹痛喜按脾腎虛寒不能固攝食即作瀉者治宜小靈丹四神丸養藏飲養藏丸八味丸之類酌而用之或因乳母過食煎炒

辛熱等物。乳汁沸騰。以致嬰兒胃熱。火逆於上。熱蓄於中。亦能為吐為瀉。然必兼火症。火脉煩熱。作渴泄瀉。糜黃唇紅。面赤手足作熱等症。治宜黃芩湯。六一散。玉泉散。導赤飲之類主之。若因驚風作瀉者。蓋肝主驚風。氣通於肝。肝木受邪。必暴橫傳尅於脾土。既受制。氣化不行。故泄瀉色青。或兼驚搐者。蓋青乃肝色。搐乃肝症也。治宜六君子、異功、加柴胡、鈎藤之屬。實脾以寧肝膽之氣。大凡吐瀉色青者。屬驚。法當平肝補脾。吐瀉青白色者。屬寒。法當溫補脾土。吐瀉黃臭者。屬熱。法當清涼和解。吐瀉酸穢蓄滯、形神消索者。食停。法當消食和中。理胃扶脾。若手足指熱者。屬實。手足指冷者。屬虛。亦是驗法。

咳嗽症治

肺爲五臓華蓋。外主一身皮毛。喜清涼而惡風冷。要滋潤而[illegible]熱。嬌藏之體。清肅之令。肺金受傷。則氣逆而爲咳。脾土停濕。必生痰而作嗽。無痰有聲曰咳。有痰無聲爲嗽。咳嗽兼全。痰聲俱有。因傷肺氣。兼動脾濕。痰若稠粘。形黄堪作實治。涎則清稀。色白應當虚療。朝咳多因三焦火。夜嗽還是肺家寒。五更之咳。寒襲肺臟。黄昏而嗽。火浮肺中。既然陰虚。多咳於日晡。若屬肺火。常嗽於午前。風寒無晝夜之分。邪散方止。食積有飯時之逆。物消乃停。乾咳本是火鬱。痰嗽皆因濕留。清稀爲虚。水泛之象。稠濁屬實。火炎之徵。熱咳煩熱焦躁。寒嗽怯寒凄清。虚咳氣壯自減。痰嗽脾强漸寧。小

兒咳嗽多因風寒食積乳母扶養常要溫煖口清症候須辨調治分明

若因風寒外感實邪壅肺風痰湧盛其咳必鼻塞聲重氣粗息喘宜踈散為主麻桂香蘇飲杏蘇飲抱龍丸之類隨宜酌用

若金受火尅肺葉焦煩必乾咳連聲宜清涼以滋潤麥冬清肺飲麥冬湯之類火盛熱極則咳聲不轉面赤唇紅煩熱作渴痰結氣壅喘滿焦躁治宜黃芩知母湯清中湯之類

若真陰虧損肺經虛熱喘咳久嗽成癆之症治宜人參清肺湯紫菀散八仙長壽之類若肺癰肺痿咳吐膿血杏仁煎主之

若食停胃脘畜為痰飲以致肺壅氣逆痰飲喘嗽和胃二陳煎六

君子之類。王之若寒濕侵脾。以致水寒射肺。肺經受寒。喘咳[illegible]
發熱渴利。腹滿氣緊。治宜小青龍湯。杏蘇二陳湯之類。
若腎虛不納。氣不歸元。以致相火浮於肺中。日晡煩熱喘咳。治宜
歸氣飲八味地黃湯之類。若命門火衰。金寒水冷。泛為痰飲。氣急
喘嗽。日輕夜重。治宜扶元飲附子理陰煎加杏仁北味之類。

盜汗自汗辨

盜汗者。睡則汗出。寤則汗收也。自汗者。無時而出也。經曰。飲食飽
甚。汗出於胃。驚而奪精。汗出於心。持重遠行。汗出於腎。疾走恐懼。
汗出於肝。搖體勞苦。汗出於脾。又曰。陰虛陽必輳。則發熱而自汗。
陽虛陰必乘。則發厥而自汗。況小兒元氣未充。腠理不密。最易汗

出凡飲食過熱夜被過暖皆能致汗若津液微汗此亦小兒常事不必治之然汗之根本雖出於營血汗之啓閉實由於衛氣若汗多者終是衛虛肌表不固汗出多則營衛氣血未有不爲其所虧損衰弱之機漸由乎此此所以不可不治也凡治汗之法當以益氣爲主但使陽氣外固則陰液內藏而汗自止矣　若小兒無故常多盜汗或自汗者宜以獨參湯團參散爲主四君子六神湯異功散之類俱可擇用若陰虛者三陰煎人參養榮湯氣血兩虛者十全大補湯之類　若心經有火微熱煩渴者宜生脉散三陰煎肝脾火盛者內熱薫蒸煩渴汗出脉必洪滑宜當歸六黃湯滋陰煎之類若陽明實熱汗出大渴者竹葉石膏湯主之　若因病後

或大吐大瀉之後氣虛血弱自汗盜汗者七寶飲主之　若病勢悞用剋伐之藥以致虛脫大汗亡陽者宜速川參附湯六味回陽飲庶可挽回　大都汗多亡陽者多致角弓反張項強戴眼痙症此由太陽少陰二經精血耗散陰虛血燥而然速宜川大營煎桂枝養營湯十全大補人參養榮之類方可解救若作風治萬無一生矣　若汗出如油喘而不休此爲命絶柔汗發黃此爲脾絶皆不治

五疳症

疳者乾也在大人則爲五勞在小兒則爲五疳既云爲勞又云爲疳豈非精血敗竭之症乎細察此症皆因病後脾胃虧損或因用

藥耗傷眞氣以致内亡津液五藏枯涸致兒爲患雖有五府之分仍當首固脾腎爲主庶得盡善

一肝經府症内經云時多煩躁者陽中無陰柔不濟剛也易生嗔怒筋急痠痛者水虧木燥肝失所資也其症皆因小兒肝氣未足屢用風藥疎泄肝氣以致眞陰虧損血躁木横肝揺火動故時多煩躁易生嗔怒多爲眞陰水枯液涸時熱微煩筋失榮潤拘急痠痛甲乃筋餘枯燥不安或咬指甲肝腎虧損遂白膜遮睛羞明畏日口乾舌燥唇紅面赤此肝經内外府也治宜滋補肝腎柴芍六味左歸丸大營煎三陰煎聖愈湯之類主之

一心經府症内經云盜汗不止者有火則陰不能守無火則陽不

能固也心下跳動怔忡不寧者氣不歸精也不眠恍惚者血不守心神不能藏也其症皆因兒體柔嫩肌表不固過於厚衣重綿以致陰不能守陽不能固營衛失職腠理疎泄汗出過多內亡津液心血耗損神不能藏則不眠恍惚氣不歸精則心下跳動怔忡不寧虛火熾盛時見身體壯熱唇紅舌躁口乾作渴掌熱虛驚便赤盗汗此心經內外病也治宜壯水滋陰以制陽光交通心腎八仙長壽七寶飲三陰煎保元養心聖愈湯之類

一脾經病症內經云飲食不甘肌肉漸削者脾元失守化機日敗也虛而多痰或如清水或多白沫者此水泛爲痰脾虛不能制水也其症皆由兒小脾弱不知飢飽乳母不謹以致過傷或啖生冷

食傷脾胃所致。蓋脾爲黃色，主肌肉。脾既受傷，則脾元失守，化機日敗。遂面黃肌瘦，飲食不甘，皮膚乾澁而有瘡疥。脾脉俠口還脣，故人中口吻浮木。脾虛多脹滿，濕滯欲乾土以佐，故腹大嗜土。脾虛無時而好睡，以致氣倦神昏，氣滯不行，乳食不化，腹痛吐逆，時瀉酸臭，小便白濁，虛而多痰，濕滯生虫，口流清水，時沃白沫，蚘蛔常見。脾虛不約水，泛中焦爲痰飲，爲腫滿，此脾經內外疳也。治宜健脾補火以生土，如六君子、異功散、八味、理中、朮附、溫胃、歸脾飲之類，隨宜酌用。

一肺經疳症，一名氣疳。內經云：虛而喘急者，陰虛肺格，氣無所歸也。喉乾咽痛者，眞水下虧，虛火上炎也。其症因兒小肌弱，肺主皮其乳母撫養不謹。寒熱失調。風邪多受。襲傷肺氣。屢經發散[illegible]真陰。以致氣無所歸。陰虛肺格。虛而喘急。氣促鼻痒乾。　肺失其職。不能提攝水道。以致小便短濇淋瀝。肺既受傷。則水之上源涸竭。真水下虧。虛火上炎。故喉乾咽痛。頸腫齒疼。口鼻生瘡。唇吻入中赤爛。寒熱咳嗽。衄血。時見面白目黃。此肺經內外疳也。治宜滋陰保肺。益水上源。納氣歸腎。如都氣湯、五味子湯、保肺飲、大補元飲之類。隨宜酌用。

一腎疳之症。一名骨疳。內經云。足心如烙者。虛火爍陰。湧泉涸竭也。骨痛如折者。腎主骨。真陰敗竭也。內奪而厥。則為瘖俳。此腎虛也。小水黃澁淋瀝者。真陰虧竭。氣不化水也。又云。膝以下冷者。命門衰絶火不歸源也淵按内經所云細察腎家之疳其症有二一以眞陰虧損一以元陽衰弱其眞陰虧損之症虛火爍陰足心如烙遍身骨痛潮熱自汗小便黃澁相火上炎以致口臭作渴甚致牙齒腐爛脣喻腫痛名爲走馬牙疳速宜用知栢地黃湯蟾蜍丸之類外急用雄黃散馬鳴散氷白散之類敷之若牙齦蝕落頰顋透爛不治其元陽衰弱之症皆因稟胎氣不足面白肌瘦手足厥冷脣無血色頭骨分開顖顋解體毛髮稀脫大便溏泄膝骸行遲此腎氣不足之疳也治宜班龍地黃丸參茸固本丸八味地黃右歸丸之類以補腎家眞陽急挽元氣免致衰脫

癎症

小兒發癇之症，諸說紛紜，以五獸之形聲而分五藏，未有明辨者。不得其病情之源，殊非正論。按內經云：諸風掉眩，皆屬於肝。癇者，閒也。閒，斷歇止之義也。顧名思義，蓋肝藏血，其症皆由兒體氣血未充，神氣未實，或爲風邪所傷，屢用疏散耗血破氣之藥，以致肝經虧損；或爲驚怪所觸；或因妊娠時七情驚怖，驚傷肝膽之氣，以致氣血分離，陰陽破散，肝經虧損，脉絡空虛。若調護得宜，則隨時安靜；設或不謹，氣机一滯，運化不行，以致精血衰凝，閒歇不續，則神氣潰亂，筋不榮潤，即爲掉眩搐搦。木鬱則侮土，脾不攝涎，口吐白沫，歇歇復續，移時方醒，肝症顯然，何有五藏之分。訪諸醫案，皆用四君、八珍、養心、六君子、異功散、補中益氣、十全大補、六味、八等丸諸藥以補而愈其爲氣血虧損可知然其間有陰陽稟受之異不可不辨其陰分虧損者發時則面赤脣紅渾身壯熱自汗淋漓抽搐仰臥醒則心煩氣短口乾舌躁作渴喜冷治宜河車丸八珍養心六味大營煎左歸丸之類壯水以滋肝其陽分虧損者發時則面青脣白身冷無汗四肢厥逆强直覆臥醒則氣餒神疲頭傾自汗欲飲熱湯治宜十全大補六君子異功散補中益氣右歸八味益氣養榮斑龍固本之類扶陽以煖肝氣陽轉春回木榮條達其病自愈

寧志丸　治癲癇之症

人參　琥珀另研　當歸　茯神　遠志酒浸去心　石菖蒲各五錢

乳香（另研）麝（另研）仁（細浸去殼炒）各二錢半 硃砂（水飛三錢）蜜丸每服三錢薄荷湯下

五癇神應丸　治癲癇潮發不問新久

白附子（薑汁炒五錢）半夏（酒洗炒二兩）南星　烏梢蛇（酒浸）生白礬各一兩

全蝎（炒二錢）蜈蚣（一條炙去頭足）白殭蚕（薑汁炒一兩五錢）射香（一錢）硃砂（水飛二錢五分）

皂角（二兩搥碎水熬取汁同白礬熬乾爲末研）共爲末薑汁煮麵糊丸每服三十丸食後用薑湯吞服

河車丸（新方）治先天不足病後衰弱變成癲癇痰涌抽搐時作症

紫河車（一具）人參（一兩）當歸（二兩）鹿茸（一對）煉蜜丸薑湯吞服

口舌症

木舌者舌大腫硬也重舌者舌根下另腫起一舌也弄舌者時時

伸露而即收也吐舌者舌伸長舒而不收也其症皆由心脾蘊火積熱所致甚致滿口糜爛總屬胃經實熱治宜玄參白虎湯甘露飲清胃飲玉泉散之類外用清心散冰硼散綠雲散摻敷若無時唇口嚅動者乃脾胃虛弱用四君子湯主之若無時嘆齒咬牙者皆因肝腎真陰虧虛津液不榮齒骨焦燥而咬嘆六味丸主之

腹脹腹痛

小兒腹脹腹痛多因食積或寒涼傷脾而然內經曰病痛者陰也又曰痛者寒氣多也有寒故痛也東垣曰寒脹多熱脹少皆主於脾胃故凡小兒肚腹或脹或痛雖曰多由積滯然脾氣不虛則運化以時何致作脹是脹必由於虛也若胃氣無傷腹中和煖則必

無留滯作痛是痛多由乎寒也故治痛治脹者必當以煖胃行滯爲主若無火症不得妄用涼藥若無拒按堅實等症不得妄用攻藥其痛者宜益黃散吳茱萸湯保和丸之類其脹者宜香砂六君子溫胃飲神香散六味異功煎之類擇而用之

痞塊

小兒多有痞塊者總由口腹無節見食必啖食上加食脾氣化之不及則胃絡所出之道未免漸有留滯留滯不已則日以益大因成痞矣或以感寒發熱之後胃氣未清此時最宜擇飲節食若不知慎則食以邪留最易成痞若痞塊既成必在腸胃之外膜膈之間非可以消伐之劑推逐而去若但知攻痞則胃氣益弱運化失

權不惟不能消痞且致脾土虧損則痞邪愈橫而變症百出矣故治此者當酌其緩急專以調補脾胃為主外用膏用灸以拔其結絡之根底為萬全之策　若脾胃氣虛食少肌瘦宜六君子異功散之類挾寒者宜調中湯溫胃理中五君子之類積滯者保和吳黃太和飲之類若脹急堅實形氣尚強化鐵丹之類若痞久成熱致動陽明之火口舌潰損牙齦腐爛欲成疳者玄參白虎湯清胃飲甘露飲之類蟾蜍丸蘆薈丸擇而用之

痢症

痢疾之症出於腸胃脾腎其中有寒熱虛實之分若解黃糜者熱也便血鮮紅者熱也皆出脾經鬱熱積滯腸胃以致裏急後重挾

熱下痢其症必煩熱躁渴面赤唇紅口乾飲冷手足指熱治宜黃芩湯黃龍湯柴芍烏梅湯甘草芍藥烏梅湯解肌飲之類若脾津爛藥便血紫瘀凝滯或瀉痢清白完谷不化皆冷也因飲食不調貪涼飲冷以致陰濕傷脾氣化不行寒滯腸胃脂膏受損變爲紅白稠粘等症其症必腹痛喜揉按氣倦神疲口乾喜熱飲吞酸嘔惡飲食少思手足指涼脉來沉弱遲濇此寒症也治宜歸脾飲六和飲小靈丹之類　若脾胃素弱偶因食停積滯腸胃致傷脾氣飧泄瀉痢倦臥神昏四肢無力此中焦氣虛脾濕症也治宜五君子異功散六神養藏飲小靈丹之類　若因稟受薄陽不足脾腎虛寒腸藏不固脂膏受損滑泄瀉痢日輕夜重五更作瀉

四肢厥冷無力此陽衰腎泄症也。治宜八味丸、眞人養臟丸、胃關飲之類。若休息痢經年屢月不瘥時作時止此由命門火衰下元虛冷以致滑泄不禁治宜右歸、八味、小斷下丸、大斷下丸之類。隨宜擇用。

溺症

經曰膀胱者、州都之官。津液藏焉、蓋人臥、則陽氣內敗。腎與膀胱之氣虛寒、不能約制、故睡中遺出。內經謂膀胱不約爲遺溺也。治宜八味加破故紙、益智仁主之。蓋肝主疏泄、風熱客於肝經、移熱膀胱。其氣疏泄、不能收禁而遊溺遺失者、必有風熱之症。煩熱躁溺之因。但治其風熱自愈。有小兒穉幼不加檢束、而縱肆常遺者。

此慣而無憚志意之病也非藥所及俟其氣壯有知自愈有熱

膀胱小便赤澀者有因悞坐暑日晒熱之地以致淋瀝澀痛者其外必有煩熱之症治宜解肌導赤散主之若因稟受元陽不足膀胱氣化不行小便淋瀝者必面色青黃氣弱神昏肢冷唇白治宜金匱腎氣丸主之若小兒溺如米泔或溺停少頃變爲泔濁者此由稟賦不足脾腎虛寒以致膀胱衰冷氣化不清故有此症治宜八味丸主之

脫肛

肺與大腸相表裏肺熱則大腸燥結肺虛則大腸滑脫此其要也故有因久瀉久痢脾腎氣陷而脫者有因中氣虛寒不能收攝而

脫者有因稟受腎氣衰弱關門不固而脫者有因努力唏呯而脫者皆由中氣之不足而然治此之法惟補脾腎升提元氣爲主如補中益氣升元飲歸脾飲胃關飲四君子八味丸之類

目症

眼目一症非屬風熱有餘即爲肝腎不足凡病紅赤腫痛者風熱之症治宜疎風清熱發散爲主柴芩龍膽湯蟬菊疎肝飲之類主之若無紅赤腫痛但昏滯淚目無精光翳膜黑暗總屬肝腎不足治宜滋肝養血湯光明杞菊酒之類主之若瞳人散大淡白偏斜青藍內障綠水稠濁此屬元陽衰弱治宜八味在荆防四物飲杞菊酒之類若小兒疳症以致眞陰虧損肝經血燥赤筋翳膜滯

淚澀痛治宜荆防蟬菊飲之類主之若無紅筋但白膜遮睛以羞明治宜羊肝散蟬菊散光明通聖散主之若雞盲雀眼決明夜靈散主之致於風弦爛眼乃風濕熱爲害宜敷洗以百藥煎晚蚕沙之類

耳症

耳爲腎竅經絡少陽紅腫暴聾脹痛主外邪但經風熱有餘治宜荆防消毒飲疎肝飲之類虛鳴聾瞶無聞主稟受腎元不足或因病後真氣耗散治宜八味丸大補元飲之類主之

解顱

解顱者生下顖門不合也其症皆由腎虛益腎主髓主骨腦爲髓

海顱骨不合皆因稟受父母精血不足腎元虛弱不能斂固治宜八味丸加鹿茸故紙之屬外用大南星微炮爲末醋調攤緋帛烘熱貼顖門又方用細辛桂心乾薑爲末乳汁和敷顖門乾復敷之兒面赤即愈其五疳久病元氣虧損瀉痢氣虛脾氣不能上充所致者補中益氣升元飲大補元飲十全大補之類

泄瀉

泄瀉之因本於脾胃蓋胃司受納脾主運化脾胃受傷則水反爲濕穀反爲滯精華之氣不能輸化乃致合污下降而泄瀉作矣若熱積腸胃則解黃糜協熱而利瀉純清水其症煩熱唇紅作渴飲冷手足皆熱治宜導赤解肌益元四苓小分清飲主之若飲食傷

脾積滯作瀉以致神昏氣倦此中氣弱脾泄也治宜四君子五味異功散之類若脾胃虛寒瀉白純青或完穀不化而青唇白手足指冷飲食減少治宜溫胃附子理中丸附之類若五更天明即洞泄數次經年屢月不愈此腎泄也治宜四神八味小靈丹胃關飲養臟丸養臟飲之類隨宜擇用

呃逆

呃逆之症因其呃呃連聲故謂呃逆其實即氣逆也但小兒呃逆無非貪凉飲冷食停氣滯總由脾胃虛弱治法宜二陳丁香散大半夏湯六君子益黃異功散丁香柿蒂散之類

浮腫

浮腫之症或因食飽氣滯偶爾貪涼外感風寒邪留膚腠忽然浮腫治宜解散風邪如參蘇飲羌活勝濕湯之類主之若泄痢或病後漸至通身浮腫皆因飲食不節調養失宜損傷脾胃以致氣虛浮腫者金匱腎氣丸六君子湯主之若水道不通脾濕泛濫滲溢皮膚遍身浮腫者平胃散五苓散蒼朮丸之類腫消之後速宜調補脾胃異功六君子之類

喘症

小兒喘症或因風邪感自皮毛入肺爲喘必有發熱惡寒鼻塞聲重之症治宜辛散杏蘇飲香蘇飲之類若暑熱火炎肺金而喘必有煩熱燥渴之症治宜涼解玉泉散之類若食停積滯氣逆爲喘

必有吞酸嘔惡飽悶之症治宜消食行氣太和飲蘇子降氣湯之類若肺經受寒痰飲水氣上聚然小補氣道壅塞爲喘必有發熱潮利痰壅喘促不得臥臥則喘逆之症小青龍湯二陳半夏和中湯之類若瀉痢或病後脾肺氣虛亦喘則飲食少思氣倦神疲短促自汗治宜獨參湯保元湯異功散之類若汗出如油四肢厥冷痰如鋸聲此爲陽脫不治之症

膝軟行遲

肝主筋腎主骨肝藏血腎藏精若精血充足肝腎强壯何有膝軟行遲之病惟肝腎不足精血虧虛則筋骨無力不能行立治宜八味地黃丸加鹿茸牛膝以補其精血肝腎充足筋骨自然强壯

蚘症

小兒嘔吐蚘蛔之症。皆因飲食不節。過啖生冷積滯。傷脾寒濕化生。中氣虛冷不安。以致胃脘作痛。口吐涎沫清水。治宜理中椒梅湯、吳萸椒梅飲。以安蚘止痛。隨即用椒君雞子飲。去其蟲積。便當調理補胃。異功、六君子之類。隨宜擇用。

椒君雞子飲方載亨集蚘症內

痘疹條辨

部位篇

惠陽劉　淵聖泉氏編輯

痘瘡於初發紅點時察部位所出之處即可知其吉凶輕重夫人之面部左頰屬肝木也右頰屬肺金也正額屬心火也頦屬腎水也鼻屬脾土也正額者太陽脉之所會如印堂以上髮際以下橫兩日月角先見點先作塊先結膿者此惡候也蓋心為君主毒發于心故先見於其位君危則十二官皆危如兩頰先見紅點稀落者吉如相聚作塊其兩頰膿者死蓋肝藏魂肺藏魄生意既絕魂魄將離也頦屬腎承漿橫抵兩頤先見先發先膿者吉此位雖屬腎然三陰三陽之脉皆聚於此陰陽和故可治也鼻屬脾位若準

頭先出先靨者凶葢脾属土四藏禀命于脾毒發於此脾土敗則四藏相隨而敗故綿延日久而斃也腎之竅在耳又云心開竅於耳心腎皆少陰君火也又少陽相火之脉行耳之前後凡在耳輪先見紅點者凶葢君相二火用事焰灼之勢難可撲滅也葢太陽水火交戰之處少陽木火相併之衝故干其位先現者凶起漿收靨亦然惟唇口四圍先出先起先靨者大吉葢陽明之脉絡俠口環唇胃與大腸主之無物不受血氣俱多故也頭者清明之府眞元會聚之聽爲發生之本不可凌犯者也咽者胃脘水穀之道路也喉者肺脘呼吸之所两咽两頰則五藏精華之府胸腹者諸陽受氣之地爲心肺之所居五處痘瘡最要稀少若頭額多者謂之

家頭諸陽獨九五官俱廢神明失守精華自萎視聽敗氣化絕門云神去則機息氣上則化絕頸項多者謂之鎖項內者難出外者難入上者不升下者不降經云一息不運則機緘窮一毫不續則霄壤判者此也若胸前多者謂之瞞胸則陽不清而神不守兩頰兩頤多致成片或加塗珠則肝盛剋脾八九口當滑泄瀉青不食而爲險候故不宜多也惟四肢乃身所役使非若頭面爲元首也又居四末非若胸膈心肺爲神明之舍則雖多而不防以上俱要解毒清熱疎通榮衛表裏使血活氣匀則無乾枯黑陷之變但稠密瑣細者却愁氣血衰微若脾胃虛弱豈能周流貫注起發不透收斂太遲而他變生矣

一出紅痘數粒發於山根之上。為毒盛氣虛。或發三五粒成塊者。皆不吉之兆。急宜涼血解毒。以防險危

辨痘歌

五指稍頭冷。驚來不可言。若逢中指熱。必定是傷寒。中指獨自冷。痲痘症相傳。女右男分左。分明仔細看

看痘法

凡初看痘法。以紙撚蘸油照其顆粒。次以手摸面頰。如紅色隨手轉白。隨白轉紅。謂之血活。生意在矣。若揩之不白。舉之不紅。是謂血枯。縱疎亦危。又看目睛神光。口唇舌尖紅活。加當無燥白之色。乃為吉兆。

看耳歌

兩耳紅脉痘必輕紫筋紅處重沉沉急須用藥相攻治十個三五生

察脉法

凡看痘之法一見發熱即當先察其脉蓋凡痘瘡將出未見形迹必先發熱既見發熱脉必滑數但微見脉數有神而不失和緩之氣者其痘必輕而少若滑數加倍猶帶和緩者其痘雖多而重尚亦無害若滑數弦躁扎急無神全無和緩之氣者其症甚危蓋痘自發熱以致起脹毒從內出陽候也脉宜浮大而數不宜沉細而遲自貫膿收靨以後毒已外解陰候也脉宜和緩不宜洪數凡痘

瘡之脉中和爲貴不可過于躁疾亦不可過于微小四時之脉皆兼和緩卽胃氣也若滑數浮洪爲太過此屬邪實沉遲微弱爲不及此屬正虛中無和緩之氣是皆死候之脉內經云脉無胃氣必亡

表裏虛實辨

一察痘之要惟在虛實二字蓋實者邪氣實也邪氣實則宜清解虛者血氣虛也血氣虛則宜溫補挽回之力當於三五日之前治之如邪實在表者爲肌膚大熱根窠紅紫頭面赤腫夾斑丹疹此表邪實熱也治宜散邪涼血解毒如邪實在裏者咽喉腫痛狂躁作渴衄血自汗小便赤澁此裏邪實熱也治宜清熱解毒若大便

秘結者則宜用四順清涼飲微下之若邪在表輕者但察其無汗壯熱則當微汗以疎散之邪在裡輕者察其唇紅口乾蒸熱自汗則當涼血以清解之若內熱既甚表邪仍在者則當表裏兼解如無表邪不可妄汗以致表虛腠疎恐有癢塌之患如無裏邪不可清解以致中寒脾敗須防黑陷之憂若肌表無陽不起發不紅活根窠淡白身涼癢塌倒陷乾枯治宜扶元固表若臟府虛寒為吞酸為嘔惡寒戰咬牙腹脹瀉利畏寒喜煖速當溫裏回陽痘之一症形氣本實始終皆可治標令在嚴冬何畏清涼以解毒稟質若虛閑于便當顧本時維盛暑隨宜薑附以回陽益補中便是托毒灌根即能發苗若治寒水於既傷之後惟宜保脾土於未敗之先

是在醫者之明鑒。

氣血論

痘形色之明暗係于氣血之虛實蓋痘形屬氣痘色屬血氣無血則毒不能承載而出血無氣則毒不能推逐而出凡見點起脹貫漿結痂實賴元氣以發達惟憑精血以相將氣虛有平塌嫩薄之患血少爲乾枯紫黑之殃氣不及則頂陷不起血不及則漿毒空囊紅紫毒盛者宜涼血而解毒頂陷灰白者當補氣以扶陽紅變白白變黃痘爲順境紅變紫紫變黑症屬乖張變態多端治貴精詳

認痘法

凡痘緊小充實者名曰珍珠痘此則易壯易靨高大飽滿者名大痘此則早壯遲收四圍起而中心陷者名茱萸痘平扁不發名曰蒸餅痘此有凶有吉稀者輕密者重

一遍身痘生蛆其臭甚此因表發太遲毒氣溢肌膚之間至灌漿時癢甚搔破遂潰爛生蛆內服八珍合消毒飲外用川椒防風荆芥苦參甘草煎洗癢即止先哲云蛆痘不死以其臭毒盡發於外也

一頂聚痘發熱三四日只頂當百會處生一大瘤五七日膿潰內見痘三五十粒依次起脹貫漿收靨痂疕攙落復一層如前痘後又出一層如前痘足三次然後渾身平復此名頂聚痘似重而實輕者也

有一等痘三日內乾枯不起似乎氣虛然痘色紫黑或煩躁口渴二便赤少蓋熱極陽亢不得發越如二伏日中樹葉軟垂至晚得陰氣乃復暢達不得認爲氣虛悞投溫劑以助其火治宜涼血解毒爲要

又一等痘有處乾紅有處乾白似若虛矣然看其肌表壯熱脣紅面赤不可認作虛症遽用參附歸耆以助血熱蓋其熱盛逼血妄行如烈火燉水乾濕不勻故有此症治當涼血解毒舒氣

一血痘症通頂紅色渾如血泡乃由氣虛不能攝血以致血溢妄行僭越氣位此症最險急宜大補其氣氣充則能統血血自不泛溢而妄僭泡自轉白而成漿若不能成漿八九日後必變癢塌之

症　者一出頭便帶白漿者名疫癘痘不治

一四圍痘大痘之旁附聚小痘如粟攢簇不待成漿即變癢塌者

夾疹夾斑碎紅點粒者不得錯認爲虛宜涼血解毒

一水痘症狀類傷寒身熱二三日而出咳嗽面赤眼光如水噴嚏流涕乃天行時氣風熱鬱于肺胃之經發于遍身先見十數點一日後頂尖上有水泡二日三日以漸出多四日渾身作癢瘡頭皆破微加壯熱即收宜清熱解毒爲主忌發物七八日痊

經期孕產痘症

一女人出痘其天癸適者必有傷于氣血故初發熱之時正遇經水如期而來過四日不止者是熱入血室宜涼血地黄湯加人參

治之。若非經期，發熱適來者，此毒火內熾，迫血妄行，痘必多矣。急宜涼血解毒，遲則內虛，痘必陷矣。又如起發貫漿之時，適經來三日不止，痘必灰白黑陷，急用八珍湯去地黃，加黃耆、附子以調元氣。若寒戰咬牙，喘急脹滿，手足厥冷者，爲內脫之症。如灌漿時，經來忽目瘖不能言者，乃血入少陰，不能上榮于目也。宜先以當歸養心湯主之，待其能言，後以大補湯治之，加術必血調服亦可。又如經水不斷之時，適逢出痘，身發壯熱，神昏妄語，任言見鬼，循衣摸床，此血室空虛，邪熱乘虛而入，犯于衝任血海，此撮空症也。治宜柴芩四物湯主之。如崩漏不止，適逢出痘，宜大補氣

血

一孕婦出痘最爲可慮不問輕重恐以扶元氣固胎爲主至於起發灌漿之時忽遇坐草分娩之明此氣血俱虚之候宜大補湯加熟附子主之以培氣血固表裏若產後小腹急痛者烏金丸主之若寒戰咬牙足冷身熱腹脹作瀉欲飲熱湯脾胃內虚外作假熱也十全大補湯加附子主之若產後適逢出痘此無胎孕累累止以調補氣血爲主餘症照常施治

班瘄丹疹辨

一痘初出皮肉紅腫渾身血點而無頭粒片片如錦紋者此夾班症也皆由風熱痘毒鬱滯於陽明不能宣發之故其症唇紅面赤煩熱燥渴治以辛涼解散柴胡解毒飲主之如赤班成塊其肉浮

腫結硬者又名丹瘤。其毒最酷。瘡未成就此先潰爛不治之。因紅斑退易紫斑。稍難斑。赤如火。宜以四順飲微利之。若藍斑、黑斑、陽明受梟毒炎爛之徵。不治之症

癭者如瓜似棗。如桃似李。乃痰毒凝結而然。或結于頭項腋下。或結于耳後。身烙煩渴。勢若不凶。痘三四日而癭作。則毒隨痘洩。膿隨痘灌。自可挽全。而無害。痘已黃蠟而癭作。保護元氣。消毒祛邪。雖潰無妨。癭巳紅腫。而痘標焉。法宜托毒。毒盛消其毒。元虛補其元。

丹者、赤色發于皮膚之上。突如雲頭者是也。疹者、癮疹非正疹。細小隱于皮肉之間。或出或沒者是也。凡此四者。總皆浮游之火散

于皮膚之表屬肝肺二經之風熱鬱滯于陽明宜以輕揚之劑疏散其火邪甘寒之品涼血以解毒在痘之發熱放標起脹時多用表散在灌漿收靨時多用解利以徹陽明之鬱毒癩者皮膚搔癢碎如糠麩名爲泄風久則成大癩凡氣血充實者外無虛風內無强邪必無是病惟氣血素虛者不能榮衛于身易感天地肅殺之氣皮肉之內虛風居之兼以痘疹穢毒疫癘惡氣摶爍流散四布所以瘡本稠密身無完膚癢痛難任肌肉潰爛而痘癩成矣急用大補氣血清熱解毒之法若待敗面塌鼻崩唇盲目肢體傷殘不致殞命亦爲廢人矣

眼窠腳地辨

痘有根窠脚地用是以驗吉凶斷死生不易之法也何謂根窠中透而起頂者是也其高起之泡氣之位也蒼蠟潤肥圓暈飽滿氣充盛焉癟塌頂陷真氣虛矣何謂脚地四圍紅圈是也脚暈紅活血歸附焉顆粒界限分明不相連綴此脚地明淨也暈淡脚散氣血虛焉紅紫枯槁毒盛血熱矣故痘之一症根窠欲其圓暈飽滿脚地欲其紅活收束二者俱順痘雖密無足慮矣

發熱三日辨

發熱之初憎寒壯熱多由外感不可不發散也然發表之法當知邪之深淺毒之微甚如表邪甚者微散則表不能解毒不能出無益於事若表邪微者表散太過則虛其表痘不起發後雖起脹灌

禁收斂也蓋毒發于表妄汗則榮衛易虛動令開泄轉增疤爛是風邪乘間變症者有之毒根于裏妄下則內氣易虛不能拘束而出由是塌陷變黑歸腎者有之故發熱之初表散之法以得中為貴常使毛竅中津津微汗潤澤皮膚表裏溫煖疹毒自然易出

一身熱至二三日後疹欲出不出煩悶驚搐譫語由毒氣鬱滯在內不得宣發外出而作熱其故有三

一以毒氣壅甚邪熱鬱滯不得出狂躁驚搐其症疹色紅紫面赤唇焦氣粗脈洪手足壯熱此熱毒壅盛治宜清解柴芩解毒飲主之

一以內毒本盛外為風邪閉束鬱滯不得出發為驚搐狂躁其症必面赤唇紅增寒壯熱氣喘聲重鼻塞流涕無汗脈浮數此

風邪閉束症也治宜解散柴蟬通聖飲柴芩消毒飲之類主之一以氣虛血弱送毒不出發為驚搐狂躁者其症痘色淡隱於皮膚不見紅活面帶青白唇無血色脈來遲弱此虛症也治宜補托參歸鹿茸湯歸附鹿茸飲參芪內托散之類

發熱不治歌

初熱腰疼如杖傷神昏肌黯片紅翔熱方見色痘瘡湧七孔流紅並舌短泄瀉腹疼膿痢併聲瘖喉啞定非祥發斑黑紫睛如潦肉軟形枯命不長

報痘三日辨

痘之形色初見吉凶攸分而寒熱虛實

力惟在此時實熱有毒盛之勢虛寒乃內敗之機關係最重熱
汗則成斑爛痿下則成陷伏寒涼過用必傷正氣燥熱過用則助
邪火虛寒不補則陷伏癢塌實熱不解則變黑歸腎倘有一差生
死立判　一痘正出時身微溫不寒不熱者爲佳若熱輕和緩無
妨惟大熱者可憂若出齊發熱尤可憂其痘必稠密紅紫乾枯宜
扶元解毒九味神功散涼血養榮煎主之

一痘見點後身熱稍退別無內熱等症其痘色不甚紅頂不甚起
氣倦神疲便有虛象即當用保元湯預扶元氣以免虛塌

一痘始出之時渾身壯熱無度痘瘡隱隱于皮膚內腹中疼痛不
休皆由毒盛熱鬱於內無由發泄治宜柴芩消毒飲主之

若陰頭有痘一粒。周身痘必稀少而美。若臍傍痘多。必防泄瀉。宜預服補脾胃藥。異功散主之

一好啼煩躁悶亂不眠譫語發驚。痘家必有之症。皆由熱毒蘊於心經。不得發越故也。治宜涼血養榮。煎滋陰煎。以涼血解毒

一痘疹已出。毒宜達外。猶有狂叫喘呼。皆由臟府熱躁。津液枯竭。無陰以斂之也。治宜柴胡解毒飲。涼血地黃。柴胡四物之類。

一見苗時微吐微瀉。皆足以減其毒。若見苗之後。吐瀉不止。則恐損其脾氣。以致內虛塌陷之患。宜以異功煎。六和飲主之

一痘疹中有撮口弄舌者。以太陰之脉絡俠口環唇。連舌本。脾胃蘊熱。故撮口弄舌也。治宜清熱解毒。清中湯主之

一痓正出時忽傳風症眼直視牙關緊閉者此由調護不謹汗出腠踈虛風邪襲勿輕用驅風峻藥宜以黃附湯主之

一痘至五六朝忽然手脚拳縮一團不知者以爲驚皆由陽明出熱毒灸爍陰血肝燥液涸不能榮養筋脉以致拘急須服羚羊散

歌曰白芷羚羊一兩霜木通紫草芍荆防姜蚕全蝎和甘草桔梗陳皮生地黃按法服來隨安貼慎看驚治卽多傷

一初發熱見點時卽見唇口焦裂此毒氣攻脾最惡候也急用瀉黃散清中湯之類以速解熱毒之勢免致變爲牙疳之症

一諸痘未齊唇痘先焦黃赤紫乾燥者此陽明梟熱毒盛急用清胃飲以瀉其熱毒若不早治變爲胃爛不治之症

一看痘出齊與否以脚心爲驗脚心有痘即出齊若痘少不論

一痘出齊熱上不退煩躁作渴欲飲冷者可與冷水數口飲之以和胃氣亦能使熱毒從小便而出不可用生果類恐傷脾氣

起脹三日辨

痘之一症壯实飽滿由乎氣明潤肥澤由乎血蓋氣主呴之血主濡之也故放標之後肥胖一分則毒發出一分胖盡而毒出盡也其不起發或由元氣內虛不能托送或因毒氣鬱伏不能發越毒不出五陷之症作矣其痘稠密根無紅暈色淡白而頂陷者白陷也甚則轉爲灰陷總由氣血之虛寒不能運化毒氣以成膿故陷也治宜參歸鹿茸湯歸附鹿茸飲之類主之

若痘稠密紅紫而頂陷者紫陷也甚則變爲黑陷此由熱毒熾亢敝其氣枯燥其血不能運化毒氣而出故陷也其症必煩熱燥渴驚狂譫語治宜大鼠粘子湯柴胡解毒飲之類主之

其血陷者頭粒通紅血泡而不成漿此由氣虛不能統血血旁居氣位也治宜六氣煎保元湯主之然血陷而色紅淡不紫紫陷屬熱其症必氣粗身熱煩燥血陷屬虛其症必身涼氣之神昏不可不辨　若痘形壯起色見枯澀者此氣至而血不榮潤治宜保元湯加當歸川芎白芍主之　若痘色紅潤痘形平陷者此血至而氣不充也保元湯主之　若形色俱弱不起者此血氣俱不足也托裏散六氣煎之類主之　若一齊湧出皮肉虛腫者表虛不能

收攝故毒潰而出後必癢塌或成潰爛急用人參固肌飲主之故痘之起發逼身欲其透四肢稍遲難齊若脾胃素強能食者勿慮惟脾胃素弱食少者四肢多有不透以脾主四肢津液不能灌溉故也宜以補脾為主四君子湯異功散之類主之

一痘起脹貫顆粒分明如彼此相串皮腫肉浮或於本痘四旁旋出小痘攢聚胖長漸成一塊此候最險

一痘有小孔自頂直下至腳不白不黑與痘色相同者名為蛔痘此因表虛腠理不密不善治則大泄元氣不起發便為癢塌之症宜保元湯加糯米丁香當歸川芎連進一二三服則孔滿而痘起若至黑色則為疔矣

一痘起脹顛頂好似水晶但皮厚淡黄爲異此白醬痘也因初生下體氣血柔弱者間有之急宜内托保元湯主之勿誤認爲水晶痘之以致遲延不能結痂而成外剝之症

一等血醬痘數顆血點渾如肉痣起脹飲滿其色淡紅潤澤或間痘數顆而出甚爲稀少此因先體周歲之内皮膚未堅氣血柔弱者間有之宜用參芽飲輕托之痘遂結靨無妨

一痘長發之時有作癰毒腫核及發瘡癤者乃因毒盛血熱留連於經絡之間榮衛不能疏通發泄不透故於空處或關節動搖處爲患雖當涼血解毒亦宜疏通榮衛之氣不可偏泥寒涼以損胃氣必先審其虛實庶爲盡善

灌膿三日辨

膿者血之變也氣血流暢則毒化爲膿六日以前專看根窠若無根窠必不能灌膿六日以後專看膿色若無膿色必難收靨蓋根窠者血之暈也膿色者血之附也血不暈則無膿無膿者血氣乖離凶變之兆然膿之不成有因熱毒熾盛則血枯澀不能運化而成膿其症必煩熱燥渴痘色紅紫乾枯宜凉血解毒柴芩消毒飲凉血養榮煎之類　有因元氣虛弱則血寒凝不能運化而成膿其症身凉肢冷溺清便滑食少神疲痘色淡白治宜補托保元湯六氣煎托裡散之類　有因風邪外束榮衛固蔽不能化毒以成膿其症必寒戰重壯熱無汗咳嗽治宜溫散桂枝解毒飲疏邪

飲紫草飲之類。有因穢臭汚觸氣血違忤不能運化成膿其症必癢塌黑陷抓破。外宜薰洗香味以辟氣。內服人參快肌飲獨聖散之類。痘之生死判於膿之有無。有膿則毒從外散故生。無膿則毒留內攻故死。是以膿漿不在乎飽滿而在乎黃活。膿滿痂厚者上也。膿半痂薄者次也。其下者遍身水泡間有二三分膿泡者猶可生也。其最下者密不成顆串爲一片漿薄不滿泡窨而潰膿水猶可望生。惟乾枯漿不滿必癢塌而死。是以出齊而調治灌膿如拯溺救焚不可緩也。

一貫膿專以脾胃爲主。惟藉飲食以生精血。雖精血之本在於肝腎而化生之源在於脾胃。但使脾胃氣强則生化有源。榮運不息自無内虛陷伏之患氣血充暢則滋灌有力毒皆生化何有表虛癢塌之殃若飲食雖少大便堅實者脾胃之氣猶固急加調補以能食爲貴惟大便不實或見溏泄最爲可畏盖一瀉則漿停再瀉則陷伏瀉止則貫滿速用五君子煎主之

一痘當作膿之時猶是空殼此血不附氣也血既不至則毒何由化宜五物煎參歸鹿茸湯主之

一漿滿調護不謹爲寒所搏一時痘俱紫黑如葡桃色急用獨聖散老黃酒調服立見如舊若寒戰咬牙者此眞氣發外而内虛寒也急用歸附鹿茸飲六氣煎主之

一貫膿而癢塌不止者或因腠理虛踈汗出風襲總由氣血兩虛

虛陽火力不足故不作痛而作癢宜以人參快肌飲六氣煎主之若將靨發癢此毒退血活新血和暢自然之理也不必治之若因膿痛不止者氣滯也宜行滯氣透肌飲主之

一痘將灌膿之時忽面上有乾靨者即倒陷症也速用參歸鹿茸飲服藥後若乾者復起作膿未乾者即壯而飽滿或空地處再出補空小痘者吉也若痘不作膿空處或發癰毒者次也若連進三服而乾者不腫未乾者不飽補痘不多最險症也急用十全大補湯加附子鹿茸以峻補其氣血庶可挽回

一漿未成而痘忽破有水漏出堆於痘外水去窠空便成乾黑此名漏瘡不治之症速用人參固肌飲加附子丁香鹿茸糯米之類

以固其表速補衛氣以堅其肌膚若膿熟之後頭面間有皮熟漿出因而結靨者此名堆屎收雖屬無妨宜用保元湯以扶元氣免致抓癢損傷皮膚延綿濕爛之症未成膿而先潰者又名斑爛由於當發散而不發散則毒氣閉塞悶亂不當散而發散則元氣隨熱毒而盡泄表虛勝踈肌膚無陽失其護衛之職此不善表之過急用人參固肌飲之類隨即調理脾胃

一痘難起壯然皮軟無力手按水漿就出內色不暗名爲假壯至十二日決不回漿結靨必變癢塌之症速當大補元氣用保元湯加鹿茸當歸川芎丁香糯米提氣灌膿

一痘方壯膿面腫忽退眼忽開舌頭伸縮無度此名氣泄死症急

用九味異功煎加鹿茸主之若睛露白餘無別症可用保元湯主之

一成漿之時精神昏倦沉睡不省呼之不應口中呢喃如邪祟之狀此痘出太多心臟空虛神無所依急宜保元養心湯主之

收靨三日辨

痘瘡收靨有膿則吉無膿則凶灌膿之後肥澤堅實以手摸之瘡頭硬而微焦此欲靨也收時乾淨無傾塌突陷淫濕破綻色蒼蠟而皮堅厚外光潤而內暗晦所謂外陽內陰君火之象尖利碍指最為美症當從口唇頭面以漸收靨自上而下為順自下而上為逆若痘雖似乾而痂薄如紙或有內症未除須防陰變急宜保扶

先氣調理脾胃若忽然發熱者名爲乾漿此回水之候也蓋眞陽運化其水蒸收而結靨也其不能及時回漿當收不收者皆由元氣發泄太盡眞陽虛餒不能薰膚澤毛充壯衛氣堅固肌肉蒸漿收靨急宜用保元湯加附子丁香之類主之總之痘瘡一症無論已潰未潰於十二日之後當收漿之日但得結靨便爲佳兆若膿水淋漓者謂之水靨延遲日久肌肉潰爛漏身手足和皮脫去恐成疳蝕損傷筋骨侵濕面目之間必有壞眼崩鼻缺唇損面之患甚至夭折惟宜照期收結爲美若不能收結或遍身俱靨但有數顆不收者總屬脾胃虛弱中氣已餒皮膚無陽運化蒸漿以收靨終必變爲癆瘵之症速宜用保元湯加丁香附子以接續眞陽之

氣固肌表實腠理庶無遺害尤當調和脾胃避忌風寒皆未發洩潰爛倒塌其收太急者或為寒所搏一時痘俱紫黑此風邪骸遏非正收也宜以獨聖散主之有邪毒太盛炙搏真陰血躁陰枯而乾涸亦非正收也後必為目疾為瘡毒其症必煩熱躁渴唇紅目赤治宜涼血少清其火滋陰煎涼血養榮煎主之若大便過於乾結者宜微利之以解其毒以順清涼飲主之其有漿未滿而忽然收者因氣血兩虛不能載毒而出痘反陷入是名倒塌不治之症其症必氣弱神昏身涼便泄急宜用九味異功煎加川芎糯米主之凡痘當收靨之時臭而帶腥者此痘瘡成熟之氣邪毒自內而出也為吉若臭如爛肉濁穢之氣不可聞者此熱毒盛也急宜清

熱解毒涼血養榮煎主之若養漿之時便見臭者此毒火薰鬱于內而發見于外也大凶之候急宜清熱解毒若痘瘡潰爛不收而臭不可聞者名爲爛痘間亦有收結無事者只要脾胃強壯飲食如故不作煩躁則爲可治反此則凶

落痂治法辨

凡痘瘡結痂之時自然依期脫落爲順若應落不落及延綿日久者其症有二有因餘邪未退毒留肌表爲煩熱躁渴痂不落或痘瘢突起作癢不止或痂剝血出復成膿如瘡疥者總由熱毒尚盛猶未解盡也急涼血解毒恐生瘡疽之患涼血養榮煎主之有因痘後氣血衰弱或表散太過傷其津液以致腠理虛濇無力脫卸

精肉不落而發痒此邪退正氣未復也宜用保元湯人參固肌散主之

一痘出還元之後五臟眞氣發洩已多一身氣血耗散殆盡若精神困倦飲食減少者眞氣弱也托裏散六氣煎主之

若手足心熱咽乾煩渴者此眞陰虛也三陰煎六味地黄主之若熱毒未盡能食而煩渴溺赤便秘宜用四順清凉飲微泄其毒餘熱自除矣此時正氣衰弱切不可因其有熱驟用寒凉峻攻以致取敗　若疤紅潤者爲吉灰白者有陽虛之患治當補氣紫黑者爲血熱之虞理宜滋陰不可不審

報痘不治歌

瘢痕似沸如蚕種皮軟青灰及紫紅搦搐頻驚睛露白聲瘖口臭毒難攻初標頂陷根紅散腦噴紫珠九日窮形似水晶光碧洞七朝擦破命歸終有等斑來紫黑泡黑斑朝夕紫同凶青斑若見三朝內性命應知傾刻匆厄黑橫肌脾肺敗紅鼻口吐命隨空先標口底穿囊先壓舌卷囊拳禍一宗

起脹不治歌

頭腫如瓜痘不鬆尚然紅紫及糊朦腰疼腹脹食難下氣促神昏命不供二便如流肛似管又兼頻嘔出蛔虫中空一竅如針路紫黑乾枯藥不攻

灌膿不治歌

土黃灰口不發。茱萸頂靨命難安。聲瘖外剝焦如爐。吐利胚紅似爛肝。羊眼瘡兮兼癢塌。眼開魂喪外旬看。焦枯紫黑蛇鱗狀。胃爛唇崩毒愈難。

收靨不治歌

幾點靨痂來螺痞。大紅灰青紫葡般。來無膿惡臭牙疳併。寒戰咬牙口不開。泄瀉頭眩腹脹熱。足如冰冷症堪哀。毒疔背後胸前鐕急。腫陰囊命不捱。

靨後不治歌

靨如蠟滓薄如紙。濕腫無間殞不差。白似梅花身戰慄。黃泉路上真堪嗟。始終熱極昏昏睡。搦搐項强痓可訝。偶叫腹疼唇紫黑。肢

涼汗出命歸家

癢瘍抓破辨

痘之一症藏府調和氣血充實外常溫煖內無冷氣必無癢瘍之症何則虛則痒實則痛今不作痛而作痒由乎陽虛可知故痘瘡之發痒多爲不起不灌而塌陷纔之最可慮也凡治此者極當詳辨有初見點便作痒者此邪在半表裏之間風熱相搏總由元陽無力欲達不能也速當扶元補氣兼以疎散風邪使營衛調和氣血流行腠理通暢痘起而痒止人參快肌飲主之有發散太過腠理虛疎衛氣弱而作痒宜六氣煎主之有因血少陰枯乾躁作痒者宜五物煎保元湯加歸芍主之　凡見痘形皮肉紅艷者其後

多致痒瘍急須先期調補若將收而痒者其膿已成其漿已回[illegible]散而正復榮衛和暢新肉生而肌痒自然之理也不須服藥但調護之勿令抓破以致損爛成瘡若膿未成渾身瘙痒不寧惡候也速當溫補氣血必令痒去方保無虞宜用參歸鹿茸湯加附子丁香川芎糯米主之

痘痛論

痘瘡作痛有虛實之分若身壯熱便秘煩躁喘渴作痛者實邪痛也治宜清熱解毒柴芩〔治〕毒飲主之若身無大熱二便清利飲食少思無煩熱躁渴之症此由脾氣不健衛氣不充營失所養而作痛此虛痛也治宜調氣補血參歸鹿茸湯主之蓋邪實者非清解

熱毒不能過其勢正虛者非調補氣血何以愈其痛

頭面腫辨

經曰熱勝則腫蓋頭面總諸陽之會痘症毒火聚于三陽之分欲化膿漿痘瘡應期起發毒以漸出頭面亦以漸腫理宜然也及灌膿收靨而腫以漸消亦常候也然止而微腫而甚腫者大非所宜如應腫不腫者必其元氣不足應消不消者必其毒氣有餘若痘未起發頭面預腫紅赤焮發憎寒壯熱此由風邪鬱遏營衛之氣痘毒不能發泄以致風毒擊搏上攻頭面而焮腫此即大頭風蝦蟇瘟之類是也治宜芩連消毒飲以散風解熱疏通榮衛之氣以發泄痘毒若頭面腫如瓠瓜之狀皮光色嫩此由惡毒上衝真陰

[illegible][illegible]以致孤陽浮越犯上七日之後傳經已足必毒陷腫塌目閉露痘灰白此名氣泄不治之症惟宜於初腫之時急用歸氣飲附子理陰煎之類大劑煎與冷飲陰中納陽歸氣以托毒外泄庶可挽回若痘出稀少磊落毒氣輕淺頭面全然不腫此痘家最吉美之症故痘毒盛者必腫毒微者不腫痘之腫與不腫可以察毒之甚與不甚

痘疔黑陷論

痘有紫黑枯硬而獨大針撥不動手捻有核者是爲痘疔若不去之則一身之痘皆不能起發或皆變黑色必致死矣其有黑大而軟者此名黑痘慎不可作痘疔治也痘疔者以熱毒蓄積氣血凝

敗而成其類有數腫最爲惡候有初出紅點漸變黑色其硬如石者此肌肉已敗氣血中虛不能化毒反致陷伏參歸鹿茸湯主之有骨內微腫狀如堆粟不分顆粒者此氣滯血凝毒氣結聚不散也人參透肌飲主之有中心黑陷四傍突起戴漿者此血隨毒走氣不能充也保元湯主之有中心戴漿自破潰爛者此氣血俱虛皮膚敗壞也人參固肌飲主之　有爲水泡溶溶易破者此脾虛不能制濕氣虛不能約束也六氣煎加附子丁香主之有爲血泡色紫易破者此血熱妄行氣虛不能完固也九味神功散主之有癢頭斜孔漿水自出者此衛氣已敗其液外脫也急宜參歸鹿茸湯加附子丁香白朮防風之類主之以上諸症雖與痘疔不同而

危險無異但於五六日間若見一症多不可治若痘疔見於四賊不近臟府者易治若穿筋骨者亦難療但有見於頭面胸背其毒必內攻急宜用針挑破捻去惡水用生薑汁浸胭脂取汁搽之以解其毒若痘見於通身焦紫而黑身有大熱便秘煩躁作渴此火毒之症宜用四順清涼飲微利之以泄其毒

咽喉口齒論

咽喉司呼吸之升降乃一身之橐籥也毒氣不能舒散則壅聚于此腫痛閉塞水漿難入則生死係之深可畏也故咽喉腫痛凡痘瘡多有是症但七日前見者爲逆七日後見者無慮蓋起發灌膿之時內外之瘡俱大以致氣道壅腫而然此痘也非喉痺之毒也

待外症既斷則內症自除矣不必治之

一症症弄舌吐舌者脾熱也脾之脉絡繫舌本脾藏受熱則欲舒緩故時時吐弄也

一唇口與五內相通熱毒內發口舌必先受傷毒甚則口舌紅紫舌或腫大此實熱之症治宜柴胡解毒飲玄參白虎湯主之

一牙齦腫爛成疳者此陽明熱毒內攻也殺人甚速宜甘露飲主之外用老茶葉韭菜根煎濃湯洗之仍用鵝毛刷去腐肉洗見鮮血乃以神授丹或搽牙散冰白散敷之日三次若爛至咽中者用小竹管將散吹入若遍口牙齒爛落口唇穿破者速宜敷藥然必有黃白膿水者可治若色如乾醬其肉臭爛氣粗熱甚舌白至唇

腹疼便血此毒氣內攻胃爛之症不治

嘔吐辨

痘之一症皆賴脾土強壯磨化飲食以生氣血實則易出易靨嘔吐則傷脾遂有變更之患如初熱時即見嘔吐不甚而隨止者爲吉蓋吐中有疏通之意邪氣賴以宣泄不必治也其有嘔吐之甚者則不得不治又有元氣本弱而犯此症者便不速爲調補必致脾氣困憊則痘出之後救無及矣有飲食過傷胸膈脹滿而爲嘔吐者其症必吞酸嘔惡灰氣小和中湯和胃二陳煎主之有因寒邪客犯中焦胸腹疼痛而爲嘔吐者保和丸主之有因脾胃虛弱以致中寒嘔吐不思飲食或食入即吐其症氣倦神疲面青唇白

塞宜用五君子、六君子、異功煎、溫胃飲之類主之。若邪實毒盛，壅滯胃口而作嘔吐者，其症必煩熱燥渴，玉泉散主之。若作乾噦，此痘家最惡候也，大半夏湯、參薑飲主之，噦止庶爲吉兆。

泄瀉辨

痘症首尾皆忌泄瀉，而後爲尤甚。惟初熱時隨瀉而隨止者爲吉。若自見點之後以致收靨，毒氣俱已在表，惟要元氣內充，大便堅實，庶能托載收成。苟畧泄瀉，則中氣虛弱，變患百出矣。若初出之後而見泄瀉，則必難起難灌；既起之後泄瀉，則一瀉而漿停，瀉止而漿滿；既灌之後泄瀉，則倒靨、塌陷、潰敗等症無所不至。此實性命所關，最可畏也。須當辨其寒熱，熱者必毒滯之有餘，寒者必元氣之不足若虛寒泄瀉其症無大熱煩躁口不喜冷脉不洪數胸腹脹滿飲食減少忽然自利此皆脾氣衰弱或完谷不化山根唇口微見青色口鼻肢冷睡或露睛悉爲虛寒無論痘前痘後速宜温救脾胃温胃飲養藏飲四維散主之若暑熱泄瀉其脉必洪數煩熱燥渴氣粗息喘多汗喜冷唇紅舌燥痘色紅紫焮腫小水澁痛此熱症也黄芩湯導赤飲柴芍烏梅湯主之若食停積滯而作瀉者其糞必酸臭消索如蘿滓形其症必氣倦神疲微熱口乾不渴治宜五君子異功散主之凡熱瀉者必暴而甚寒泄者必徐而緩皆可辨之

寒戰咬牙辨

初起發熱之時風熱擊搏或因熱毒盛於陽明炎熇眞陰以致津血虧耗不能榮潤故牙齒相戛而有聲其症煩熱燥渴脉來洪數瘡色紅紫掀發治宜涼血養榮煎柴胡解毒飲主之七日之後咬牙者因毒泄于外眞陽虛衰腎元困憊胃氣消索氣血不榮以致齒槁故咬牙切齒其症身涼脈沉遲痘色淡白皮薄微陷參歸鹿茸湯主之若兼溏泄九味異功煎主之若七日以前見寒戰者由表氣太虛榮衛不能主持筋脉動搖而戰慄參歸鹿茸湯主之若七日以後見寒戰者眞陽虛衰陰勝陽分故寒戰而慄也治宜參附飲參歸鹿茸湯加附子丁香之類主之若寒邪在表壯熱惡寒脉緊數無汗邪正相爭而爲戰慄者亦有之但散其邪而戰自

宜芩蟬通聖飲疎邪餘主之有養漿結靨之時紅赤掀腫以瘡疹而振搖忽痛而咬牙此非寒戰咬牙之屬治宜涼血養榮煎主之若煩熱燥渴者柴胡解毒飲主之若大便秘結者宜四順清涼飲微利之有筋惕肉潤似戰者以經絡氣血為瘡所耗不能榮養肌肉主持筋脉故惕然潤動而自跳本非寒戰之症宜十全大補湯主之若寒戰咬牙氣喘肢冷譫語悶亂即塌陷倒靨不治之症速宜參附湯加丁香主之

煩躁辨

擾亂為煩忿熱之症憤怒為躁腎亢之徵蓋煩在陽分躁在陰分煩淺而躁深也蓋痘症以安靜為貴忽然煩躁大非所宜切須詳

辨。如胃膿作痛而煩，待膿成痛止而煩亦止，不必治之。若煩躁兼喘者，火毒在肺也。煩躁多驚者，火毒在心也。以上俱屬邪熱毒盛，柴胡解毒飲主之。有痘不起發，紅紫毒盛而煩躁者，熱伏於內也，治宜柴芩消毒飲主之。若表邪未解而煩躁者，柴草飲主之。有陰虛潮熱而煩躁者，此肝腎水虧也，八仙長壽湯主之。有吐利不食而煩躁者，脾氣虛也，六君子湯主之。有瘡容膿成，營血虧耗，心煩不得眠者，保元養心湯主之。若晝煩夜靜，此陽邪盛於陽分也，玄參白虎湯主之。若陰盛格陽，晝靜夜躁者，以陰遇陰，扶孤陽無依，浮泛不歸而煩躁，歸氣飲主之。若吐利厥逆，腹脹喘促，譫語悶亂而煩躁，不治之症。

喘促辨

喘促之症有虛實之辨喘者氣粗而壅壅而急喘為肺邪有飲也促者氣短而促上下不相接續為肺腎不足也若寒邪在肺為喘者外感之症必壯熱惡寒鼻塞聲重咳嗽多痰治當疎散肺邪杏蘇飲七味疎邪飲主之若火伏于內邪熱壅盛壅遏肺氣為喘者其症必煩熱燥渴唇紅鼻冷黃芩知母湯主之若下瀉而上喘者虛喘也覺在鼻尖喘促而氣不長此氣弱而短促不接非實喘也凡見此症急須用參附飲以速挽元氣免致衰脫若精血虧耗真陰失守以致元海無根躁熱微煩而喘促自汗急宜用加味貞元飲陰中納氣歸源免致口張厥逆之症

聲音辨

痘瘡最要聲音清亮。若卒然失音，凶兆也。先哲云：痘已出而聲不變者，形病也，其病輕；痘未出而聲先變者，氣病也，其病甚；痘出而聲不出者，形氣俱病也。凡此失音之症，大爲痘症所最忌。然亦有風邪外感之因，寒蔽皮毛，壅滯肺竅，或爲喘嗽失音者，治宜疏風散邪，杏蘇飲以解散之。有邪熱毒盛，火炎肺金，氣喉枯燥而聲不出者，宜甘露飲以清熱解毒。有痘瘡綢密，氣血虧耗，肺氣衰弱而聲音低小不出者，宜保元湯、保肺飲以清金補肺。雖聲音出于肺，接氣于丹田，而腎爲聲音之根，有因痘毒發泄過多，以致肝腎精血枯竭，水虧肺燥而聲不能出者，法當滋陰扶元以救其本，治宜三陰煎大營煎。大補元飲。六味地黃湯之類主之。有因痘後餘毒未淨。以致咽喉損痛。不能言者。宜以麥冬清肺飲主之。若行漿而音啞者。此氣喉有痘。窒礙氣道。若痘消音自清亮。若啼哭無聲。但見淚出。不能言語。惟見口動者。此毒氣歸腎而內敗也。不治之症。

驚搐辨

驚搐者。忽然驚惕。手足搐搦。啼叫無時。忽作忽止。其症多由風熱。蓋風氣通於肝。諸風掉眩。皆屬于肝。肝主風而善動。風火相搏。故發驚搐。然痘未出之先。發驚搐者多吉。既出之後。發驚搐者多凶。何也。未出之先。邪熱鼓動于內。痘毒欲出而將散。一經疏解毛孔開張。腠理通暢。得散達之氣。毒無內留。痘出而驚自止。俗名驚痘。

最爲吉也蹤解之法紫蟬通聖飲主之若既出之後而發驚搐者皆由邪熱毒盛灸爍眞陰以致肝經血躁不能榮潤筋脉其症必煩熱燥渴治宜涼血養榮煎柴胡解毒飲主之若收靨之後而發搦搐者皆由渾身氣血虧耗五內空虛偶爾負涼風邪乘虛襲入爲患其症項强搦搐角弓反張名爲痓症甚屬危險急用桂枝養榮湯速救遲則不治若痘後心虛神怯睡夢中易爲驚啼搦搐者保元養心湯主之

昏睡辨

凡痘瘡將出未出之時猝然昏睡者其痘必重何則脾主倦其昏沉知睡者多由元氣虛弱故無神脾土衰敗故嗜臥若不急扶元

氣乃托毒外出必變爲灰白癢塌內陷之症速宜用九味異功煎六氣煎異功散之類主之若痘後昏睡此毒氣已解元氣漸復邪退而神安乃否極泰來之象然必其手足溫和有醒有睡方爲吉兆若身涼肢冷不思飲食昏睡無時此又痘後元氣衰弱脾困之困急宜用益氣養榮煎十全大補湯主之不可置之度外以爲安然無事遂貽衰脫之患

腰痛辨

經曰腰者腎之府又曰太陽所至爲腰痛蓋足太陽之脈夾脊絡腎相爲表裏痘瘡之毒多出於腎循足太陽膀胱散行諸經邪由裏而傳表若初熱時即腰痛者由風邪外閉寒束太陽膀胱經絡

痘毒不能發泄，鬱遏為患，凝滯腰府而作痛，治宜發散寒邪，疏通痘毒以外達，紫草飲主之。若邪熱毒盛，炎熯腎陰，以致津液枯涸，不能托載痘毒以外達而作腰痛者，其症必煩熱燥渴，唇紅面赤，滋陰煎、柴芩消毒飲主之。若因腎陽虛衰，不能驅毒外達，以致血凝毒滯而作腰痛者，其症身無大熱，面白唇青，四肢厥逆，倦臥神昏，痘黯色淡，暈無血色，急宜參歸鹿茸湯加附子、丁香以逐痘毒外出。若不早治，變為灰白黑陷，終莫能救。若痘後腰痛者，口乾舌燥，壯熱微煩，此由痘毒外泄，腎陰枯涸所致，治宜六味地黃湯、左歸丸主之。若痘後腎氣虛弱而作腰痛者，其症身涼肢冷，面青唇白，氣倦神疲，治宜八味地黃湯、大營煎加附子之類主之。

胸腹脹痛辨

胸腹脹痛有因風邪客於胃脘。寒犯中焦。食停積滯而作痛者。其痛多疼啼叫。必甚多在臍腹以上嘔惡吞酸面白唇青肢冷治宜消食行氣溫中散寒。太和飲小和中湯吳茱萸湯之類。若邪熱蘊盛鬱滯而作疼者。其痛多在臍腹以下小腹之間急紐作痛大便溏泄黃赤面赤唇紅燥熱微煩。治宜黃芩湯解肌飲瀉熱解毒之類。有稟先天不足脾腎虛寒而作痛者。其痛多在臍腹之間遶臍柔綿作疼痛連腰脊神昏氣弱面暗唇青四肢厥冷喜按揉治宜溫胃飲附子理陰煎之類。

一痘瘡將發毒由內生其症無不發熱。或見微渴此其常也。當此之時惟貴輕揚善導只宜溫平和解或兼托散俾令毒透肌表無發傷元氣方爲得法設不知此而見熱即退熱見毒即攻毒妄用寒涼未有不傷脾胃但知攻毒未有不損元氣脾胃受傷則運行無力而腹寒所以作脹元氣受損則托送無力而毒陷所以作痛斯時也審其致病之由若因脾寒速宜溫中溫胃飲主之若因毒陷速宜托補參歸鹿茸湯歸附鹿茸飲六氣煎之類酌而用之稍或遲延即見危殆可不慎歟

厥逆辨

四肢主於脾胃爲諸陽之本宜和煖而不宜厥逆厥中有陰陽之分不可不察如痘瘡紅紫焦黑煩渴悶大便秘結渾身壯熱而

厥逆者，此陽毒内陷，火極似冰，所謂熱深厥亦深也。四逆散、黄芩湯、柴胡解毒飲主之。便秘者，四順清凉飲之類以瀉熱解毒。若痘色灰白，神昏疲倦，身凉怯寒，面青唇白，溏泄而厥逆者，此元氣虚潰，陽衰而厥也。速宜温補元陽，四逆湯、六味回陽飲、九味異功煎之類酌用。又如指尖微凉者，此元氣弱也；手心冷者，陰氣盛也。治宜保元湯、四君子湯主之。凡痘症之候，頭欲常凉，手足欲常温。若頭熱足冷者，此虚陽浮越于上也，速宜用歸氣飲、八味地黄湯之類，納陽歸腎，免致泄瀉塌陷之候。若痘後厥逆者，此氣血已虚，脾胃已弱，無怪其厥也，惟宜培補元氣，十全大補、六氣煎主之。

乾渴辨

一渴者欲飲乾者不欲飲渴屬陽乾屬陰也乾屬真陰枯涸渴屬邪熱燥炎痘疹發渴者以火起于內銷爍真陰所以發渴津液外泄化為膿漿榮氣虛耗所以致渴此痘疹之常候也若微渴不必治之惟大渴者乃由火盛亦須辨其虛實不可因其作渴遂投寒涼妄用生冷瓜果恐脾肺受寒致生他患也然其間有渴欲飲水者此火症也有渴欲飲湯者有雖欲飲水而不能多者有口欲飲涼而胸腹畏寒者此皆非火症也若乾而不渴不欲飲者陰虛水虧津液枯涸不能榮潤日舌也君發熱時便見大渴煩躁飲冷唇焦舌燥此邪熱毒盛也玄參白虎湯柴胡解毒飲主之有渴欲湯飲者此真陽虛衰氣不化津也九味異功煎六味回陽飲主之有

渴欲飲水而不能多者此宜陰虛弱津枯液涸而生虛熱也清中湯滋陰煎主之有口雖欲凉而胸腹畏寒者脾腎虛弱不能行其津液也六和湯異功散主之有因泄瀉津亡而作渴者此水泄于下液涸于上也六味異功煎五君子煎加烏梅主之若痘後發乾渴者此氣血兩虛津枯液涸也八珍湯三陰煎主之若壯熱微煩而作乾渴者此餘熱未清也清中湯滋陰煎主之

失血症

一痘疹失血之症由火毒不能宣達于外則燔灼經絡迫血妄行血隨火動從上而出則為衄為吐從下而出則為便為溺若從鼻出者則有陽鬱外達之意尚可望生玄參地黃飲犀角地黃湯主

之者從便溺出者皆由火毒内陷腸胃受傷若上下俱出火毒熾盛血熱沸騰悉為危症速用玄參白虎湯清胃飲急救若十日之後大便忽瀉膿血者此為胃爛不治之症

發疱辨

痘症發泡皆由兒小痘多氣血有限不能盡成膿漿而水泡與膿泡相間此常理也惟渾身水泡全無膿漿此氣至而血不榮運也急用參歸鹿茸湯主之若發血泡此血至而氣不充也急用保元湯主之若紫黑泡與膿泡希相間有者此血熱毒盛也急宜涼血養榮煎主之若紫核結硬者痘疔也急用針挑破吮去惡血以生藍汁浸胭脂取汁點搽若渾身痘皆黑色潤肥飽滿胃氣強壯飲

宜大補元氣氣爽此黑痘美症也若渾身紫瘀黑泡結核環塌此氣敗血死陰陽顛敗不治之症也若瘡衛未痊破損傷痕結疤尚嫩一旦痘出瘡瘢四圍痘起叢集因瘡作泡皮腐肉敗不得即認爲紫黑泡待痘結靨其泡亦隨結痂若未乾者用桃花散摻之或用石膏文蛤各等分煅存性爲末乾摻或用茶油調搽亦可

潰爛辨

痘瘡膿熟或微有潰爛者此常候也惟於未成膿之先即有潰者此名斑爛有當靨不靨身多破爛不收者此名潰爛良由未出之先當發散而不發散則熱毒內藏鬱滯肌膚必潰爛而兼喘促悶亂肌熱躁煩仍宜解表托毒紫草飲人參透肌飲主之或不當發

散而誤發散則表虛毒滛濕濫以致遍身潰爛此不善表之過也治宜保元湯人參固肌飲主之又有陽毒內熾火盛脉實便結善冷失於清利以致陽明鬱熱肌肉潰爛者此不善解毒之故也治宜柴苓消毒飲主之便秘者四順清涼飲主之然脾主肌肉尤宜調脾進食務令大便得所解毒不致於過冷調養不至於太熱因兒身分施治必得中和方爲良法

自汗辨

痘疹自汗者以陰中之火自裏及表達於衛氣故皮膚爲之緩腠理爲之疎津液流行故多自汗然痘疹身常潮潤實爲美症此乃陰陽氣和血脉通暢熱隨汗減毒隨汗散邪不能留則易出易解

[illegible]毒而汗出之後身必清涼此即毒之消散也不必治之只宜微汗不宜大汗若汗出過多則陽氣泄而衛氣弱肌表不固必致難收難靨變爲癢塌寒戰之患速宜固表以斂其汗保元湯七寶飲主之若汗出不止其熱反甚者此邪熱在表陰爲陽擾之患速宜清熱解毒陽邪退而汗自歛也滋陰煎清中湯主之若痘後自汗不止者此邪去而正氣虛也八珍湯內托散主之若身涼汗出畧兼微喘者此元氣虛脫症也急宜用參附湯六味回陽飲速救若汗出如油喘促不休肺氣絶矣不治

啼哭辨

痘疹啼哭有因風邪外感鬱遏皮毛痘毒不能發越以致煩熱焦

躁而啼叫者桂枝解毒飲牛蒡消毒飲紫草飲之類主之有因陽邪火盛痘形紅赤擲突而啼叫者此痘盤疼痛之使然也涼血養榮煎主之若大便秘結三四日不行而曲腰啼哭者此小腹脹痛之使然也四順清涼飲主之有飲食不節偶因停滯吞酸嘔惡作吐而啼哭者此胃氣不和胸腹脹痛之使然也若痘毒本微無故而啼哭者多由飲食內傷俱宜以香蘇飲加砂仁神曲山查吳萸之類主之

大小便閉辨

凡痘疹之症小便欲其清而長大便欲其潤而實則邪氣不伏正氣不病若小便利者大便必自難二三日不更衣者無礙也若小

作之火則病必遲小便秘結則病必甚以氣分受傷火盛故也但初熱時大便不宜大實若三四日不行宜微潤之不然恐肺胃不通則營衛之氣不能發泄痘出轉密惟起發之後大便却宜堅實若大實三四日不行恐熱盛難靨亦宜微利之

目辨

痘後眼患有赤腫而痛不能開者以邪熱毒盛炙煿眞陰致肝經血燥熱極生風風熱擊搏發爲焮赤腫痛宜涼血解毒柴芩龍胆湯荆防蟬菊飲主之有翳膜昏花遮蔽而不能視者益目得血而能視痘後五内空虛精華之氣不能上注于目以致陰翳凝滯爲膜遮蔽昏花肝經血燥陰枯故畏明羞日滯流淚治宜滋肝養

血湯洗肝明目散主之翳膜昏花者光明杞菊酒蟬菊散主之紅絲翳膜者復明散主之起點內障羊肝散光明通聖餅主之最忌點洗寒涼至於目睛上吊露白謂之戴眼總由精氣爲膿血虧耗血枯則筋急所以上吊氣虛不攝故露白惟宜大補氣血

痘毒辨

痘發癰毒者亦名痘母經曰痘前發母者凶痘後發母者半吉總由毒發不透凝滯經絡之間故發爲癰疽其中有虛實之辨如痘癰之有大毒者不得不爲解毒神功托裏散主之有大熱者不得不爲清火清熱消毒散柴芩消毒飲主之俟火毒略清便當調理脾氣托裏消毒散主之其有外雖見熱而內本不足者則當滿用

中湯氣虛作熱者柴芍六君子湯陰虛作熱者三陰煎主之務令元氣完固飲食不減則毒無不化何害之有若不察根本強弱但知攻毒清熱無有不傷脾氣多致飲食日減營氣日削膿血不化毒日以陷變症百出矣所以痘症始末當以脾氣爲主苟不知此惟以寒涼攻伐以致中氣虛敗而痘能保全者未之有也

當歸蒺藜煎　治痘疽瘡疹氣血不足邪毒不化腫痛淋漓

當歸　川芎　白芍　熟地　荆芥　防風　何首烏

白芷　銀花　皂刺　穿甲　白蒺藜　用酒煎服

疳蝕瘡論

凡痘瘡已靨未愈之間五藏空虛氣血未復肌膚不密被風邪所

盛則津液凝滯渾溢濕爛遂成蝕瘡治宜人參固肌飲主之若毒爍肌肉內透筋骨外連皮膚時痛出血日久不愈者此由氣血虛寒氣化不行以致肌肉頹敗故新肉不生甚爲惡候速宜用八珍湯益氣養榮煎參歸鹿茸湯之類補陰培陽以煖血脈使肌易生痂易結皮膚完全方能無害

飲食辨

痘症始終以脾胃爲主但能飲食則血氣充實凡起發灌漿收靨無不順之故能食者雖痘瘡稠密亦自無害不能食者雖痘瘡稀少亦有可慮此脾胃之調所當先也然痘將出之際多有不欲食者以邪熱蘊毒盛鬱滯胃口不能食也但得痘色真正不爲害也俟

毒氣壅閉自能食矣有日瘡不能進食或毒壅咽喉疼痛而不飲食但清其咽痛止自能食矣甘桔消毒飲主之有痘發咽喉壅聚凝塞不能食者待收靨結痂咽喉清利自能食矣有因過食停滯而不食者太和飲以消食行氣若身無大熱痘色灰白惡心嘔吐而不食者此脾胃虛寒元陽衰弱因也宜用九味異功煎溫中援胃以回陽若痘後毒已出盡而仍不欲食者此脾胃虛弱因也四君子異功散主之以健脾進食

嗆水辨

痘有咽喉嗆水者順逆不同七日以前痘色紅紫而兼此症者乃火熱炎上毒壅氣逆也柴胡解毒飲主之若痘色灰白不起而兼

此症者乃元陽衰弱少陰氣逆於上也九味異功煎二之七日以後灌漿時嗆水者喉中有痘也外痘成漿則內痘亦成漿壅於會厭而嗆也蓋會厭乃飲食所進之處既有所壅則飲水必溢入氣喉而發嗆若飲食有渣自能咽下不犯氣道故不嗆也待外痘收則內自痊不藥而愈然痘症嗆水喉不甚痛

疹症總辨

痘欲盡發而不留疹欲盡出則無病邪氣鬱遏則留而不去正氣損傷則困而不伸毒歸五藏變有四症歸脾則泄瀉不止而作痢歸心則煩熱不寧而發驚歸肺則喘咳氣逆而嗽血歸腎則牙齦腐爛而疳蝕痘自裏而出於藏故重疹自表而出於府故輕痘毒

本乃脾胃出自中下二焦是以始終不妨於食全賴水谷爲主所以能食則吉不能食則凶故治痘者不可不顧脾胃痲疹之毒則由表邪不解而内犯太陰陽明病在上中二焦所以食不能食故治痲疹者但宜解散火邪邪退則自能食矣

一疹初熱之時惟宜輕揚之劑表散毒邪使皮膚通暢腠理開豁則疹毒易出切不可作傷寒妄加汗下也益妄汗則增熱而爲衄血欬血爲口瘡咽痛爲目赤腫爲煩燥乾渇爲大小便不通妄下則裏虚爲滑泄爲滯下

一疹出至二三日必兩鼻俱乾待收完毒氣輕者清涕即來就思飲食不須服藥若清涕來遲不思飲食者惟要清肺解毒必俟清

漸出方可無患

一疹喜清涼而惡溫煖痘喜溫煖而惡寒涼此其大法也痘宜內實可用補劑疹忌內實惟宜解散惟初熱發表時亦須和煖則疹易出畧相似耳既出之後痘宜補氣以生血疹宜補陰以制陽疹熱甚則陰分受其熬煎血多虛耗陰金被尅治宜以滋陰清火為主不可少動其氣燥悍之品首尾皆深忌也

一斑疹之毒皆屬邪熱治此之法惟宜辛涼解利而已即有吐瀉亦火邪內逼斷不可用溫補也其臍腹急扭作痛者乃由火邪鬱滯於腸胃治宜黃芩湯以清解熱毒久而不散餘毒攻胃必致牙齦黑爛肉腐血出臭氣衝人者名為走馬牙疳不治

一日後身有微熱者虛熱也六味地黃湯主之使陰陽和暢其熱自退若拂拂煩熱頻作嘔吐者皆由升泄太過以致虛陽浮泛氣不歸源急宜用八味地黃湯煎與冷飲其熱自退若毒未盡解日夜煩熱不退邪火鬱於肌肉之間久則毛焦髮乾皮膚枯槁肌肉消削變爲骨蒸勞瘵當用甘草白芍湯三陰煎八仙長壽湯之類以滋陰配陽切不可過用寒冷以傷元氣

瀾按疹之一症尤當詳察與傷寒而相類似痘症而不輕雖由時令流行總因風熱擊搏脾肺二經其出也先從發熱噴嚏流涕眼淚胞浮咳嗽氣喘煩躁不寧或兼泄瀉面腮赤腫之症治此之法推宜輕揚之劑以宣發其毒使之盡出于外雖紅腫之甚狀如漆

疹亦不足憂以其既發於外卽無內攻之患切不可堅執疹宜清涼而惡溫煖之說過進寒涼以傷胃氣貽悞嬰兒

一疹初發熱之時最忌用寒涼以水遏其邪氣使毒鬱不得出寒濕犯脾變爲陰毒內攻之患爲昏睡嘔惡胸膈飽悶脹滿腹疼瀉痢遊臍汞縮作痛身涼脈靜氣倦神疲急用理中湯加吳萸以溫中散寒解散其陰毒若四肢厥逆更重用附子以回陽

一疹初發熱之時謹避風邪勿使寒束皮毛閉遏其邪氣毒鬱於內不得發泄於外以致煩熱躁狂宜用熱葱湯沐浴於外以通暢其皮毛內服桂枝解毒飲以宜發其邪熱使毒泄於外庶免變爲疥癩瘡痒之症切不可過用寒涼解毒以傷其胃氣而爲滑泄衰

疹之症

一疹發熱之時。只宜輕揚之劑。以解散其風邪熱毒。不可過用升麻葛根之類。恐升泄太過。以致陽虛浮泛。而為煩熱燥渴。日輕夜重者。此屬陽虛暑亂之症。急用大劑八味地黃湯加北五味。煎與冷飲。以納虛陽歸腎。若執用寒涼解毒。以致貽悮害人。

一疹之後。變為腸澼下痢紅白稠粘之症。此屬腸胃受傷脂膏不固之因而為滑墜下泄。皆有寒熱虛實之分。若脉來洪大滑數煩熱燥渴小腸急扭作痛者。此屬風熱邪滯鬱於腸胃。宜用黃芩芍藥湯以和解。若氣倦神疲脉來沉遲微弱身涼肢冷者。須用六神養藏飲胃關飲之類。以溫補脾胃。當與痢症門參用調理。切不可

執用黃連解毒之說以悞人

一疹退之後卒然心腹絞痛遍身汗出如水者此因元氣虛弱失於調護風邪乘虛襲中太陰少陰經分急用附子歸萸飲以速救遲則氣脫陽亡而爲不治之症

附子歸萸飲　十歲以上照分兩用七歲以下則減半分兩用

川附子三錢　炮薑二錢　炙甘草二錢　吳茱萸二兩　當歸二錢

生薑三片　大棗五枚　濃煎熱飲

一出疹之候初熱一日至次日雞鳴時其熱即止僅存五心微熱漸見欬嗽鼻流清涕或腹中作痛飲食漸減到晡酉之間其熱復來如此者四日咳嗽連聲面紅腮赤眼中多淚噴嚏頻發是即出

之候也宜用蟬防飲主之至五日其熱不分晝夜及六日疹出自頰下細細紅點漸見兩手背並腰下及渾身稠密若色見紅紫便秘煩熱躁渴宜用導赤解肌飲主之若腹中急痛瀉泄麻黃宜加烏梅若身微熱疹色淡紅嘔惡泄利清稀此即平日過食生冷之因或稟受衰弱之異宜用理中湯加吳萸烏梅之類主之若六日疹出不快隱隱於皮膚之內色見淡紅氣倦神疲宜用保元湯加荆芥防風以托散爲主

余素不病及來嶺南寒暑之疾時一作焉今春病熱幾殆先生聖手投之幸得不斃四月寓羊城八月又病精神恍惚如醉如癡氣怯膽驚症多奇異人皆以爲情慾所致妄投藥餌余亦忽忽不知所由也先生自惠州來診脉訂方探本窮源迥異人言藥三服而病已愈惟是目不交睫徹夜不寐輾轉反側備極艱苦東坡所謂不眠惟望紙窗明者六七夜質之先生先生曰内經有言陽氣滿不得入於陰陰氣虚故目不瞑半夏能通陰陽飲以大半夏湯其臥立至余固笑而不信也姑投之飲畢遍身疲倦不能自持若有鬼神焉以相之急就臥榻酣寢熟睡其甜如蜜如是者十數日矣然後知古人之一言一字洵不欺人而先生學有根柢神明變化

爲不可及也世之人視醫方爲陳言不思融會貫通以妙其用悲

夫余固親嘗而立應者因敘其事於篇首

旹

乾隆丁巳九月朔後上元弟徐惠再書

醫學纂要湯方活法

上元周　鍉劒門參訂　輝彩章

惠陽劉　淵聖泉子較補　男文光德華　仝訂　燿儀昭

弟　劉起熊

壻　任其信　仝較訂

目録

補陣

四君子湯　五君子煎　五味異功散

六味異功煎　六君子湯　香砂六君子湯
四物湯　五物煎　歸黄飲新方
柴胡四物湯　八珍湯　十全大補湯
人參養榮湯　小建中湯　大建中湯
人參建中湯　黄芪建中湯　當歸建中湯
八味大建中湯　吳萸建中湯新方　歸脾湯
保元湯　歸脾飲新方　三陰煎新方
五福飲　七福飲　七寶飲新方
滋陰煎新方　大營煎　六物煎新方
獨參湯　參附湯　吳萸湯

散陣

熱陣

吴萸椒梅湯新方　二陳湯　二朮二陳湯
杏蘇二陳湯新方　和胃二陳煎　小半夏湯
大半夏湯　秫米半夏湯　黄芩半夏生姜湯
苓桂朮甘草湯　黄芩二陳湯　平胃散
枳朮丸　香砂枳朮丸　許學士神朮丸
五苓散　茵陳五苓散　柴胡茵陳五苓散
胃苓湯　柴苓湯　茯苓湯
消瘴復元丹新方　香薷飲　七寶和中丸新方
保和丸新方　七寶飲　四獸飲
清脾飲　追瘧飲　驅瘧益元丹新方

眼科

婦科

幼科

痘疹

托裏消毒散　參芪內托散　人參快肌飲新方

人參透肌飲　玄參地黃飲　人參固肌飲新方以上俱

姜附湯　獨聖散新方　甘桔消毒飲新方

導赤飲新方　柴胡四物湯　涼血地黃飲新方

柴物飲新方　參芪養心湯新方　苦參湯

稀痘酒　胭脂膏

外科

眞人活命飲　托裏消毒散　神効托裏散

托裏黃芪湯　托裏養榮湯　托裏當歸湯

托裏溫經湯　托裏益黃湯　托裏抑青湯

醫學纂要湯方活法

上元周　錕劍門纂訂　輝彩章

東陽劉　淵聖泉子較補　男文光德華　仝訂　耀儀昭

弟　劉起熊
增　任其信　仝較訂

補陣古方五十二條
新方二十一條　此補托之法

四君子湯　治氣虛脾胃衰弱飲食少思面黃肌瘦大便不實

人參　白茯　白朮　炙草　生薑　大棗

五君子煎　治脾胃虛寒嘔吐便溏脾泄水瀉之症

即四君子湯　加乾姜

五味異功散　治氣虛面浮喘逆腹滿之症

即四君子湯　加陳皮

六味異功煎　治脾胃虛寒中滿腹脹嘔吐泄瀉之症

即四君子湯　加陳皮　乾姜

六君子湯　治氣虛痰飲吞酸嘔惡喘促氣逆脾虛胃弱之症

即四君子湯　加陳皮　半夏

香砂六君子湯　治中氣虛滯惡心脹滿食少作嘔等症

即六君子湯　加藿香　砂仁

四物湯　補血之劑凡營虛血弱一切陰血不足當隨症加減

當歸　川芎　白芍　大熟地黃

五物煎　治血虛寒凝產難經滯蓄積不行小腹急痛

即四物湯　加赤桂

歸萸飲新　治血寒經滯產後瘀餘蓄積不行小腹急痛兒枕疼

當歸五錢　吳萸一兩

柴胡四物湯　治虛勞寒熱脉滑數之症

即小柴胡栽散陣　合四物湯

八珍湯　治氣血兩虛憎寒壯熱驚悸眩暈之症

即四君子湯合四物湯

十全大補湯　治氣血兩虛日脯潮熱自汗盜汗困倦眩暈症

即八珍湯　加黃芪　赤桂

人參養榮湯　治脾肺俱虛發熱惡寒肢瘦體倦心悸自汗

人參　白朮　白茯　炙草　當歸　熟地　白芍

黃芪　陳皮　桂心　北味　遠志　生姜　棗肉

小建中湯　治虛勞煩熱裏急腹痛咽乾口燥

白芍　桂枝　炙草　飴糖　生姜　大棗

大建中湯　治胸腹大寒疼痛冷氣上衝嘔不能食

人參　蜀椒　乾姜　飴糖

人參建中湯　治虛勞自汗

即小建中湯　加人參

黄芪建中湯 治諸虛弱症表虛作熱自汗

黄芪 桂枝 白芍 炙草 飴糖 姜棗

當歸建中湯 治婦人血虛自汗

即小建中湯 加當歸

八味大建中湯 治中氣不足腹中寒痛小腹攣急嘔吐厥逆

人參 黄芪 炙草 當歸 白芍 桂心

川附 半夏 生姜 大棗

吳萸建中湯方新 治氣虛不足中寒腹痛少陰冷氣上衝嘔逆症

人參 黄芪 炙草 當歸 白芍 附

吳萸 桂心 生姜 大棗

歸脾湯　治勞倦傷脾氣虛不能攝血以致妄行思慮鬱結嗜臥少食或怔忡健忘驚悸盜汗瘧痢等症

人參　黃芪　白朮　當歸　炙草

茯神　棗仁　遠志　木香　員眼肉

保元湯　治元氣虛弱之症

人參　黃芪　炙草

歸脾飲新方　治中焦虛寒脾不攝血或泛溢或注陷吐衄便血症

人參　白朮　乾姜　炙草　當歸　烏梅　姜　大棗

三陰煎新方　三陰煎棗仁　歸地芍茯神　參芪甘麥味　陰弱可回春

治三陰精血不足潮熱自汗驚悸怔忡盜汗不眠津枯液涸[illegible]

一𠃵榮筋一切陰虛血少之症　人參　黃芪炙　當歸　大熟地　白芍　茯神　棗仁　麥冬　北五味

五福飲　治五臟氣血衰弱之症　人參　白朮　炙草　當歸　大熟地

七福飲　治心脾氣血虛弱驚悸不眠之症　即五福飲加棗仁遠志

七寶飲新方　治氣虛血弱自汗盜汗之症　人參　黃芪　炙草　熟地　當歸　棗仁　北五味

滋陰煎　治心經有熱水不制火潮熱煩渴驚狂失志等　生地　玄參　白芍　知母　丹皮　麥冬　甘草　車前子

大營煎 治真陰精血虧損及婦人血少經遲腰膝筋骨疼痛

當歸三錢 熟地六錢 枸杞二錢 杜仲二錢 牛膝一錢

白芍二錢 赤桂一錢 炙草一錢 如寒滯在經加川附子二錢

六物煎新方 治氣血虛寒血少經遲腹疼並產後兒枕痛

即四物湯 加吴萸 赤桂

獨參湯 治元氣虛脫嘔吐喘促煩燥發渴並胎前產後虛症

人參 生薑汁

參附湯 治真陽不足喘急嘔惡四肢厥冷眩暈汗出危險症

人參 川附子 生姜

吴萸湯 治寒中陰經冷集上衝痞滿嘔惡少陰腹痛之症

人參　吳萸　生姜汁

吳萸合參附湯新方　治元陽虛弱寒中陰經嘔逆自利厥脫之症

吳萸　人參　川附子

參附星萸湯新方　治類中風口角流涎大陰脾臟氣脫之症

人參一兩　生附子一兩　吳萸二兩　生南星五錢　姜棗煎

外加竹瀝姜汁兌服

參附白朮湯新方　治類中風口開不合陽明胃經氣脫之症

人參一兩　生附子一兩　白朮二兩　生姜　大棗

參附養榮湯新方　治類中風昏沉汗出榮衛氣脫之症

人參一兩　川附五錢　黃芪一兩　當歸三錢　北味三錢

白朮五錢 防風三錢 炙草一錢 生姜三片 大棗三枚

保元養心湯新方 治昏沉不語神敗於心精敗於腎血虛煩怔忡不寐之症

人參一兩 黃芪一兩 炙草一錢 熟地六錢 當歸三錢

茯神 棗仁 遠志去心各三錢

參歸湯 治陰虧血少腸胃枯槁噎膈之症血虛怔忡盜汗

人參 當歸

參朮膏 治中氣虛弱不思飲食口淡無味之症

人參四兩 白朮一斤

兩儀膏 治耗損眞陰精氣大虧之症

人參四兩 大熟地黃一斤

三才封髓丹　治真陰虧損肺中伏火乾咳潮熱自汗虛損

人參四两　地黄一斤　天冬去心四两　共煮汁熬膏點蜜服

术附湯　治脾腎虛寒氣弱神昏疲倦口淡不思飲食之症

白术煖土藏　附子煖水藏

白术附子湯　治風虛頭眩沉重苦極食不知味最補益中氣

白术　附子　甘草　生姜　大棗

术附湯　治寒濕腰痛重冷小便自利

白术　川附子　杜仲

當歸補血湯　治陰血傷損去血過多産後肌熱面紅口渴脉大無力

黄芪一两　當歸三錢

回元飲新方　治陰陽虧損腎敗精衰並遺尿不知虛脫之症

人參一兩　川附子二兩　大熟地黃四兩

升元飲新方　治氣虛下陷血崩血脫之症

人參　黃芪　炙草　白朮　當歸　升麻　烏梅

加味貞元飲新方　治肝腎虧損精血空虛元海無根眞陰失守喘促自汗垂危之症

人參　黃芪　炙草　熟地　當歸　赤桂　北五味

歸氣飲新方　治陽越於上眞陰失守血溢吐衄六脈細脫厥逆並絡陽狂躁之症

熟地一兩　川附五錢　赤桂三錢　北味二錢　淮牛膝二錢

當歸三錢

聖愈湯　治血虛心煩睡臥不寧或五心煩熱

人參　黃芪　當歸　白芍　生地　熟地

益氣養榮煎新方　治氣血兩虛陰陽衰弱之症

人參　黃芪　白朮　炙草　北味

熟地　當歸　白芍　川附　赤桂

生脉散三五　治暑傷元氣身熱汗出口渴體倦氣短喘咳金受火尅脉浮濡細數症

人參　麥冬去心　北五味

淵按此方因暑熱傷元氣金受火尅而受制故以人參生金補肺而扶元氣佐以麥冬瀉心火清金補肺五味滋水而收斂肺氣使之宏富金不受尅而調和脉自流通此生脉之名所由來

也堪笑庸俗之治陽虛脉脫者徒執其名不思其義每多用此殊不知陽虛氣敗而脉脫參附温煖而回陽用之惟恐不及豈麥冬甘苦微寒之所能生乎見亦淺矣

五味子湯　治肺氣虛弱脉細數而喘促煩熱作渴之症

人參　麥冬　五味　杏仁　陳皮

五味子湯　治腎水枯涸口乾舌燥之症

人參　黄芪　甘草　麥冬　五味

清暑益氣飲新方　治暑氣蒸人熱傷元氣體倦肢煩自汗口渴症

人參　黄芪　炙草　麥冬　北味　白芍　生地

寧肺湯　治榮衛俱虛發熱自汗欬血嗽膿肺氣喘急之症

人參　白术　白茯　炙草　阿膠　桑白

熟地　當歸　白芍　川芎　麥冬　北味

保肺飲方新　保肺飲參芪　阿膠杏芍地　麥冬味炙草　勞嗽止相宜　治欬嗽咯血成勞症

人參　黃芪　炙草　麥冬　北味

熟地　白芍　杏仁　阿膠

柔脾湯　治虛熱吐血衄血汗出

黃芪　熟地　白芍　甘草

黃芪六一湯　治陰陽虛弱自汗盜汗

炙黃芪六錢　炙甘草一錢

玉屏風散　治表虛自汗

黃芪炙　防風　白朮

參苓散　治陰中汗出

人參　酸棗仁　白茯苓

參苓白朮散　治大病之後脾胃虛弱脾泄便溏飲食不進

人參　白朮　白茯　炙草　山藥

扁豆　蓮肉　薏仁　砂仁　川椒

養元粉　大能實脾氣養胃氣

糯米粉二斤炒熟　懷山藥　芡實　蓮肉各四兩　川椒三錢

右共爲末和勻每日空心用白糖滚水調服一二兩妙甚

歸腎丸　治腎水眞陰不足精衰血少腰膝痠軟遺泄漏精症

熟地八兩　山藥四兩　萸肉四兩　白茯四兩　當歸三兩

枸杞四兩　兎絲四兩　杜仲四兩鹽水炒　煉蜜為丸

六味地黃丸　治腎水虧損陰虛發熱自汗壯水以制陽光症

熟地八兩　萸肉　山藥炒各四兩　白茯苓　丹皮　澤瀉各三兩

八味地黃丸　治命門火衰不能生土以致脾胃虛寒下元冷憊臍腹疼痛大便不實飲食少思能引火歸源納氣歸腎

即六味地黃丸　加赤桂　川附子各二兩

喘　每見表熱去後又復熱之症此乃氣不歸源陽浮於外晝日晡潮熱夜熱煩燥皆屬陽虛暮亂之症及大病之後虛熱小兒驚風泄瀉之後喘急作熱汗出不解氣倦神疲口乾不渴潮熱

蒸熱作瀉等症但脉細數無力或洪大無倫予每以大劑八味地黃湯加懷牛膝北五味一劑立郎取效無奈世人動輒稱說現身作熱豈可妄投桂附之理殊不知八味之品乃水中引火歸源陰中納陽歸腎之妙用真退虛熱之神方也竟畏懼不敢用不得已將此全料加懷牛膝北五味各二兩分作熬膏研末和丸每重二錢臨熱時用冷水開服易新方名益氣清心丸無不神效大熟地用十兩桂附各二兩餘照依舊分兩以懷山藥白茯赤桂研末其餘熬膏和丸存記

金匱腎氣丸　治脾腎陽虛氣弱不能行水四肢浮腫痰喘症

即八味地黃丸　加車前子　川牛膝各二兩

補髓丹　治老人虛弱腎傷腰痛不可屈伸

杜仲十兩薑汁炒　補骨脂十兩芝蔴汁拌炒　鹿茸一對酒炙　核桃肉四兩　麵糊爲丸

青娥丸　治腎虛腰痛益精助陽烏鬚壯筋骨腳力

破故紙四兩芝蔴汁拌炒　杜仲八兩薑汁炒　胡桃肉十兩　煉蜜爲丸

煨腎散　治腎虛腰痛　杜仲五錢　川椒三錢共爲末　食鹽少許　煨猪腰食

醉長春方新　當歸　枸杞　淮牛膝　木瓜　威靈仙各四兩

杜仲　桂枝　白芍　川芎　骨碎補　天麻　香五加

川附子　續斷　破故紙　荊芥各二兩　紅花半觔　照前熬

法入丁香五錢　川椒　砂仁　白豆蔻各五錢　共爲末和勻入太

和燒酒壹埕加員眼肉壹觔　酒娘十觔　共交浸封固隨用

散陣古方五十一 新方二十七條　此汗散之法

蔴黃湯　治壯實人感寒太陽經寒傷榮血無汗發熱惡寒症

麻黃　桂枝　杏仁　甘草

桂枝湯　治壯實人感冒太陽經風傷衛氣自汗發熱惡寒症

桂枝　白芍　甘草　生姜　大棗

麻黃保元湯新方　治虛弱人感寒太陽經無汗發熱惡寒脉浮緊無力症

人參　黃芪　當歸　桂枝　麻黃　杏仁　甘草

桂枝保元湯新方　治虛弱人感冒太陽經自汗發熱惡風脉浮緩無力症

人參　黃耆　當歸　桂枝　白芍　甘草　加姜棗

麻黃附子細辛湯　治少陰傷寒厥逆頭痛脉沉細發熱無汗惡寒之症

附子　細辛　生姜　大棗

曾用此方加當歸熟地其效甚速更有生津液扶正氣之功

麻桂溫中飲新方 麻桂溫中飲參芪歸附辛麻黃白芍地桂枝炙加臨

治老年虛弱人感寒少陰症脉沉緊無汗惡寒

人參　黃耆　炙草　當歸　大熟地

桂枝　白芍　麻黃　細辛　川附子

麻黃加朮湯　治風濕遍身浮腫

麻黃　桂枝　杏仁　甘草　白朮　姜棗

小青龍湯　治傷寒表不解心下有水氣嘔噦而欬發熱或渴或利腹滿而喘並治肺經受寒欬嗽喘急宜服此表散寒邪

麻黄　桂枝　白芍　甘草　細辛

乾姜　半夏　五味　加姜棗

大青龍湯　治傷寒頭痛發熱無汗煩躁

麻黄　桂枝　杏仁　甘草　石膏　姜棗

柴胡桂枝湯　治傷寒發熱微惡寒支節煩疼微嘔心下支結

人參　黄芩　半夏　炙草　桂枝

柴胡　白芍　生姜　大棗

小柴胡湯　治邪在少陽耳聾脇痛口苦而嘔寒熱往來日晡潮熱等症

柴胡　人參　黄芩　半夏　甘草　姜棗

柴胡石膏湯　治少陽陽明合症發熱惡寒頭痛拘急作渴症

柴胡　石膏　甘草

四逆散　治陽亢熱極血脉不通四肢厥逆之症

柴胡　白芍　甘草　只壳

升麻葛根湯　治陽明經發熱惡寒鼻乾目痛不眠無汗及時行疫癘小兒瘡疹等症

升麻　葛根　白芍　甘草　生姜　大枣

柴葛解肌湯　治陽明經鼻乾目痛頭疼不眠口乾脉兼微洪及發熱惡寒症

柴胡三錢　乾葛二錢　白芷一錢　黄芩　白芍　羌活　桔梗各二錢　甘草一錢　姜枣　熱加石膏　無汗惡寒去黄芩加麻黄

柴胡飲方 新

柴胡飲芷芍　生地細芩芎
陳皮和甘草　葱姜與防風

治感四時不正之氣憎寒壯熱寒熱如瘧瘟疫之症

柴胡三錢　黃芩二錢　白芍三錢　生地二錢　川芎一錢
防風三錢　陳皮三錢　白芷一錢　細辛六分　甘草一錢

九味羌活湯　治四時不正之氣冒風感寒頭痛發熱惡寒症

羌活三錢　防風二錢　白芷一錢　細辛六分　川芎一錢　生地二錢
黃芩二錢　蒼朮一錢半　甘草一錢　加葱白三根　生姜三片

十神湯　治時氣瘟疫感冒風寒頭痛無汗憎寒壯熱咳嗽症

蘇葉　香附　陳皮　炙草　升麻　乾葛
白芍　白芷　川芎　麻黃　生姜　葱白

五積散 治感冒寒邪頭痛拘急惡寒嘔吐腹疼寒濕酸痛

人參 白茯 蒼朮 炙草 桔梗 白芷

當歸 白芍 川芎 赤桂 半夏 陳皮

只壳 厚朴 乾姜 麻黄 生姜 葱白

香蘇飲 治四時感冒瘟疫頭痛寒熱往來胸膈飽悶吐嘔症

蘇葉三錢 香附三錢 東皮三錢 炙草五分 生姜 葱白

頭痛加川芎白芷細辛 發汗加麻黄桂枝 咳嗽加杏仁桑白皮 痘疹未成加薄荷蟬蛻防風 瘧疾加當歸烏梅何首烏 泄瀉加白朮炮姜烏梅 風濕相搏體重身疼加蒼朮羌活 胸膈飽悶加砂仁只壳 嘔吐加吳茰半夏 腹痛加吳茰當

歸　停食加山查神麯　腳膝拘攣加木香檳榔羌活木瓜名

檳榔散

參蘇飲　治四時感冒風寒頭痛發熱惡寒無汗兼傷風咳嗽症

人參　蘇葉　陳皮　半夏　白茯　甘草

乾葛　桔梗　只殼　前胡　木香　姜棗

麻桂香蘇飲新方　治肺經感寒傷風咳嗽鼻塞流涕喘急無汗症

香附　蘇葉　陳皮　炙草　當歸

麻黃　桂枝　杏仁　厚朴

三拗湯　治感冒風寒鼻塞聲重胸滿多痰咳嗽喘急之症

麻黃不去節　杏仁不去皮尖　甘草　生姜

杏蘇飲方新　杏蘇飲杏蘇陳薄半前胡甘桔葱姜引風寒喘嗽無　治傷風咳嗽痰喘

杏仁　蘇子　薄荷　陳皮　半夏

前胡　桔梗　甘草　葱白　生姜

人參敗毒飲　治四時感寒瘟疫憎寒壯熱風濕風眩體痛症

人参　桔梗　只壳　川芎　白茯

柴胡　前胡　羌活　獨活　甘草

荊防敗毒散　治四時感冒時行疫氣瘡疹風毒邪熱之症

柴胡　荊芥　防風　羌活　獨活　前胡

人參　白茯　川芎　只壳　桔梗　甘草

荊防敗毒飲方新　敗毒飲荊防羌柴蟬薄當芷芎甘桔壳疫症風邪方

治四時感冒時行疫癘丹斑瘡疹風毒邪熱症

荊芥　防風　柴胡　羌活　薄荷　蟬退

當歸　白芷　只殼　川芎　桔梗　甘草

芩連消毒飲　治時行疫氣大頭瘟頭項腫發熱惡寒喉痺症

黃芩　黃連　柴胡　連翹　桔梗　甘草　荊芥

羌活　防風　白芷　川芎　射干　只殼　牛旁

荊防消毒飲新方　消毒飲荊防　柴芩知母旁　玄參甘桔地　風熱便爲良

治時行疫氣風熱痄腮咽喉腫痛丹斑疹毒症

荊芥　防風　柴胡　黃芩　桔梗

甘草　生地　玄參　知母　牛旁

柴胡疏肝湯　治寒熱往來脇肋疼痛

柴胡　白芍　陳皮　川芎　炙草　香附　只殼

補中益氣湯　治勞倦感寒中氣不足清陽失陷以致氣虛不能攝血而漏注於下脾弱失陷不能升提虛中感冒不勝發散以致風邪不解體倦食少寒熱瘧痢等症

人參一錢半　黃芪三錢　白朮二錢　當歸一錢半　炙草五分

升麻八分　柴胡三錢　陳皮一錢半　生姜三片　大棗三枚

潤按東垣製此方以治勞倦內傷虛中感寒氣弱失陷而發熱不任發散故以參朮補其中氣歸芪養其血升柴升散寒邪佐以炙草溫三焦元氣而散表寒陳皮理氣而疏解乃補中發散

之義也世人不知此理徒執其名見有虛弱之輩動輒稱說食補中益氣湯而且減去人參甚屬爲害殊不知升柴之味皆兼寒苦升柴之性皆專疏散若用之陽虛痿躄及脾虛下陷等症則最所宜也若用之大虛之症安望成功當此之時純用培補猶恐不足而再兼疏泄豈不因散而愈耗其中氣乎況苦寒之品斷非扶陽之物疏散之性必無益氣之功如表不固而汗出不斂者不可用升散愈泄陰虛發熱者不可用升陽愈熾元陽無根而格陽戴陽者不可用陽升飛越脾肺虛甚而氣促似喘者不可用升散則脫命門火衰而虛寒泄瀉者不可用四肢厥逆而陽虛欲脫者升散則亡水虛火亢而吐血衄血者不可用

陽升愈益業醫者慎之

柴胡益陰煎新方　治素禀陰分不足偶感風邪或病後産後感

肝經血少日午潮熱之症

柴胡三錢　白芍三錢　陳皮　當歸　防風各一錢半　炙草二錢

淵用以上二方若氣虛作瘧延綿日久寒熱不解者用補中益

氣湯加何首烏五錢烏梅六個立刻見效若陰虛作瘧日午潮熱

兼微寒者則用柴胡益陰煎照前加用隨手成功

柴胡飲新方　九味柴胡飲　陳防芷芎芍歸辛和炙草　引要用姜葱

治平臟人素無火邪亦非水臟偶感風寒發熱惡寒頭疼脊强

痛痎瘧初起宜從平散之症

柴胡 陳皮 防風各三錢 炙草五分 當歸一錢半 白芍一錢

川芎一錢 白芷一錢 細辛六分 葱白三根 生姜三片

柴苓飲 治風濕發黃發熱泄瀉脉緊身痛表裏俱病之症

柴胡 白朮 茯苓 猪苓 澤瀉 赤桂

柴朮飲新方 治風濕相搏發熱泄瀉身疼腹痛之症

柴胡 陳皮 防風 炙草 白朮 白茯 白芍 姜葱

白朮芍藥散 治風濕發熱痛泄要方

白朮 白芍 陳皮 防風 生姜 大棗

白朮湯 治風濕相搏發熱惡寒身痛脉緩之症

白朮 防風 炙草 生姜 大棗

防風通聖散　治一切風寒暑熱內外諸邪三焦表裏實症

防風　荆芥　薄荷　麻黃　連喬　山梔

當歸　川芎　白芍　白朮　桔梗　甘草

黃芩　石膏　滑石　大黃　芒硝　加姜葱

雙解散　解表裏風邪熱毒丹斑瘡疹等症而和血調氣

即防風通聖散　除去大黃芒硝

大防風湯　治三陰之氣不足風邪乘于兩足腿膝腫痛軟弱不能行並膝大腿細鶴膝風症

防風　羌活　牛膝　杜仲　附子　熟地　當歸

人參　白朮　炙草　川芎　白芍　生姜

柴胡秦艽飲新方　治三陰之血不足風邪客干肝經炙燁眞陰潮熱怯寒渾身拘急疼痛

柴胡五錢　秦艽二錢　白芍五錢　羗活三錢　黄芪五錢

當歸三錢　甘草一錢　姜葱

木香流氣飲新方　木香流氣飲　芷朮芎羗防　木香和炙草　參芪桂附當

治寒濕流注經絡結腫硬塊渾身拘急酸疼

人參　黄芪　木香　白芷　赤桂　川附

當歸　川芎　白芍　羗活　防風　炙草

防己黄芪湯　治風濕脉浮身重汗出惡風之症

防己　黄芪　白朮　炙草　生姜　大枣

蒼朮散　治風濕相搏發熱惡寒身疼脉緊之症

蒼朮　防風　甘草　葱白　無汗加羌活或獨活麻黄

傷寒寸金丹新方　治四時感冒風寒頭痛脊强發熱惡寒無汗症

麻黄半斤　柴胡六两　黄芩　生地　杏仁各三两　羌活　防風

當歸　陳皮　川芎　白芷　細辛各二两　白芍三两　甘草一两

胆星四两　射香一錢　以上分作熬膏研末爲丸每重二錢姜湯開服

傷寒勝金丹新方　治四時感冒風寒老年虚弱脉沉無力惡寒症

麻黄半斤　大熟地八两　黄芪　當歸各六两　柴胡　防風

桂枝　川附　鈎藤　羌活　陳皮各三两　炙草一两　白芍三两

川芎　白芷　細辛各二两　南星四两　射香一錢　以上分作熬

膏研末和丸每重二錢姜湯開服

太和飲 治内傷飲食外感風寒頭痛發熱惡寒胸膈飽悶

蘇葉 香附 陳皮 炙草 羌活 防風 川芎

蒼朮 只殼 建曲 山查 麥芽 葱白 生姜

風沙萬靈丹新方 同前症痞滿吞酸嘔惡皆可用

蘇葉 香附 陳皮 羌活 防風 蒼朮 厚樸 當歸

山查 麥芽各四兩 吳萸八兩 炙草 白芷 川芎各一兩

南星四兩 砂仁四兩 半夏二兩 建曲二兩 姜汁打糊

分作熬膏研末和丸每重二錢姜湯開服

風沙至寶丹新方 治伏暑冒寒風沙吐瀉霍亂轉筋絞腸腹痛症

柴胡　荆芥　防風　薄荷　青皮　當歸　烏梅各四兩
木瓜四兩　吴萸一斤　白芍酒炒四兩　砂仁四兩　陳皮二兩　川椒去目二兩
分作熬膏研末和丸每重二錢葱湯開服
梅蘇丸新方　治肺經冒風感寒時行咳嗽之症
粟殼　烏梅各八兩　麻黄　蘇子　當歸　杏仁　烏棗各四兩
赤桂二兩　陳皮　薄荷葉各四兩　分作熬膏研末加煉蜜加丸
每重一錢蜜糖滚水開服
活絡飲　治渾身風濕痺痛
當歸　川芎　白朮　羌活　獨活　甘草　姜棗
活絡丹　治中風手足不用日久不愈經絡中有濕痰死血症

川烏炮去皮 草烏炮去皮 胆星各六兩 地龍去土焙乾 乳香去油

沒藥各二兩二錢 共爲細末蜜丸每服二錢姜汁黃酒開服

瀕湖用此方加當歸六兩取汁熬膏和丸更效

秦艽升麻湯 治中風陽明經口眼喎斜四肢拘急惡風怕寒症

升麻 乾葛 白芍 甘草 桂枝 防風 白芷

人參 秦艽 葱白

麻黃養榮湯新方 治中風四肢搐搦發熱無汗脈浮緊剛痓之症

人參 黃耆 炙草 當歸 熟地黃

白芍 桂枝 麻黃 秦艽 鈎藤鈎

桂枝養榮湯新方 治中風搐搦角弓反張發熱自汗脈浮緩柔痓

人參　黃芪　炙草　當歸　熟地黃

白芍　桂枝　防風　秦艽　鈎藤鈎

參附活絡湯新方　治中風癱瘓之症

人參三錢　川附三錢　當歸五錢　川烏二錢　草烏二錢

南星三錢　乳香二錢　沒藥二錢　竹瀝　姜汁

疎風養榮湯新方　治類中風口眼喎斜拘急惡風脉浮緩之症

桂枝三錢　白芍三錢　炙草一錢　當歸三錢　防風三錢

白芷三錢　川芎三錢　秦艽三錢　鈎藤三錢　姜棗

當歸三生飲新方　治卒中昏不知人痰湧搐搦口眼喎斜不遂

當歸　生南星　生川附　生川烏　竹瀝　姜汁

四物疏肝湯新方　治産後經期忽然昏盲四肢搦搐血厥之症

當歸　熟地　川芎　白芍　荆芥

柴胡　桂枝　防風　秦艽　鈎藤

六神通解散　治發熱感冒風熱頭痛脉洪無汗之症

麻黄　蒼朮　石膏　黄芩　滑石

甘草　加豆豉　葱白　生姜

犀角消毒飲新方　治風熱斑疹赤遊丹毒之症

犀角　荆芥　防風　黄芩　牛蒡　甘草

天香散　治年久頭風不愈之症

南星　半夏　川烏　白芷各二錢　姜汁　水煎服

都梁丸　治頭目昏眩腦痛及婦人胎前產後傷風頭痛

白芷為末煉蜜為丸每服二錢荊芥點茶下

保壽堂方　治偏正頭風痛

白芷　川芎各三錢　為末搽牛腦用黃酒蒸熟空心服

定喘湯　治風熱在肺痰喘之症

麻黃　桑白　杏仁　蘇子　白果

冬花　甘草　黃芩　半夏

青州白丸子　治風痰壅盛麻木癱瘓痰喘吐涎及驚風嘔吐

生半夏七兩　生南星三兩　白附子三兩　生川烏五錢

右共取漿汁晒粉用姜汁煮糯米粉稀糊為丸姜湯開服

羌活勝濕湯　治外傷風濕一身盡痛之症

羌活　獨活　藁本　防風　川芎　炙草　蔓荆子

清肝益榮湯　治肝膽小腸經風熱血燥筋攣結核耳項胸乳脇作痛並一切肝火之症

柴胡　膽草　山梔　木瓜　甘草　茯苓　白朮

當歸　川芎　白芍　熟地

定喘回生丹新方　治一切哮喘實熱風痰食停積飲老痰之症

膽星一兩　礞石五錢　鍾乳粉一兩　竺黃六錢　石膏二兩

白信二錢豆粉三製　豆豉去皮二兩　神曲四兩打糊為丸　硃砂一兩爲衣

丸如菉豆大每服五分

大芎黃湯 治破傷風邪傳於裏强噤搦搐痰涎壅盛宜攻之

川芎 羌活 黃芩 大黃各等分 淨水煎服

玉真散 治破傷風牙關緊急腰背反張並蛇傷風犬咬之症

天南星 防風各等分 共爲末每服二錢溫酒調服

養血湯 治破傷風氣血俱虛發熱頭痛並養氣血祛風邪

當歸 川芎 白芍 熟地 藁本 防風

白芷 細辛 水煎加酒兌服

蘇合丸 治中氣暴卒厥逆心痛鬼魅惡氣等症

沉香 檀香 香 香附 蓽撥 白朮 訶子 硃砂

木香 犀角尖烏 安息另末酒熬膏 合油各二兩 乳香

射香各一兩　龍腦一兩　共爲細末加煉蜜爲丸每重一錢

羌活五苓散　治風濕寒濕體痛發渴太陽解表滲利之劑

羌活　白朮　白茯　豬苓　澤瀉　赤桂

八風散　治風氣上攻頭目昏眩拘急煩疼痒痛鼻塞聲重症

人參　黃芪　炙草　羌活　防風

白芷　藿香　前胡　生姜　葱白

當歸養血湯　治中風少血筋脉偏枯拘攣疼痛

當歸　川芎　白芍　熟地　藁本

防風　白芷　細辛　生姜　葱白

史國公酒　治寒濕諸風麻木頑痺癱瘓口眼歪斜骨節痠疼

當歸 枸杞五兩 茄根八兩 鱉甲炙 牛膝 脛膏

秦艽 羌活 防風 萆薢 蠶沙各二兩 松節

三部追風活絡酒方新 治半身不遂手足不仁麻木頑痺癱瘓症

川烏 草烏 南星 懷牛膝各六兩 當歸 威靈仙各半斤

勾藤 荊芥 桂枝 炒白芍 羌活 骨碎補 續斷

杜仲 白芷二兩爲末 獨活 木瓜 秦艽 枸杞各四兩

紅花半斤 共用水煮三次取汁澄清熬膏一大碗入乳香

沒藥各一兩 溶化入川椒末二兩 砂仁末二兩 和勻用上好雙燒酒

一罈入甜酒娘十斤入藥膏攪勻封固任用

寒陣新方三十五 古方一十五條

黃連解毒湯　治火熱狂躁脉洪喘急口乾舌燥心煩躁熱症

黃連　黃芩　黃柏　梔子

白虎湯　治傷寒脉浮滑洪數胃府邪熱煩渴躁狂斑黃熱症

石膏　知母　甘草　糯米

柴胡白虎湯新方　治表裏邪熱陽明實熱煩渴躁狂丹斑疹熱症

柴胡　黃芩　生地　甘草　石膏　知母　麥冬

三黃石膏湯　治疫癘大熱狂躁煩渴症並表裏實熱不解

石膏　黃芩　黃柏　黃連　麻黃　梔子　豆豉

竹葉石膏湯　治陽明汗多鼻衄作渴水入即吐及暑熱煩躁症

竹葉　石膏　半夏　人參　麥冬　甘草　粳米

玄參白虎湯方新　治實熱壅盛煩躁作渴陽明胃火牙齦腫痛

玄參　黄芩　生地　石膏　知母　甘草　梔子

竹葉黄芪湯　治胃虚火盛作渴

人參　黄芪　甘草　當歸　川芎　白芍　生地

麥冬　黄芩　石膏　淡竹葉

黄芩湯　治太陽少陽合病挾熱下利膿血稠粘裏急後重症

黄芩　白芍　甘草

大連翹飲　治風熱丹疹瘾疹遊走熱毒熱結膀胱痘後餘毒

連翹　山梔　柴胡　黄芩　荊芥　防風　蟬蛻

甘草　當歸　赤芍　滑石　木通　瞿麥

局方犀角地黃湯　治傷寒溫毒吐衄煩躁斑狂發黃痘疹血熱
　犀角　生地　丹皮　白芍　黃芩　黃連
拔萃犀角地黃湯　治一切血熱吐衄三焦熱狂便秘煩躁失血
　犀角　生地　黃芩　黃連　大黃
火府丹　治心經積熱小便淋瀝黃疸煩渴
　生地　黃芩　木通
化斑解毒湯新方　化斑解毒湯 丹玄紫牛旁 膏芩甘知母 梔子更爲良
　治丹斑癮疹稠密血熱毒盛之症
　黃芩　知母　生地　玄參　石膏
　甘草　牛旁　紫草　梔子　丹皮

柴胡清肝散　治肝膽怒火三焦風熱瘡瘍結毒憎寒發熱

人參　柴胡　黄芩　梔子　連翹　桔梗　川芎　甘草

導赤解肌飲新方　治蒸熱潮熱自汗陰虛內熱及痘後餘熱下利

白芍二兩　甘草一錢　車前子一兩

黄龍湯　治發熱不退往來寒熱潮熱煩渴之症

柴胡五錢　白芍五錢　黄芩三錢　甘草二錢

瀉青飲　治肝膽風熱眼赤睛疼並小兒急驚發搐

龍膽　當歸　川芎　羌活　防風　山梔　大黄

玄參升麻湯　治心脾壅熱重舌木舌瘡腮腫咽痛發斑症

玄參　升麻　赤芍　桔梗　貫衆

黄芩　甘草　犀角磨汁

黄連阿膠湯　治傷寒少陰二三日以上心中煩不得卧

黄連　黄芩　白芍　阿膠　鷄子黄

附子瀉心湯　治傷寒汗下後心下痞而復惡寒汗出者

大黄　黄芩　黄連　附子

龍膽瀉肝湯　治肝經濕熱小便赤澁或脇脹口苦寒熱之症

龍胆　天冬　麥冬　柴胡　黄芩　川連　梔子

人參　北味　知母　甘草

清心化毒丹新方　治三焦火盛煩熱躁渴丹斑疹毒之症

柴胡　黄芩　生地　玄參　知母　梔子　黄栢

荊芥 防風 薄荷各一兩 牛蒡 白芍各三兩 石膏

甘草一兩 青代一兩 以上分熬膏研末和丸每重二錢

當歸六黃湯 治盜汗之聖藥

當歸 黃芪 生地 熟地 黃連 黃芩 黃栢

五花散 治消渴

天花粉 生地 麥冬 北味 乾葛 甘草

六一散 治暑熱煩渴熱結膀胱小便赤澁之症

滑石六兩 甘草一兩 加硃砂三錢 名益元散

玉泉散 治陽明內熱煩渴頭痛二便閉結温疫斑黃瘀喘症

生石膏六兩 粉甘草一兩 新汲水調服 加硃砂三錢亦妙

玉泉飲新方 治陰虛煩熱作渴之症

人參 黃芪 甘草 麥冬 北五味 生地 白芍

知栢地黃湯 治陰虛火盛下焦濕熱等症

即六味地黃湯 加黃栢 知母

滋陰玉泉丸新方 治傷寒病後煩熱作渴暑熱潮熱蒸熱等症

即六味地黃丸料加麥冬 北五 柴胡 白芍各三兩 分作

熬膏以山藥 茯苓 白芍 研末和丸每服二錢冷水開服

柴芍地黃湯 治陰虛潮熱自汗

即六味地黃湯 加柴胡 白芍

八仙長壽湯 治陰虛煩熱口乾作渴之症

即六味地黄汤　加麥冬　化五味

消斑青代飲　治傷寒陽毒發斑之症

柴胡　石膏　玄參　知母　犀角　川蓮　青代

生地　梔子　甘草　大黄

清心蓮子飲　治煩熱口乾躁渴咽疼口舌生瘡小便淋濁症

人參　黄芪　甘草　白茯　麥冬　柴胡

黄芩　骨皮　石蓮　車前

黄芩知母湯　治夏月火嗽有痰面赤煩熱

黄芩　知母　貝母　桔梗　甘草

桑白　杏仁　梔子　花粉

麥門冬湯　治病後火熱乘肺胸滿氣喘煩熱作渴欬嗽有血

麥冬　天冬　北味　貝母　桑白皮　桔梗

甘草　生地　竹葉　紫菀茸

人參清肺湯　人參清肺湯　阿骨甘知母　粟殼杏梅桑　人參棗肉艮

治肺胃虛熱欬嗽喘急及年久勞嗽唾痰

人參　阿膠　杏仁　粟殼　烏梅肉

知母　甘草　桑白　骨皮　大棗肉

紫菀散　治嗽中有血虛勞久咳肺痿之症

紫菀　阿膠　知母　貝母　桔梗

人參　麥冬　五味　白茯　甘草

麥冬清肺飲新方　麥冬清肺飲　甘桔地玄參　桑白和知母　麥冬味杏仁　治熱嗽咯吐[illegible]

麥冬　北味　生地　玄參　知母

桔梗　甘草　杏仁　桑白

桔梗杏仁煎　治咳嗽吐膿痰中帶血肺癰肺痿之症

桔梗　杏仁　阿膠　麥冬　甘草　百合　金銀花

夏枯草　貝母　只殼　連喬　紅花

清咽利膈飲新方　清咽利膈飲　甘桔玄荊防　梔子薄荷用　芩連合牛旁

治積熱咽喉腫痛乳蛾喉癰喉痺重舌木舌症

甘草　桔梗　荊芥　防風　黃芩

薄荷　梔子　牛旁　玄參　川連

甘露飲方新 甘露飲水石 苓旁地玄參 石膏冬甘草 知母山豆根

治積熱咽喉腫痛口舌生瘡牙齦腫爛出血流膿症

甘草　生地　天冬　石膏　黃芩

玄參　知母　山豆根　牛旁　寒水石

綠雲散方新　治一切口爛舌瘡重舌木舌等症

硼砂五錢　寒水石一兩　牙硝二錢　青代二錢　冰片五分　共研細末吹喉一口舌

水白散　治口舌糜爛及走馬牙疳等症

人中白一錢　銅綠用醋製取五分　杏仁五分　冰片二分　共爲細末敷患處

碧玉散方新　治一切牙疳喉蛾喉風鎖口之症

胆星二錢　老蚕一錢　薄荷葉三錢　以上另細末　硼砂三錢　雄精一錢

人中白錢元粉一錢青代三錢冰片五分研末和勻收貯用

五效散新方　治一切牙疼

北細辛五錢蓽撥一錢川椒一錢冰片五分射香一分共擂末擦痛處

上清丸新方　治滋陰降火清音化痰生津止渴

薄荷四兩烏梅肉四兩蘇葉二兩檀香一兩兒茶二兩硼砂二兩沙葛二兩取汁

甘草一兩冰片五分白糖八兩冰糖半斤柿霜二兩沉香五錢

以上藥品研末和糖柿霜加煉蜜爲丸如梧子大任噙化

玉梅丸新方　治暑熱止渴生津

茶葉八兩沉香五錢檀香一兩甘草一兩硼砂二兩冰片五分白糖半斤

烏梅肉二兩沙葛二兩取汁薄荷葉二兩柿霜二兩共研細末照前蜜丸

醍醐膏　治消渴

烏梅一斤水煮取汁熬膏　檀香細末三錢　砂仁研末五錢　白蜜五斤　和梅汁入砂鍋熬成膏候冷入前末加射香一字共攪勻嚥水服

滌痰湯　治中風痰迷心竅舌強不能言

人參　茯苓　半夏　陳皮　炙草　只實　南星　菖蒲　竹茹　生姜

清心散　治風痰不開舌強不能言　或姜汁擦舌後稀蜜調擦

牛黃　冰片　青代各三分　硼砂　薄荷各二錢　共爲細末

熱陣　古方二十六條　新方一二條

四逆湯　治傷寒陰症自利裹寒外熱四肢厥冷脉沉身痛

附子　炮姜　炙草　生姜

通脈四逆湯　治傷寒陰症昏沉厥逆脈不出之症

附子　炮姜　炙草　葱白九莖

茯苓四逆湯　治傷寒汗下後氣虛陽衰陰躁之症

人參　茯苓　川附　乾姜　炙草

茱萸四逆湯　治厥陰中寒小腹痛甚

吳萸　川附　乾姜　炙草

茵陳四逆湯　治發黃脈沉遲細肢體逆冷

茵陳　附子　炮姜　炙草

小茵陳湯　治發黃脈沉細肢體逆冷

茵陳　附子　炙草

參附滲濕湯　治感受風濕骨節疼痛發熱惡寒身重便溏泄

人參　白朮　炮姜　炙草　茯苓

川附　白芍　桂枝　生姜　大棗

白朮附子湯　治傷寒風濕相搏身體疼煩不能轉側不嘔不渴

白朮　附子　炙草　生姜　大棗

甘草附子湯　治風濕相搏骨節疼煩掣痛不得屈伸汗出惡風微腫

甘草　白朮　附子　桂枝

桂枝附子湯　治風濕相搏不能轉側不嘔不渴脉浮濇之症

桂枝　附子　甘草　生姜　大棗

芍藥甘草附子湯　治發汗病不解反惡寒者虛故也

白芍　甘草　附子

通陽返本湯　治陰盛格陽陰極發躁欲赴水中脉微無力症

人參　附子　炮姜　炙草　吳萸

麥冬　五味　陳皮　生姜　大棗

眞武湯　治少陰傷寒腹痛下利四肢沉重疼痛水氣欬嘔症

白茯　白芍　白朮　附子　生姜

白通湯　治少陰病下利

葱白　乾姜　附子

六物附子湯　治風濕流注拘急煩疼自汗短氣或手足浮腫

附子　桂枝　白朮　炙草　防巳　白茯

復元湯即益元湯　治面赤身熱不煩而躁飲水不下咽戴陽之症

人參　麥冬　五味　川附　乾姜　甘草

知母　川連　白芍　姜棗　冷服

回陽救急湯　治寒中三陰腹痛吐瀉寒戰唇青脉沉遲無力症

人參　白朮　茯苓　炙草　半夏　陳皮

川附　炮姜　吳萸　赤桂　五味　姜棗

六味回陽飲　治陰陽將脫症

人參　川附　乾姜　熟地　白朮　炙草

理中湯　治太陰病自利不渴氣虛陰寒腹痛嘔吐胸膈滿悶

人參　白朮　炮姜　炙草　生姜　大棗

附子理中湯　治中氣虛寒或食寒犯冷腸腹絞痛手足厥冷

即理中湯加附子

治中湯　治脾胃不和霍亂腹痛嘔逆吐瀉中滿虛痞等症

即理中湯　加青皮　陳皮

理陰煎　治真陰虛弱發熱嘔惡脹滿腹痛及經遲血滞等症

熟地　當歸　炮姜　炙草　赤桂

附子理陰煎　治命門火衰陰分虛寒少陰腹痛遶臍絞痛

即理陰煎加附子

吴茱萸　治胃寒嘔吐胸腹滿痛吞酸吐瀉之症

吳萸 人參 生姜 大棗

吳茱萸湯 治胃暑伏熱食冷胃寒霍亂吐瀉轉筋腹痛之症

吳萸 木瓜 食塩

四順附子湯 治霍亂轉筋吐瀉厥逆六脉沉絶氣弱身冷出汗

人參 川附 乾姜 炙草

四維飲 治脾腎虚寒滑脱之甚或瀉痢不止氣陷血脱不禁

人參 附子 炮姜 炙草 烏梅

回陽固本丸新方 治元陽衰脱垂危之症

白朮一斤 川附半斤 吳萸半斤 天雄 川烏 木瓜 當歸各四兩

小茴四兩以上取汁熬膏 南星四兩 木香 丁香 沉香 川椒去目各一兩

用者白錢姜粉一兩共研細末和膏加煉蜜爲丸每重二錢人參湯開服

大造回陽丹方新　治命門無火脾腎陽衰痰喘滑泄虛寒之極症

大熟地八兩　白朮八兩　炮姜　川附　赤桂各五兩　破故紙四兩鹽水炒

北味三兩　吳萸鹽水炒　川椒去目　小茴四兩　共研細末煉蜜爲丸

丁香散　治呃逆

丁香　柿蒂各一錢　良姜　炙草各五分　共研細末姜湯開服

丁附散　治反胃嘔逆粥食不下

大附子一枚　用姜汁煨煉焙乾爲末　丁香二錢研　陳倉米一撮同煎服

丁香柿蒂散　治呃逆嘔吐

丁香　柿蒂　青皮　陳皮

丁香柿蔕散　治吐利或病後胃中虛寒呃逆

人參　半夏　茯苓　陳皮　炙草　良姜

丁香　柿蔕　生姜

五味子散　治飲食不進五更作瀉腎泄之症

五味子　吳茱萸

二神丸　治脾胃虛寒不思飲食泄瀉不止

破故紙鹽水炒四兩　肉豆蔻去油二兩　大棗肉爲丸

四神丸　治脾腎虛寒飲食不思便滑滑泄及瀉痢腹痛等症

故紙炒四兩　肉蔻煨炒　五味谷二兩　吳萸揀淨鹽水炒一兩

姜煮棗肉百枚爲丸

胃關煎方（新） 治脾腎虛寒作瀉腹痛不止休息痢經年累月之

熟地 白朮 炮姜 炙草 吳萸 烏梅

故紙 若肝木侮土加赤桂 虛寒之甚加人參附子

真人養臟湯 治久痢腸滑裏急後重臍腹疞痛脫血脫肛症

人參 當歸 白芍 白朮 炙草 赤桂 木香

訶子 肉蔻 粟殼 臟寒加附子

小靈丹（新方） 治一切泄瀉痢症經年累月不瘥休息痢虛寒之症

粟殼 烏梅 吳萸 白朮各一斤 川附半斤 川椒四兩 當歸

炮姜 故紙 蓽撥各四兩 文蛤八兩醋炒 丁香一兩

分作旅膏研末和丸每重二錢姜棗湯開服

六神養藏飲方新　治虛寒瀉痢脾腎久泄日夜無度腹痛之症

吳萸一兩　白朮一兩　川附五錢　烏梅六個　粟殼十個去筋膜蜜炙

大棗六枚　水煎調蜜少許溫服如嘔惡加姜汁

真人養臟丸方新　治老弱脾腎虛泄真氣衰寒日夜無度之症

白朮一斤　烏梅　吳萸　粟殼　川附子各半斤用水共熬三次取汁熬膏用

故紙半斤鹽水炒　文蛤四兩醋炒　蓽撥四兩　共研末和膏為丸姜棗湯吞服

姜茶棗梅丸方新　治胃寒泄瀉下痢便血日久腸滑不禁之症

炮姜　細茶各半斤共研末　大棗半斤　烏梅一斤用水煮取汁煮棗肉去皮核搗爛熬膏和丸米飲送服三錢

續斷丸　治中風寒濕筋攣骨痛

續斷　萆薢酒浸　牛膝酒浸　木瓜　杜仲炒各二兩　共研末煉蜜為丸

棗梅湯新方　治水土不合病患水瀉脾泄之症

生姜三錢　細茶三錢　烏梅六個　大棗六枚

棗梅六和飲新方　治寒濕犯脾不合水土脾泄水瀉日夜無度症

白朮五錢　炮姜三錢　陳皮二錢　炙草一錢　烏梅六個　大棗六枚

歸源飲新方　治真陰失守氣不歸源喘逆吐衄並脾虛不能統血歸肝以致經脈逆行之症

大熟地八錢　當歸三錢　姜炭三錢　炙草一錢　赤桂三錢

枇五味二錢　淮膝二錢　紅花三錢　赤芍一錢　蒲黄炒黑一錢

扶元飲新方　治脾肺虛寒喘咳之症

人參　白朮　炮姜　炙草　熟地

當歸　赤桂　北五味

養陰煎新方　治陰分不足喘咳之症

熟地一兩　當歸　淮牛膝　赤桂　杏仁各三錢　北味二錢

和陣古方六十二條　新方十四

藿香正氣散　治感寒停食頭痛寒熱霍亂吐瀉痞滿嘔逆症

藿香　紫蘇　陳皮　厚朴　半夏　炙草

白芷　桔梗　白茯　白朮　生姜　葱白

正氣散　治脾氣虛弱寒邪瘴氣痰飲瘧疾發寒壯熱等症

蒼朮　厚朴　陳皮　炙草　藿香　半夏　姜　葱

蘇子降氣湯　治心腹脹滿痰飲喘促氣急

蘇子　半夏　前胡　陳皮　厚朴

當歸　赤桂　炙草　生姜

六和正氣飲新方　治停食感寒暑濕霍亂轉筋吐瀉臍腹絞痛症

吳萸一兩　蘇葉　香附　陳皮一　木瓜各三錢　炙草五分　姜　葱

六和湯新方　治寒濕犯脾吐瀉嘔惡之症

白朮五錢　炮姜三錢　炙草五分　吳萸六錢　砂仁四錢　烏梅六個　姜　棗

木瓜湯　治霍亂轉筋吐瀉不已

木瓜　茴香　吳萸　蘇葉　炙草　生姜

木香順氣飲　治氣滯腹疼脇痛之症

木香　砂仁　香附　只殼　梹榔　青皮

蒼朮　厚朴　陳皮　炙草　生姜

木香寬中散　治七情傷於脾胃以致胸膈痞滿痰停氣逆症

木香　丁香　砂仁　白蔻　香附

青皮　陳皮　厚朴　炙草

立桂丸　治死血停曹胃脘當心作痛

立胡一两半　赤桂　紅花　紅麯　滑石各三錢　桃仁十粒　醋糊丸

吳萸椒梅湯新方　治胃脘寒濕虫痛嘔吐清水之症

吳萸一两　川椒五錢　烏梅六個　生姜三大片　大棗三枚

二陳湯　治脾胃不和痰飲嘔惡風寒咳嗽頭眩氣逆之症

半夏　陳皮　茯苓　炙草　生姜　大棗

二陳湯　治一切嘔吐清水如注

二陳湯加蒼朮　白朮　虚寒加人參炮姜

杏蘇二陳湯新方　治初感風寒咳嗽痰逆氣滯之症

半夏　陳皮　茯苓　炙草　杏仁　蘇葉

當歸　白芥子　加生姜　葱白

和胃二陳煎　治胃寒生痰惡心嘔吐胸膈滿悶噯氣吞酸症

二陳湯　加乾姜　砂仁

小半夏湯　治嘔吐穀不得下及心下有痰飲者

半夏　生姜

大半夏湯　治嘔而心下痞鞕反胃不受食食入即吐

半夏　人參　白蜜

聖惠 秫米半夏湯　治陰陽不和病久不寐之症

秫米一撮　半夏一兩

金匱 黃芩半夏生姜湯　治乾嘔而利之症

黃芩　白芍　半夏　甘草　生姜　大棗

金匱 苓桂朮甘草湯　治心下有痰飲胸脇支滿目眩

茯苓　桂枝　白朮　炙草

黃芩二陳湯　治熱痰　即二陳湯　加黃芩

平胃散　治脾胃不和不思飲食胸脇脹痛吞酸嘔惡濕腫症

蒼朮　厚朴　陳皮　炙草

加味　治痞積消食強胃

只實四兩　白朮八兩　荷葉燒飯為丸

香砂只朮丸　破滯氣消宿食開胃進食

木香　砂仁各二兩　只實四兩　白朮八兩　如前法丸

許學士神朮丸　治痰飲風濕水腫之症

蒼朮一斤米泔水浸一宿去皮切片焙乾為末　大棗肉十五枚　生油麻一兩取汁煮棗搗爛和末為丸

五苓散　治濕熱煩躁霍亂泄瀉作渴淋澀作痛下部濕熱症

白朮　茯苓　猪苓　澤瀉　赤桂

茵陳五苓散　治濕熱黃疸小水不利

即五苓散　加茵陳

柴胡茵陳五苓散　治傷寒溫濕熱病煩渴發黃

五苓散　加茵陳　柴胡　車前　木通　去玉桂換桂枝

胃苓湯　治脾濕太過泄瀉不止

平胃散合五苓散

柴苓湯二九　治身熱煩渴泄瀉

柴胡　黃芩　白朮　白茯　猪苓　澤瀉

茯苓湯三一　治濕熱泄瀉　茯苓　白朮

消腫復元丹新方　治風濕爲病面目虛浮遍身作腫氣虛水濕症

蒼朮一斤　麻黃半斤　附子六兩　桂枝六兩　炙草一兩　白朮半斤

入分作熬膏研末和丸每重二錢姜棗湯開服

香薷飲　治一切冒暑伏熱發熱煩心霍亂吐利嘔惡腹痛

香薷　厚樸　白扁豆

七寶和中丸方新　治伏暑冒熱腹痛瀉痢裏急後重潮熱蒸熱痛

柴胡　防風　陳皮　甘草各四兩　烏梅　車前　白芍各八兩

分作熬膏研末和丸每重二錢新汲水開服

保和丸方新　治霍亂吐瀉陰寒絞腸腹痛中滿吞酸作脹之症

霍香　青皮　陳皮　附風　川附　當歸　香附各四兩

吳萸一斤　川椒　全蝎　羌活　白附　沉香　丁香

木香　檀香各一兩　蓽撥　良姜　南星　半夏各二兩

分作熬膏研末和丸每重二錢姜湯開服

七寶飲　治一切瘧疾

常山　草果　檳榔　厚朴　青皮　陳皮　炙草

四獸飲　治諸瘧和胃消痰

人參　白朮　白茯　陳皮　半夏

炙草　草菓　烏梅　生姜　大棗

清脾飲　治瘅瘧脉來弦數寒少熱多口苦咽乾

柴胡　黄芩　半夏　白朮　茯苓　炙草

青皮　厚樸　草菓　生姜　大棗

追瘧飲　截瘧甚佳

首烏一兩　當歸　柴胡　青皮　陳皮　半夏錢各三　炙草一錢

驅瘧益元丹方 新 治一切瘧疾

何首烏十斤 柴胡 烏梅各半斤 當歸 白朮 陳皮各六兩

炙草二兩 白芍六兩酒炒 半夏六兩姜汁炒 分作熬膏切末和丸每重一錢

何人飲 凡氣血俱虛久瘧不止此截瘧如神

何首烏一兩 人參三錢 當歸三錢 陳皮二錢 生姜

休瘧飲 治汗散既多元氣不復或老弱久瘧不能止之症

人參三錢 白朮五錢 當歸三錢 何首烏五錢 炙草八分

柴胡驅瘧飲方 新 治陽瘧微寒純熱之症

柴胡三錢 白芍五錢 半夏二錢 陳皮二錢 炙草五分

當歸一錢半 何首烏五錢 烏梅六個 生姜三片 大棗三枚

理中截瘧飲方新 治陰瘧嘔惡純寒之症

人參三錢 白朮五錢 炮姜三錢 炙草一錢 當歸三錢 何首烏一兩 烏梅六個

補中追瘧飲方新 治虛瘧日久寒熱往來之症

人參三錢 黃芪三錢 炙草一錢 當歸三錢 白芍三錢 烏梅六個

白朮二錢 柴胡三錢 何首烏一兩 生姜三片 大棗三枚

逍遙散 治肝脾血虛鬱怒傷肝發熱脇痛血少目昏之症

柴胡 當歸 白芍 白朮 白茯 甘草 姜棗

逍遙飲 治思鬱過度心脾受傷氣血日枯怔忡驚悸之症

當歸 白芍 熟地 棗仁 茯神 遠志 陳皮 炙草

胡桃湯 腎虛腰痛

胡桃肉　補骨脂　杜仲各等分

白朮防風湯　治服表藥過多自汗者

白朮五錢　黄芪一兩　防風二錢　生姜三片　大棗三枚

白朮散　治虚風多汗食則汗出如洗少氣痿弱之症

白朮一兩　防風五兩　牡礪六兩炒　共爲末每服二錢温滚水調服

神效麥麯湯　治心虚盜汗

麥麯炒黄色　防風　白朮　黄芪　牡礪煆焠　大棗

九仙丸　治一切欬嗽不已

人參　五味　阿膠　冬花　貝母　桔梗

桑白　烏梅　粟殼　生姜　大棗

寧肺湯　治新久欬嗽咯唾膿血坐卧不安自汗喘咳之症

罌粟殼十枚去筋膜蜜炙　烏梅六枚　煎湯調蜜慢慢嚥服

三妙湯　治久咳

粟殼十枚去筋膜蜜炙　烏梅六個　北棗六個　煎湯調蜜嚥服

百藥煎　劫嗽立止

百藥煎　訶子肉　荆芥各等分　共爲細末蜜丸噙化

金鎖思仙丹　治男子嗜慾太過精血不固夢遺滑精之症

蓮蕊　芡實　石蓮子各十兩共爲末　金櫻膏三斤爲丸

水陸二仙丹　治精脫腎虛夢遺白濁之症

金櫻膏一斤　芡實粉一斤　右二味和匀爲丸空心淡盐湯下

固元丹　治元臟久虛遺精白濁五淋及小腸膀胱疝氣婦人赤
白帶下血崩便血等症以小便頻利為效
好蒼朮片一斤分作四分　小茴　食鹽各一兩同炒一分　川椒　骨脂各一兩同炒一分
醇醋　老酒各半斤同煮乾炒一分　川烏　楝子肉各一兩同炒一分　共諸藥同為
末用酒糊為丸男用溫酒女用醋湯每服三錢空心吞服

九龍丸　治腎虛精滑
當歸　熟地　萸肉　枸杞　白茯　蓮肉　蓮鬚
茨實各等分　金櫻膏為丸或酒或鹽湯吞送

豬肚丸五九　治小便頻數
蓮子一斤　豬肚一個同煮一日取出去皮心焙乾為末　小茴　故紙

川練肉 母丁香各一两 共爲末蜜丸空心酒下

香梅丸 治腸風下血服之即止

烏梅肉 白芷 百藥煎煅存性各等分 共爲末米糊丸空心米湯吞服

烏梅丸 治便血如神

羗蚕炒研末一两 烏梅肉一两 共搗爛醋糊丸空心醋湯下

玉關丸 治腸風血脫崩漏帶濁不固及瀉痢滑泄不能止者

白麪炒熟四两 枯凡二两 文蛤醋炒黑二两 北五味一两 訶子肉二两半生半炒

右共爲末熟水和丸炒米煎湯吞服或人參湯更妙

萆薢分清飲 治真元不足下焦虛寒小便白濁頻數無度

萆薢 益智仁 菖蒲 烏藥 茯苓 甘草

茴香丸　治遠年近日小腸疝氣偏墜搐疼臍下脹痛以致悶亂

及外腎腫硬日漸滋長陰間濕痒

吳茱萸一斤揀淨　分作四分用酒醋鹽童便各浸一宿焙乾

澤瀉二兩　共為末酒糊丸空心淡鹽湯吞服

地髓湯　治死血作淋莖中痛不可忍及五淋痛小便不通症

懷牛膝一兩　用水煎濃汁去渣日三服

加味二妙丸　治腳氣濕熱為病痛如火燎麻痺痿軟

歸尾　萆薢　防己　龜板　蒼朮　黃柏　川牛膝

雞鳴散　治風濕流注腳氣痛不可忍筋脈浮腫者並宜服之

蘇葉　檳榔　桔梗　橘紅　木瓜　吳茱萸　生姜

茱萸木瓜湯 治脚氣衝心悶亂不識人手足脉欲絶

吳萸五錢 木瓜一兩 檳榔二兩 生姜五片

立效散 治脚氣攻心及治暴腫疼痛

蘇葉 陳皮 檳榔 木瓜 吳萸 生姜

檳榔湯 治一切腫脚氣散氣疎壅

蘇葉 陳皮 香附 炙草 檳榔 木瓜 五加皮 姜葱

茱萸丸 治脚氣入腹喘急欲死

吳茱萸 木瓜各等分 酒糊丸空心酒下

艾椒囊 治一切脚氣風氣毒氣極效

艾葺半斤 川椒一兩 草烏二兩共爲末 用布鋪如綿褥裹足底及足脛

用從火脚烘跗於上寒濕風毒諸氣立能消散止痛

敷脚氣腫痛方　白芥子　白芷各等分　共爲末姜汁和敷痛處

日精丸方新　治濕腫脚氣入腹喘急頂心之症

吳萸一斤　木瓜　蒼朮　檳榔各八兩　黃柏　牛膝　防己各四兩

川烏　草烏　陳皮　蘇葉　木香各二兩　南星四兩

以上分作熬膏研末和丸每重二錢姜棗湯開服

月華丸方新　治乾脚氣血鶴膝風

熟地　黃芪　當歸　木瓜　淮牛膝各八兩　防風　續斷

杜仲　羌活各四兩　共取汁熬膏　川烏二兩　乳香一兩　草烏二兩

白芍四兩　南星三兩　沒藥一兩　研末和膏爲丸每服二錢黃酒開服

疏氣化痰丸新方　治脾不和食停積滯寒凝爲痰壅逆氣滯症

蒼朮八兩　厚朴　陳皮　防風各四兩　炙草一兩　共熬汁熬膏

南星　半夏各四兩　木香　砂仁　白蔻　沉香　藍棱各一兩

建曲二兩另研　以上研細末和前膏打神曲糊爲丸每重二錢姜湯開服

攻陣古方二十六條新方二

大承氣湯　治傷寒譫語五六日不大便腹滿燥煩熱渴脈實

大黃　芒硝　只實　厚樸

小承氣湯　汗後潮熱狂言腹脹喘滿便秘脈實之症

大黃　厚樸　只實

調胃承氣湯　治太陽陽明不惡寒反惡熱便秘結日晡潮熱

大黃　芒硝　甘草各五錢

桃仁承氣湯　治傷寒畜血小腹急大便黑而不通

大黃　芒硝　甘草　桃仁　赤桂

大柴胡湯　治表症未除裏症又急汗下兼行用此

柴胡　半夏　黃芩　白芍　只實　大黃　生姜　大棗

六一順氣湯　治傷寒邪熱傳裏大便結實口燥咽乾怕熱譫語揭衣狂走斑黃陽厥潮熱自汗胸腹滿硬遶臍疼痛等症

大黃　只實　厚朴　芒硝　柴胡　黃芩　白芍　甘草

涼膈散　瀉三焦六經諸火

大黃　芒硝　甘草　連翹　梔子　黃芩　薄荷

黄龍湯　治邪熱傳裏躁結硬痛下利清水身熱譫語發渴

大黄　芒硝　只實　厚朴　人參　當歸　甘草

四順清凉飲　治血脉壅實藏府蘊熱面赤煩渴大便秘結臍腹硬痛

大黄一　當歸　白芍　甘草

甘露回生丹新方　治便秘躁渴狂言妄語臍腹硬痛實熱之症

黄芩半斤　當歸六兩　生大黄半斤　共取汁熬膏　白芍三兩

甘草二兩　熟大黄四兩共研末和膏為丸每重二錢冷水開服

元戎四物湯　治臟結秘澀

當歸　熟地　川芎　白芍　大黄　桃仁

沉香滚痰丸　治一切濕熱食積等痰窠囊老痰

蒙石硝煅金色一兩 大黃酒蒸 黃芩各半斤 沉香五錢 酒煮大黃膏爲丸

化鐵丹 治一切冷積結聚疼痛

烏梅肉八個 巴豆霜一錢 川椒 陳皮 青皮 丁香

木香各五錢 醋打麪糊爲丸每服五分

保安丸 治癥積腸胃內結一塊如拳漸上撞心及小腹脹痛

大黃三兩酒浸蒸焙乾 乾姜一兩 附子五錢 鱉甲炙一兩五錢 陳米醋糊爲丸每服三錢

化鐵膏 治虛弱人患積塊久不愈者用此膏貼塊上

肥皂四兩水煮取汁 生姜四兩 葱半斤 蒜半斤 朴硝半斤共取汁 大黃四兩研末和汁熬成膏

大成湯 治撲跌傷損瘀血內攻腹脹便秘結胸嘔惡之症

大黃 芒硝 枳實 厚朴 陳皮 甘草

當歸 木通 蘇木 紅花

當歸潤腸湯新方 治虛弱人血枯藏結便秘煩熱譫語躁狂之症

當歸一兩 熟大黃五錢

茵陳湯 治濕熱發黃之症 茵陳 梔子 大黃

眼科古方八新方十條

除濕光明丹新方 照後製煉配合

麻黃 羌活 防風 當歸 赤芍 荊芥 薄荷

蟬退 木賊 白芷 細辛 川芎 紅花 枯凡二錢

杏仁 牙硝 硼砂煅 柴胡 升麻 白菊各五錢 〡石四兩

撥雲秋露丹新方

黃連另包 黃芩 黃栢 大黃生 梔子生 白菊 谷精草
荆芥 防風 蟬退 木賊 薄荷 柴胡 草决明
胆草 當歸 紅花 赤花 杏仁 甘草 細辛
白芷 麻黃 牙硝 硼砂 玄明粉以上各五錢
羊腦爐甘石四兩
先將川蓮蒸水二次另收隨將渣和諸藥蒸水濾取頭次清汁和川連水收貯聽用後將藥再用水蒸濾取清汁將甘石研末入大傾銀礶內封固用炭火四圍堆頂烘煆三個時久取出傾入汁內飛淘澄缾濾過和前汁攪勻傾在大磁盤紙封晒乾收貯每用丹一錢 冰片一分 射香二厘 硃砂二厘 擂用

柴芩龍膽湯新方　柴芩龍膽湯　芷芍風麻黄　歸紅甘桔地　風火眼爲良

治暴腫赤痛風熱火眼實症

柴胡　黄芩　胆草　生地　桔梗　甘草

麻黄　防風　白芷　赤芍　歸尾　紅花

荆防蟬菊飲新方　治風熱赤筋翳膜淚澁疼痛畏明羞日之症

當歸　川芎　白芍　生地　荆芥　防風　蟬蜕

柴胡　木賊　白芷　胆草　白菊　紅花

滋肝養血湯新方　治肝虚血少翳膜昏花迎風流淚澁滯虚風眼

當歸　川芎　白芍　熟地　荆芥　防風　蟬蜕

木賊　白芷　紅花　白菊　枸杞

荆防四物饮新方　治风眼浮肿闭目瞳人散大不疼作痒白睛蔽瞳之症

当归　川芎　白芍　熟地　荆芥　防风　白芷

蝉蜕　枸杞　赤桂　外用葱姜煎汤熏洗

光明杞菊酒新方　治肝虚血少眼生翳膜红筋之症

当归　枸杞　甘菊　圆眼肉各四两　荆芥　防风　蝉蜕

木贼　白芷　红花各一两　太和酒二十斤煮一炷香久

洗肝明目散　治痘后目疾

当归　川芎　羌活　防风　栀子

柴胡　胆草　木贼　密蒙花

羊肝散　治痘毒入眼或无辜疳气入眼

密蒙花二錢　青箱子　決明子　車前炒各一錢
右爲末，羊肝一大葉，薄批，掺上蒸熟，空心食之。

蟬菊散　治痘疹入目，或病後生翳膜。
蟬蛻　白菊花各等分
共爲末，每服二錢，或豬肝蒸服，清茶調服俱可。

復明散　治痘後目痛，紅絲翳膜。
當歸　川芎　白芍　生地　防風
荆芥　柴胡　白芷　蔓荆子

補血明目湯　治痘疹患眼。
當歸　川芎　白芍　熟地　白菊
蟬蛻　木賊　草決明

光明退翳餅方新 治痘毒入眼生翳膜或無辜疳眼

白菊五錢 蟬蛻 谷精 防風 木賊 薄荷 紅花各一錢

當歸五錢 水熬二次取汁二茶杯入柿餅七枚同煮乾取餅食不拘時服

決明夜靈散 治雞盲雀眼

石決明 夜明砂各三錢研末 猪肝一葉 同煮熟空心服

春雪膏新方 治時行風熱赤眼

荆芥 防風 薄荷 蟬蛻 柴胡 當歸 白菊花

甘草各錢 水熬濾取清汁和玄明粉五錢 硼砂三錢

右拌勻晒乾擂細末入 冰片五分共擂勻收貯

光明丹新方 治眼生翳膜迎風流淚風弦爛眼之症

爐甘石揀輕鬆白淨煆紅淬童便三次研細水飛晒乾一兩　荆芥　防風　薄荷

白菊　蟬蛻各三錢　當歸四錢　水熬二次取清汁半盅入甘石拌浸用紙封蓋罐口晒乾入姜粉一錢熟硼砂一錢五分上冰片五分

共擂細篩過入磁罐收窖貯用蠟封固

敷風弦爛眼散

爛弦百藥煎爲奇　研細湯澄渣去之

熬作稀膏入輕粉　鹽湯洗了敷之宜

又方

晚蠶砂五錢　淘洗晒乾研細末麻油調敷

婦科古方四十七條
新方八條

固胎飲新方　治婦人衝任失守胎元不固慣墮胎之症

人參　白朮　炙草　當歸　熟地

白芍　杜仲　續斷　砂仁　陳皮

固胎煎新方　治脾肝多火多滯而屢墮胎之症

白朮　當歸　白芍　阿膠　黃芩　砂仁　陳皮

毓麟珠　治婦人氣血俱虛經脉不調帶濁腹痛瘦弱不孕症

人參　白朮　白茯　炙草　兎絲　杜仲　當歸

白芍　川芎　熟地　川椒　鹿角霜

安胎飲新方　治妊娠卒然腰痛下血

當歸　川芎　白芍　熟地　艾葉

阿膠　黃芪　續斷　杜仲　地榆

參朮香砂飲新方　治妊娠胃虛惡阻吐水甚至十餘日漿粥不入

人參　白朮　丁香　砂仁　生姜

全生白朮散六　治妊娠面目虛浮四肢腫如水氣名曰子腫

人參　白朮　白茯　陳皮　炙草　大腹皮　生姜皮

益母地黃湯　治妊娠墜跌腹痛下血

生地　黃芪　當歸　益母草　生姜

獲聖散　治妊娠撲跌傷觸激動胎元腹痛下血之症

砂仁五錢炒研爲末　熱酒調服

保胎飲方新　治妊娠內熱胎漏下血

白朮　阿膠　黃芩　白芍　生地　砂仁

續斷湯　治妊娠下血尿血

續斷　當歸　生地　白芍

竹葉湯　治妊娠心驚膽怯煩悶不安名曰子煩

竹葉　白茯　麥冬　黃芩

紫蘇飲　治妊娠失調胎氣不安上搶作痛名曰子懸

蘇葉　陳皮　腹皮　甘草　人參　當歸　川芎　白芍

子淋飲方新　治妊娠小便澀痛頻數淋瀝名曰子淋

麥冬　赤茯　車前　木通　白芍　燈草　甘草

天仙藤散　治妊娠足指發腫漸至腿膝脚指出水名曰子氣

天仙藤　香附　陳皮　烏藥　甘草

羚羊散　治妊娠虛風頸項強直筋脉攣急痰涎不省名曰子癎

當歸　川芎　茯神　棗仁　杏仁　炙草

防風　獨活　薏仁　五加　木香　羚羊角

千金保孕丸　治婦人腰痛善於小產服此可免墮胎之患

杜仲四兩糯米炒去絲　續斷二兩酒炒　其爲末山藥糊丸空心米飲下

人參　白朮　當歸　白芍　砂仁

達生散　妊娠臨月服十餘帖則易產

蘇葉　陳皮　只殼　腹皮　炙草

竹茹湯　治妊娠嘔吐不止惡心少食

竹茹　半夏　陳皮　茯苓　生姜

半夏茯苓湯　治妊娠脾胃虛弱飲食不化嘔吐不止

半夏　白茯　陳皮　炙草　砂仁　生姜　大棗

佛手散　治產後去血過多煩暈不省亦下死胎

當歸　川芎

芎歸補中湯　治氣血虛半產

人參　黃芪　白朮　炙草　艾葉　阿膠

當歸　川芎　白芍　杜仲　北味

人參黃芪湯　治小產氣虛血下不止

人參　黃芪　白朮　當歸　白芍　艾葉　阿膠

黑神散　治産後惡露不盡攻心腹痛並陰虛血不守舍吐衄

當歸　熟地　白芍　炮姜　炙草　蒲黃　赤桂　黑豆

桂香散　治胎死腹中不下

桂心三錢　射香五分　爲末酒調服

下胎小品方二五　麥芽一升　擂碎水煎服即下

又方　牛膝一兩　酒煎服

下死胎二六　凡胎死腹中舌多見青黑口中甚穢而嘔腹中不動秖覺陰冷重墜者是

平胃散一兩　用黃酒河水各半煎加入朴硝三五錢煎三五

熱湯服其死胎即化水而出萬不失一

又方　朴硝三錢　熱酒和熱童便調服　佛手散酒調服亦妙

去胎方二七　大麩麯五升　漬酒一斗煮數沸去渣分五服清早空心服其胎如糜母無所苦

硫黃散二八　治產後陽氣虛寒玉門不閉

硫黃　烏賊骨　五味子各等分　爲末糝患處日三易

硫黃湯二五　治產後玉門不斂陰戶突出

硫黃三錢　兔絲子　吳萸　蛇床子各二錢　共研勻水煎湯頻洗自收

益母返魂丹三十　治婦人赤白帶下惡露不止胎產經中諸病

益母草　連根莖葉花全採搗取汁熬膏用老酒調服二三錢勿犯鐵器

羊肉湯 治產婦血氣虛寒脇痛裏急及寒月生產冷氣入於子門臍下脹滿并寒疝腹中㽲痛 痛多而嘔加陳皮二兩

精羯羊肉一斤 當歸三兩 生姜五兩 水煨爛加葱椒鹽調服

羊肉湯 治產婦脾虛寒邪內乘以致頭眩腹痛臍脇急痛

精羊肉半斤 當歸 川芎各五錢 生姜二兩 水煨空心服

黃雌雞湯 治產後虛弱腹痛

當歸 白朮 熟地 黃芪 桂心各五錢 小黃雌雞一只湯淨去頭足腸翅 右雞斬碎和藥煨湯取汁服

母雞湯 治產蓐勞虛汗不止

人參 黃芪 白朮 白茯 麻黃根 牡蠣煅各三錢

猪蹄一隻湯淨 照前和藥用水煮爛任意服之

七珍散 治産後不語

人參 石菖蒲 生地 川芎各一錢 細辛七分 防風五分

硃砂五分另研 其爲末每服一錢薄荷湯調服

猪蹄湯 治氣血不足乳汁不下 時用葱湯洗乳爲佳

人參 白朮 白茯 炙草 當歸 川芎 白芍

熟地 黄芪 花粉 漏蘆 陳皮 木通 猪蹄

右和煮加葱姜盃料取汁飲之

又方 猪蹄一副 通草一兩 川芎一兩 甘草一錢 川山甲十四片 照前煮汁飲

膠艾湯 治勞傷氣血衝任虛損月水過多淋瀝不止

當歸　川芎　白芍　熟地　炙草　艾葉　阿膠

加味八珍湯　治婦人思慮過傷飲食日減氣血兩虛月經不調夜夢交感或出盜汗遂成勞損

八珍湯加柴胡　黃芪　香附　丹皮

丹參散　其治與四物同能破宿血補新血安生胎落死胎止崩中帶下調經下產後惡血兼治冷熱勞腰脊疼骨節煩痛

丹參酒洗去土曬乾一兩　為細末每服二錢溫酒調下

失笑散　治婦人心氣刺痛不可忍及產後兒枕蓄血攻痛

五靈脂揀淨　蒲黃各等分　同炒為細末每服三錢熱酒調服

奇效四物湯　治肝經虛熱血沸騰而崩久不止

當歸 川芎 白芍 熟地 艾葉 阿膠 黄芩

加減四物湯 治婦人血積

四物湯加 三棱 莪朮 赤桂 乾漆炒烟盡 各等分

槐榆散 治血崩及腸風下血

槐花 地榆炒焦 各等分 共研末用酒調服或酒煎服亦可

子芩散 治壯熱崩中下血陽乘陰分經血泛溢

條芩 為細末 每服三錢

防風黄芩丸 治肝經風熱以致血崩便血尿血等症

條芩炒黑 防風各等分 共為末酒糊丸米飲酒俱可送下

切勞湯 治勞嗽發熱盗汗體瘦唾中有血或成肺痿

人參　黄芪　炙草　當歸　熟地　白芍

阿膠　白茯　北味　半夏　生姜　大棗

歸神湯　治婦人夢交盗汗心神恍惚四肢乏力飲食少進

人參　白朮　白茯　炙草　當歸　棗仁　陳皮

員眼肉　煎熟調　羚羊角　琥珀各五分　為末空心服

白芍散　治婦人赤白帶下臍腹疼痛之症

白芍二兩酒炒　乾姜五錢炒　共為細末每服三錢空心米湯調服

芍藥散　治婦人血滯腰脇痛

白芍　玄胡炒　赤桂各一兩　香附二兩醋炒　共為末每服二錢白湯調服

迴生丹　治婦血凝氣滯癥瘕痞塊積聚瘀餘小腹脹痛之症

大黃半斤為細末用好醋四大碗熬成膏聽用　紅花四兩炒黃色用好酒二碗煮十餘滾去渣取酒聽用　吳萸半斤　蘇木四兩　木瓜四兩　當歸半斤　元胡　羌活　防風　炙草　三稜　莪朮　淮牛膝　用附　青皮各二兩　大黃半斤　以上共用水熬三次取汁和前汁熬成膏與大黃膏和勻　白朮　砂仁各四兩　白芍二兩醋炒　川芎　陳皮　蒲黃　香附　蘇葉　烏藥　炮姜各一兩　良姜五錢　木香五錢　乳香三錢　五靈脂五錢　沒藥三錢　共研細末和膏為丸每重二錢金薄為衣姜汁老酒開服

八珍益母丸　治氣血兩虛脾胃衰弱飲食不思四肢無力月經不調腰痠腹脹或淋漓斷續赤白帶下身作寒熱之症

人參　白朮　白茯各一兩　炙草五錢　當歸酒洗二兩　熟地四兩

白芍醋炒　川芎各一兩　益母膏四兩　加煉蜜爲丸

寧坤至寶丹新方　治胎前百病疎風散寒補血旺氣安胎

丹參　當歸　杜仲　續斷各六兩　陳皮　蘇葉　香附　荆芥

砂仁各四兩　川芎二兩　白芍四兩　艾葉二兩　阿膠四兩　白朮四兩　防風四兩

白茯　川椒去目各二兩　炙草一兩　分作敷膏研末和丸每重二錢

烏金丸新方　治產後百病血暈污飲兒枕腹痛能去瘀生新聖藥

熟地　吳萸二斤　當歸　黃芪　白朮各半斤　紅花　陳皮

荆芥　防風　香附　附子　白芍醋炒　砂仁各四兩　川芎

炮姜　炙草各一兩　分作敷膏研末和丸每重二錢姜汁沖酒開服

幼科古方九條　新方二

抱龍丸　治風痰壅盛驚搐發熱咳嗽等症

胆星四兩　竺黃一兩　雄精　硃砂各五錢　射香五分　共研末　甘草薄荷熬濃汁爲丸

每重一錢加牛黃四錢名牛黃抱龍丸加琥珀名琥珀丸

至聖保命丹　治胎驚內釣腹脹肚硬啼叫抽搐目上視急驚等症

全蝎十四個　防風二錢　南星　蟬蛻　姜蚕　天麻　白附

硃砂各錢　射香五分　蜜丸每重五分金薄爲衣

胆星天竺丸　治小兒痰涎上壅喘嗽不休

胆星一兩　竺黃二錢　半夏姜汁製　白附各五錢　天麻　防風各二錢

辰砂錢　共研末濃煎薄荷甘草汁爲丸每重五分淡姜湯開服

温白丸　驅風豁痰定驚

人參　防風　白附　姜蚕　全蝎焙各一錢　南星

天麻各二錢　共研細末蜜丸每重一錢姜湯開服

太乙保生丹　治急慢驚風

防風　蟬蛻　天麻　當歸　勾藤　薄荷各一兩　取汁熬膏

胆星　全蝎各一兩　姜蚕姜汁炒　白附姜汁炒各五錢　硃砂三錢為衣　射香一錢

共研細末和前膏為丸每重一錢或金薄為衣亦可姜湯開服

牛黄丸　治風痼痰涎迷悶手足抽搐

胆星　全蝎焙　蟬蛻各三錢　防風　白附　姜蚕姜汁炒

天麻各二錢　射香五分　共研細末蜜丸姜湯開服

胆星丸方新 治急慢驚風臍風鎖口痰湧抽搐並大人中風痰不省

柴胡三兩 當歸四兩 荆芥 防風 薄荷 陳皮 蟬蛻

鈎藤各二兩 共取汁熬膏聽用 胆星半斤 竺黃二兩 姜蚕二兩姜汁炒

射香一錢 共研末和膏爲丸每重一錢

抑肝散 治肝經虛熱搦搐咬牙寒熱驚悸煩躁不安之症

柴胡 鈎藤 當歸 川芎 白朮 白茯 甘草各等分

抑青丸 治肝熱急驚搦搐

羌活 防風 當歸 川芎 胆草各等分 研末蜜丸竹葉湯開服

蟬防飲方新 治小兒風熱潮熱之症

薄荷 蟬蛻 陳皮 防風 柴胡 白勺 甘草 車前子

五福化毒丹　治咽喉口舌牙疳腫毒一切熱毒煩躁不寧之症

玄參　桔梗各二兩　茯苓二兩半　人參　牙硝　青代各一兩

甘草七錢半　射香少許　金薄二十片　為末蜜丸每重一錢薄荷湯調服

痘疹備用方古方二十三條新方十八

保元湯　治痘瘡氣虛塌陷之症

人參　黃芪　炙草　赤桂

柴蟬通聖飲新方　治時氣傷風咳嗽寒熱驚搐痘疹未明疑似症

柴胡　蟬蛻　薄荷　陳皮　防風

桔梗　甘草　白芷　加葱姜同煎

桂枝解毒飲新方　治風邪過毒痘疹出不快發表解毒之劑

桂枝　白芍　甘草　柴胡　薄荷　蟬蜕

防風　白芷　牛旁子

疏邪飲　治痘疹初起發熱强盛者

柴胡　白芍　蘇葉　荆芥　甘草

七味疏邪飲方新　治同前症

柴胡　白芍　甘草　薄荷　蟬蜕　陳皮　防風

柴胡解毒飲方新　治痘毒鬱熱胃火亢陽之症

柴胡　黄芩　白芍　甘草　生地　玄參

知母　石膏　牛旁子

荆芥解毒湯　治火毒大盛痘中夾斑丹疹稠密鮮紅成片症

荆芥　防風　甘草　桔梗　牛旁　赤芍　花粉
當歸　玄參　連翹　前胡　木通

防風解毒湯　治斑疹夾痘而出或見或沒

防風　荆芥　甘草　桔梗　薄荷　只殼
木通　連翹　石膏　知母　牛旁　竹葉

九味神功散　治痘出毒盛密如蚕種血紅成片並血妄行症

人參　黃芪　甘草　生地　白芍
柴胡　前胡　紅花　牛旁子

柴芩消毒飲新方　治初出胸背稠密血熱毒盛者

柴胡　黃芩　生地　白芍　甘草　荆芥　防風　牛旁子

鼠粘子湯　治痘出稠密五日以前深紅不起血熱毒盛症

鼠粘子　柴胡　黄芩　連翹　甘草

地骨皮　黄芪　當歸　糯米

玄參解毒湯新方　治初發熱時毒盛追血妄行

玄參　黄芩　桔梗　甘草　山梔

生地　知母　乾葛　荆芥

升麻石膏湯　治身熱不退毒氣大盛

升麻　乾葛　白芍　甘草　石膏　黄芩

班湯　治疹出三四日不收毒盛煩熱嘔吐

人參　知母　石膏　甘草　竹葉　牛旁子

連喬　升麻　骨皮　糯米

托裏快斑湯　治痘發之際頭面瘡應腫不腫目應閉不閉此毒鬱滯於內不能發越之故　若痘出稀少者勿論

人參　黃芪　甘草　當歸　白朮　赤芍　荊芥

防風　桔梗　連喬　木香　牛蒡子

芩連消毒飲　治痘將起發頭面先腫大風熱擊搏毒盛之症

黃芩　川連　柴胡　連翹　桔梗　甘草　羌活

防風　川芎　只實　荊芥　白芷　牛蒡　射干

牛蒡消毒飲新方　治同前症

柴胡　黃芩　桔梗　甘草　荊芥

防風　白芷　牛旁　川芎

凉血養營煎　治痘瘡血熱地紅色燥不起煩渴便結之症

生地　白芍　當歸　黄芩　甘草

骨皮　紅花　紫草

紫草飲　治痘瘡風熱邪遏黑陷不起

紫草　當歸　白芍　甘草　麻黄

六氣煎　治痘瘡氣虚寒戰咬牙痒塌倒陷之症

人參　黄芪　甘草　肉桂　白朮　當歸

九味異功煎　治痘瘡倒陷寒戰咬牙嘔吐泄瀉虚

人參　黄芪　炙草　白朮　熟地

炮姜　附子　肉桂　丁香

參歸鹿茸湯　治氣血兩虛塌陷之症

人參　黃芪　炙草　肉桂　當歸　鹿茸

歸附鹿茸飲新方　治氣血虛寒塌陷之症

黃芪　當歸　炙草　赤桂　附子　鹿茸

托裏散　治元氣虛弱痘毒癰毒內虛不能起發之症

人參　黃芪　炙草　白朮　白茯　熟地　當歸　白芍

托裏消毒散　治氣血虛弱不能起發收斂肌肉不生或發寒熱

人參　白朮　茯苓　炙草　黃芪　當歸

川芎　白芍　陳皮　連翹　銀花　白芷

參芪內托散　治痘症裏虛發痒倒塌毒膿不化及膿滿作痛

人參　黃芪　炙草　當歸　川芎　白芷　防風

桔梗　紫草　厚朴　官桂　木香　糯米

人參快肌飲新方　治痘毒勝理虛疎風襲痒塌之症

人參　黃芪　炙草　官桂　當歸

白芷　蟬蛻　防風　糯米

人參透肌飲新方　治痘瘡虛而有熱出快不齊隱於肌膚之間

人參　黃芪　炙草　紫草　當歸　白芍

蟬蛻　木通　白芷　防風　糯米

玄參地黃飲新方　治痘瘡衄血

玄參　生地　知母　甘草　當歸　白芍

桑白　丹皮　梔子　蒲黃

人參固肌飲新方　治痘症表發太過致肌肉不密或痘痂久粘

人參　黃芪　炙草　當歸　白朮　防風　蟬蛻

姜附湯　治痘症出時為風邪所襲忽傳風眼直視牙關閉症

白附子二錢　生老姜二錢切片　二味濃煎灌下有微汗出即愈

獨聖散新方　治痘灌漿時忽被風襲黑陷之症

赤桂去粗皮搗細研末一錢　用熱黃酒調服

甘桔消毒飲新方　甘桔消毒飲　荊防山豆根　牛旁芩知母　甘桔地玄參　治痘疹咽喉腫痛

桔梗　甘草　生地　玄參　知母　黃芩

防風　荆芥　牛蒡　山豆根

導赤飲新方　治小便黄赤煩渴發驚

生地　麥冬　車前　木通　白芍　甘草　赤茯

柴胡四物湯　治疹後餘熱

柴胡　當歸　川芎　白芍　生地　竹葉

人參　麥冬　知母　黄芩　骨皮

凉血地黄飲新方　治婦人發熱之時經來過期不止熱入血室症

生地　當歸　白芍　柴胡　玄參　梔子

柴物飲新方　治婦人胎孕在身痘出稠密紅紫宜清熱解毒之症

柴胡　黄芩　生地　當歸　川芎　白芍　白朮　陳皮

參耆養心湯新方 治灌漿時經來血不上榮于口忽瘖不能言症

人參 黄芪 甘草 當歸 白芍 生地

麥冬 棗仁 升麻 遠志

苦參湯 治痘後潰爛瘡毒疥癩

苦參 荆芥 白蒺藜 何首烏 牛蒡子

豨薟酒 最能散毒豨薟小兒發熱時服一杯出微汗爲佳

麻黄 紫草各等分 泡酒服

胭脂膏 治痘疔或痒塌抓破

胭脂汁 姜汁 共和匀點黑疔上并搽抓破處

外科備用古方一百十四條

新方十二條

真人活命飲 真人括命飲 乳没兒銀花 歸芍陳防芷 貝甘粉甲加

治一切癰疽未成膿者內消已成膿者即潰此止痛消毒之聖藥 用酒一碗同煎數沸溫服

金銀花三錢 白芷 防風 赤芍 歸尾 陳皮三錢 貝母

川山甲炒 花粉 皂刺 甘草 乳香 没藥各一錢

托裏消毒散 治瘡瘍元氣虛弱不能潰散肌肉不生瘡口不合

人參 黃芪 當歸 甘草 川芎 白芍 白朮

白茯 連翹 白芷 金銀花

神功托裏散 治一切瘡瘍腫毒焮痛憎寒壯熱之症

黃芪 當歸 甘草 金銀花 酒水各半煎服 渣敷患處

托裏黃芪湯　治瘡疽氣虛作渴之症

人參　黃芪　甘草　天花粉　水煎頻服

托裏養榮湯　治瘡疽氣血不足膿血大泄而作渴或兼發熱惡寒肌肉消瘦飲食不思睡臥不寧盜汗不止之症

人參　黃芪　白朮　甘草　當歸　川芎　熟地
白芍炒　麥冬　北味研　生姜三片　大棗一枚

托裏當歸湯　潰膿後虛而發熱日晡潮熱寒熱往來之症

人參　黃芪　甘草　當歸　川芎　熟地　白芍　柴胡

托裏溫經湯　治瘡疽寒覆皮毛發熱惡寒面頭癥腫赤腫作痛

人參　當歸　甘草　升麻　柴胡　白芷

防風 白芍 乾葛 麻黄 蒼朮

托裏益黄湯 治脾土虛寒嘔吐泄瀉等症

人參 白朮 白茯 炙草 陳皮 半夏 炮姜

丁香 生姜 大棗

托裏抑青湯 治肝木侮土胸膈不利潮熱等症

六君子湯加柴胡 白芍 姜棗

托裏定痛散 治瘡疽血虛疼痛之聖藥

粟殼去蒂炒二錢 當歸 白芍炒 川芎各錢半 乳香 沒藥

肉桂各一錢 生姜 大棗

冲和湯 治元氣虛弱瘡疽半陰半陽似腫非腫似潰非潰症

人參 白朮 白茯 炙草 黃芪 當歸

麥冬 北味 陳皮 桔梗 生姜 大棗

黃芪建中湯 內托瘡疽諸毒

黃芪 白芍 肉桂 炙草 姜棗同煎

六物附子湯 治風濕流注拘急煩疼自汗短氣或手足浮腫

附子 防已 桂枝 炙草 白朮 白茯

八物附子湯 治瘡疽陽氣脫陷嘔吐泄瀉厥逆畏寒之症

人參 白朮 茯苓 炙草 白芍 乾姜 川附 赤桂

連翹消毒散 治瘡毒實熱煩渴便秘之症

連翹 梔子 大黃 薄荷 黃芩 甘草 朴硝

清熱消毒散 治一切陽症瘡疽腫痛發熱作渴

川連 梔子 生地 川芎 當歸

白芍 連喬 甘草 金銀花

加味解毒湯 治瘡疽實熱大痛不止

黃芪鹽水炒 當歸酒炒 白芍炒 黃芩炒一 川連炒

黃栢炒 連喬 梔子 炙草 水煎服痛即止

神功內消散新方

當歸 白芍 白芷 乳香 金銀花

甘草 花粉 皂刺 防風 川山

明膠散 治瘡疽使毒不內攻不傳惡症有益無損

黃明膠四兩 用黃酒一碗重湯燉化服至醉

明膠飲 治一切瘡疽痈毒

黄明膠蛤粉炒珠 粉甘草各一兩 橘紅五錢

護心散 解金石砒硫發疽之毒

菉豆粉一兩 明乳香半兩研細 生甘草煎湯調服

蠟礬丸 能消毒排膿托裏護心止痛生肌

淨黃蠟四兩 溶化離火入明淨白礬末一兩為丸每服二錢淡塩湯下

千金化毒丸 治諸惡毒

白礬末三錢米糊丸用葱白七莖煎湯送下腫痛俱退

苦參丸 治一切瘡疽毒瘡焮腫作痛或煩躁不寧

苦參末 米糊丸每服三錢溫酒下

濟陰湯 治瘡毒純陽發熱腫痛

連翹　梔子　丹皮　銀花　川連

黄芩　白芍　甘草　若大便秘加大黄

地骨皮散　治瘡疽氣虚内熱煩渴不寧

人參　黄芪　生地　茯苓　地骨皮

柴胡　石羔　知母

苦參丸　治遍身搔痒癬疥瘡瘍

苦參四兩　玄參　黄連　大黄　獨活

防風　只殼　梔子　黄芩　菊花各等分

清涼飲　治瘡疽熱毒熾盛大便秘結　即前連翹消毒飲

忍冬酒　治諸癰毒

忍冬藤鮮者五兩 乾者二兩 大甘草節一兩 酒水各半煎服

金銀花酒 治一切瘡疽發背疔瘡喉痺等症

金銀花藤葉搗爛取汁半鍾和熱酒半鍾溫服

槐花酒 治瘡毒濕熱之功最為神速惟胃寒者不宜服

槐花四兩炒微黃 乘熱入酒二鍾煎十餘滾去渣熱服

遠志酒 能托散諸毒治女人乳癰尤效 用滓敷患處

遠志去心為末每服三錢用熱黃酒調覆少傾澄清飲之

四順散 治肺癰吐膿五心煩熱壅悶欬嗽

川貝母 紫菀 桔梗 甘草 如欬嗽加杏仁

解毒散 治肺癰發熱煩渴脈洪大之症

桔梗 甘草 黄連炒 黄芩炒 黄栢炒 山梔炒

四味排膿散 治肺癰吐膿五心煩熱壅悶欬嗽

人參 黄芪 白芷 北五味

夏枯草湯 此生血治瘰癧之聖藥

夏枯草六两 煎濃膏服並塗患處多服益善

生地黄丸 治師尼寡婦室女内多鬱火乍寒乍熱頸間結核

生地一两酒拌杵膏 秦艽 黄芩 柴胡各五錢 赤芍一两 每服五錢

右爲末入地黄膏加煉蜜爲丸烏梅湯吞送月進二服

昆布丸 治項下結囊欲成癭者

昆布酒洗 海藻酒洗 各等分爲末煉蜜丸彈子大含化嚥之

白芷散　治風濕血燥手掌皺裂遍身腫塊頭面生瘡膿水淋漓

白芷　荆芥　羌活　防風　柴胡

黄芩　川連　甘草　牙皂　蔓荆子

胡麻散　治風熱瘾疹搔痒

胡麻一两二錢　苦參　荆芥　首烏各八錢　靈仙　防風

菖蒲　牛旁　甘菊　蔓荆　蒺藜炒各六錢　炙草

右為末每服二錢食後薄荷湯調服清茶亦可

當歸飲　治風濕血熱瘾疹痛痒膿水淋漓瘡疥發熱等症

當歸　川芎　白芍　生地　白蒺藜　黄芪

甘草　荆芥　防風　何首烏

當歸散　治風毒血熱頭面生瘡赤腫成塊瘾疹搔痒膿水淋漓

當歸　川芎　羌活　白芷　荊芥　防風

升麻　牛蒡　連翹　川連　黄芩　甘草

一掃散　治癬疥　共爲末蜜水調服三錢或蜜丸茶清送下

防風　荊芥　薄荷　苦參　骨皮各等分　甘草減半

蛇床子散　治一切風癬疥癩搔痒膿水淋漓

蛇床子　獨活　苦參　防風　荊芥　枯礬

銅綠各一兩二錢另爲末　共爲末和勻麻油調搽

換肌消毒散　治楊梅結毒時瘡不拘初起潰爛拘攣疼痛皆效

土茯苓一兩　當歸　白芷　皂角刺　薏仁　木瓜各一錢半

白鮮皮　甘草五分　金銀花　木通各一錢　水煎服

伏苓膏　治楊梅瘡并治瘋毒

當歸　生地　熟地　白蒺藜　羌活　連喬　甘草

木通各三錢　土茯苓半斤　爲粗末用沙鍋水煎取汁熬膏輕者五六料重者十料全愈

加味托裏散　治懸癰不消不潰

人參　黄芪　甘草　當歸　川芎　白芍

麥冬　柴胡　黄栢　知母　金銀花

痔漏腸紅方　每服一錢空心酒送下

川連酒炒一兩　百草霜一兩　烏梅肉一兩用酒蒸爛　共三味同搗爲丸

地榆散　治血痔　地榆爲細末每服三錢食前米飲調下

猪臟丸　治大便痔漏下血

猪大腸一條　槐花炒爲末塡入腸內兩頭扎定瓦器內米醋

煮爛搗和加米糊爲丸每服三錢食前米飲下或當歸酒下

秘傳正骨丹　治跌打損傷骨折血瘀用此可續筋骨

降香　乳香　沒藥　蘇木　松節　自然銅醋煆七次

川烏包　血竭各一兩　地龍去土酒浸烘乾　生龍骨各一錢　土狗十個浸油內死烘乾

同爲末每服五錢用酒調服後仍服後藥

養元湯新方　治元氣虛弱膿毒不化及潰後膿水淋漓久不收口之症

人參　黃芪　白朮　炙草　當歸

川芎　肉桂　白芷　厚朴

没聖降聖丹　治跌打損傷接續筋骨

當歸　白芍　川芎　生地　蘇木　川烏炮　骨碎補炙

乳香另研　没藥另研　自然銅火煅醋淬十次為末各一兩

花蕊石散　治撲打損傷腹中瘀血脹痛欲死服之血化為水

硫黃明淨四兩　花蕊石二兩　共為末用紫泥礶盛貯鹽泥封固

煅之候礶冷取出每服一錢童便調下

復元活血湯　治跌打損傷瘀血流脇痛悶小腹脹痛及便毒初起腫痛

柴胡　天花粉　川山甲炒　當歸　大黃酒炒　紅花

甘草　桃仁去皮尖　酒水各半煎服以利為要

當歸導滯湯　治撲跌瘀血在內胸腹脹滿便秘或喘咳吐血

大黃　當歸各等分　共爲末每服三錢溫酒下氣虛加肉桂

稀薟酒　治破傷風邪入於臟者傾刻發脹遲則不救

稀薟草一兩　酒水各半煎服破蓋緩臥少頃即可消散

浮萍散　治風癬疥癩

浮萍四錢　荊芥　川芎　麻黃　當歸　赤芍

甘草各二錢　葱白三根豆豉一撮　水煎服汗出爲度

苦參酒　治癩風及瘡疹疥癬最多者

苦參五斤　用好酒三十斤浸一月口服不絕即痊

保安萬靈丹　治一切瘡疽痒毒風濕流注未成服之即消

蒼朮八兩 羌活 荆芥 防風 麻黃 石斛 天麻
當歸 甘草 何首烏各一兩取汁熬膏 川芎 全蝎 北細辛
川烏 草烏各一兩 雄精六錢 硃砂六錢為衣 共研末和膏為丸
每重二錢用大葱白九枝煎湯下覆蓋出汗為效

太乙紫金丹

山慈菰二兩 文蛤三兩 千金子一兩佳去油 白色紅芽大戟一兩五錢 雄精三錢
射香三錢 共研細末糯米濃煮飲為丸分作四十錠

觀音救苦丹 臨受刑早一刻服

無名異三兩 乳香 沒藥各一兩 共為細末每服五錢燒酒調服

神仙隔蒜灸法 治一切癰疽瘡毒大痛或不痛或麻木等症

大蒜頭去皮切片三分厚安瘡頭上 用艾壯於蒜上灸之五壯換蒜復灸

神效葱熨洗法 治一切風濕流注寒襲經絡肢體腫塊筋攣骨痛或麻木作癢並跌撲損傷爲止痛散血消腫之良法

葱白一大把 搗爛炒熱敷患處冷卽再換熱熨數次痛卽止

神仙薰照方 雄黃 硃砂 眞血竭 沒藥各一錢 射香二分

右共研細末用綿紙捲爲粗撚約長尺許每撚中入藥三分畏定以眞麻油潤透點灼照瘡上須離瘡半寸許自紅暈外圈周圍徐徐照之以漸將撚收入瘡口上自然毒隨氣散或用葱白煎湯薰洗傷處亦妙

神效洗藥散 洗陰濕諸瘡

蛇床子二兩 朴硝一兩 用水煎數沸洗瘡拭乾傪生肌散

大黃揭毒散 敷熱壅腫毒

大黃一兩五錢 白芨一兩 朴硝二兩 共爲末水調搽乾則潤之

二黃膏 敷一切腫毒熱浮在外或時氣熱壅者

黃栢 大黃各等分 右爲末用醋調傅如乾用水潤之

廻陽玉龍膏 治一切陰疽發背腫硬肉色不變並風濕冷痺

草烏 赤桂各五錢 羌黃炒 南星 白芷 赤芍炒各一兩

右爲末葱湯或熱酒調塗

乳香定痛散 治瘡疽潰爛痛不可忍諸藥不效者

乳香 沒藥各二 寒水石煅 滑石各四 冰片一分 爲細末敷患處

立效丹 此潰膿藥外科不可缺

蟾酥 硼砂 輕粉 巴豆各五錢 蝸牛二箇 射香一分

先將巴豆研如泥次入蝸牛射香再研後入各藥研極細以小磁瓶收藏每用少許以乳汁化開先用針輕撥破毒頭挑藥末米粒許納瘡口上外用膏貼之

生肌散 治瘡口不合 木香 輕粉各二錢 黃丹 枯凡各五錢

右爲細末用猪胆汁拌勻晒乾再研細摻患處

熊胆膏 治痔痛極效 熊胆五分 冰片一分 研細用井花水調用雞翎攪汁掃痔上

又方 猪胆一箇 朴硝三錢 和勻調掃痔上

枯痔水澄膏 敷痔護肉 鬱金 白芨各一兩 共研細末

用蜜水調塗穀道四邊好肉上留痔在外以紙蓋藥上良久用枯藥搽痔上仍用筆蘸溫水於紙上潤之勿令乾及四散

好白礬四兩 生信石二錢五分 硃砂一錢研極細 右各研爲細末

先將砒入紫泥罐底次將礬末蓋之用火煅令烟盡將研爲極細末磁碗收貯看痔頭大小置末於掌中入硃砂少許以唾調稀用搽痔上周遍一日三上看痔色焦黑爲效有黃水出爲妙至中夜上藥一遍來日依然上三次有小痛不妨換藥以溫湯用筆輕洗去舊藥更上新藥仍用護肉藥間用三兩日黃水出將盡自然結靨痂落

如神千金方 治痔無有不效

好信石三錢 淨白礬一兩[illegible] 飛黃丹五錢 全蝎七個洗淨瓦焙乾爲末 草烏去皮生研五錢

右信石白礬用紫泥罐照前法煅煉烟盡爲度待冷研爲細末另黃丹草烏全蝎三味同研極細和匀以磁罐收貯如欲敷藥先煎甘草湯或葱椒湯洗淨患處然後用生麻油調藥用鵝毛掃藥痔上每日三次黃水去淨更搽生肌之藥

封口藥 凡損傷皮肉破裂者以此封之若欲消腫散血合口加血竭乾摻之

牡蠣煅 赤石脂生用 紅丹各等分 共爲細末香油調塗瘡口

一金瘡出血不止 牛胆一個入石灰懸風陰乾研細摻之卽止

金瘡降眞散 無論諸傷血出斷折接破處夾縛定神效

降眞香 松香 文蛤 三味各等分爲細末

金瘡灰蛋散　治金瘡出血不止及久年惡瘡

石灰研細　雞蛋清和成餅為度　煅過候冷研細遇金瘡摻之

若多年惡瘡以姜汁調敷

桃花散　治金瘡並一切惡瘡

黃丹　石膏煅各等分　共研細末摻傷處

一損傷骨折者先須整骨使正隨用川烏草烏等分為末以生姜汁調貼之夾定然後服藥無有不效

一刀傷磕撲腫痛或出血用葱白搗爛炒熱敷患處葱冷再易

罨跌打夾棍傷　生姜　酒糟各一斤　同搗爛炒熱敷傷處

一拶傷手指者用皂礬二兩　砂鍋內水熬滾將手熏洗良久血活痛止

錦紋川大黃一兩 冰片二分另研 共為末和勻調涼水敷杖處即時止疼

隔紙白膏藥 真石灰一升 用水二碗和勻候一時許用面上清灰水澄入碗內加樟片三錢 麻油對分和水竹攪百轉自成稠膏隔薄紙塗一二日腫消青紫退用葱湯洗淨另搽玉紅膏

破傷風敷藥 治撲跌破損傷風腫痛者

南星 半夏 地龍各等分 共為末用生姜薄荷汁調搽患處

梅花白癩方 香油二碗 入雞蛋黃三枚熬焦去渣慢熬油至一碗雄精一錢 白礬二分 川椒五分 共為細末入油內熬熟收貯候用

每用豬毛湯熱洗瘡垢搽油三五次即愈

一治小兒頭面患瘡膿汁作痒痂厚者名曰枯瘡

松香 枯礬 宮粉 飛丹各等分 共爲細末麻油調敷

一治作痒出水水到即潰者名曰黃水瘡

菉豆 松香各等分共爲細末麻油調敷

又方 益元散加枯礬少許以麻油調敷

又新方 石膏煅爲末二兩 文蛤煅存性爲末一錢 共和勻乾擦摻患處

諸癬疥頑瘡方 油核桃 大楓子 腦片 水銀各等分共研勻擦之

一方頭上生瘡日久濕爛着以梔子油搽之

紫白癜風歌紫癜白癜一般風 附子硫黃最有功 薑汁調勻茄蒂擦 若經三度永無踪

又歌曰紫癜白癜兩般風 水銀輕粉最成功 生姜搗取自然汁 只須一擦便無踪

凍瘡方 松香淨末 黃蠟 麻油各一兩 共三味溶化搽患處

治湯火傷　用皂礬研細和冷水澆傷處能令其腫即消其疼立止

又方　用石膏末香油調敷即愈

赤石脂散　治湯火傷肉爛赤腫疼痛

　赤石脂　寒水石　大黃各等分　共爲細末冷水調敷

治陽火傷瘡　雞蛋黃熬油調糊粉敷之

治湯火傷止痛生肌　大黃　當歸各等分爲末　麻油調搽乾摻亦可

琥珀膏貼瘰癧積瘤塊　大黃　朴硝各一兩　爲末以大蒜同搗膏貼之

火龍膏　治風寒濕毒所襲筋骨攣痛及濕痰流注經絡壅痛不能行走並治鶴膝歷節風　攤貼患處

　生薑八兩取汁　乳香　沒藥各五錢爲末　麝香一錢　黃明膠二兩

先將姜汁並膠溶化方下乳香沒藥調勻候溫下射香成膏

三仙散　治走馬牙疳腐爛即死

溺桶中垢白煅一錢 銅綠二分 麝香一分 共研細末敷齒上不可多

取牙不犯手　每用少許點在患牙內外一時其牙自落

草烏 蓽撥各一錢五分 川椒 細辛各三錢 共爲細末

金鎖匙　治風熱喉痺乳蛾及纏喉風

牙硝一兩五錢 硼砂五錢 雄精二錢 白姜蚕一錢 冰片五分 共研細末密封

如意金黃散新方　敷無名腫毒

大黃三兩 黃栢二兩 白芷 姜黃 生南星 生半夏各一兩 共研細末

樟腦五錢 風化硝一兩 共擂勻用燒酒調敷或冷水亦可

癬瘡方　大風仁　木鱉仁　蛇床子各五錢　水銀三錢共研爲末

竹刀刮去瘡痂花椒湯洗淨外用麻油熬成珠調藥末搽

汗斑方　密佗僧　硫黃各三錢　雄精一錢　人言五分共爲末用茄汁調

茄蒂蘸搽三日內不沐浴方妙

癬瘡獨聖散新方　苦參爲末用老醋調搽

綉毬丸　治一切疥癩

樟腦　輕粉　川椒　枯礬　水銀　雄精各三錢　楓子肉百枚另搗

共爲細末和風肉研勻加桕子油五錢拌研爲丸如龍眼大上搽瘡

蛇床子散　治一切風癬疥癩搔痒膿水淋漓

蛇床子　獨活　苦參　防風　荊芥各三錢以上共爲末

枯礬 銅綠各一兩 二味另爲末共煎末和勻麻油調搽

金黃散 敷天泡濕熱痔瘡

滑石二兩 甘草二兩 枯凡一錢 共爲末搽敷治肥瘡大效

或加菉豆末以治濕熱肥瘡更妙

生肌收口摻藥 鯽魚一尾去腸實以羯羊糞烘燥爲末乾摻之

諸瘡一掃光新方

苦參半斤 黃栢一兩 生南星二兩 共爲細末聽用 荊芥 防風

蛇床子 蒼耳子 地膚子各四兩 苦參半斤 黃栢二兩 共熬取汁

生姜汁一碗 酸醋一碗 加汁共煎末拌勻晒乾 文蛤煅末五兩 川椒

枯凡 硫黃 雄精 水銀 輕粉各一兩 白信三錢 松香四兩

共為末聽用　麻油一斤入風子肉四兩木別肉四兩油核桃肉二兩杏仁一兩共搗爛入生蒜仁四兩同熬焦撈去渣隨入雞蛋黃十枚豬骨髓半碗同熬　去渣入熟豬油半斤桕子油四兩溶化將前末入內攪勻取起候略涼時入樟腦一兩和勻收貯擦瘡上

治濕癬頑瘡年深日久膿水淋漓不愈新方

五倍子煆存性　為末加樟腦少許用麻油調搽

梅花點雪丹　治頑癬瘡癬

五倍子研末　莧砂　石灰　風化硝各一兩　豬胆汁熬成膏入樟腦一二錢

生肌膏　白臘四錢　黃臘　乳香　沒藥　象皮各一錢　鉛粉一兩

用豬鬃熟油熬成候涼入冰片三分

隔紙膏　治爛瘡膿水淋漓久不收口者

香膠二兩　銅綠五錢　白臘五錢　共研末茶油調攤隔紙貼患處

打毒膏新方

大黃　黃栢　黃芩各二兩　九里明　金櫻根　三七葉各一大把

取汁拌上藥晒乾八桐油一斤浸三日熬去渣下乳香沒藥各一兩

溶化濾淨下黃丹十二兩膏成隨下火秧樹汁一茶杯樟片二兩攪勻

風玉龍膏新方　治一切風濕頑痺麻木下元虛冷婦人經水不調痞塊腹疼瀉痢

良姜　川烏　草烏　南星生用　以上取　當歸各六兩　麻油三斤浸五

日熬去渣隨下乳香　沒藥各二兩　溶化濾淨下黃丹一斤五兩熬

成膏取起候涼下姜粉　樟片各三兩　攪勻收貯　白芷

細辛 胡椒 牙皂各三兩 共研末

接骨丹

正豆粉四兩炒三次研三次 乳香 沒藥各一兩共研末

射香三分研末擂勻 用太和燒酒調敷夾定

紫霞膏新方 治瘰癧頭頸軟癤並日久頑瘡臁瘡膿水淋漓等症

防風 荆芥 當歸 生南星 木鱉肉 草麻仁各一兩

麻油一斤入藥浸春三日冬五日始熬至藥渣焦枯浮面撈去

下松香四斤熬化次用銅綠四兩熬化下乳香沒藥各一兩溶化用

麻布濾過入鍋內慢火熬滾下 四芷末二兩 五倍子煅末存性二兩

攪勻取起候涼入樟腦二兩交勻收貯聽用

太乙紫微膏新方 凡開此膏用滾水泡溶攤開或用日晒溶宜忌火

川烏 草烏 當歸 蘇木 木鱉肉各四兩 赤芍 三稜
莪朮 防風 續斷 蒼朮各三兩 苧麻根一斤 老姜 生葱
生大蒜各一斤 萆麻仁半斤 各搗爛入麻油四斤浸五日文武火熬
用桃枝柳枝攪熬至渣浮撈去下明淨松香半斤乳香沒藥各二兩
溶化用青紗濾過淨油熬下熟豬油半斤溶化大下栢子油
四兩溶化下藥末 生南星八兩 生半夏四兩 白附子 白芷
細辛 胡椒 白芥子 枯礬 銅綠 雄精各一兩 五倍子
煆末二兩 烏梅煆末一兩 佗僧一兩 百草霜二兩 以上共研為細末下油內
慢火熬下丹和成取起候涼下樟冰半斤麝香隨用密收任用
此方治陰瘡並瘡口久潰不生肌肉甚效

八八針 灸一切風損麻木頑痺 每用米粒大隔薄姜片灸

硫黃三錢 射香一分 冰方五厘 百草霜二分 共冰射為末

先將硫黃用三個瓦燈盞分開煮溶取起入冰射末攪勻倒攤紙上分取收貯

九龍針

硃砂 白硃砂各二分 硫黃三分 川烏 草烏 雄黃 白附子

鬧楊花各一錢 射香一錢 共為細末用艾茸薄鋪紙上藥末鋪在

艾上做筒捲實封固遇患處隔紙七八層近照灸之

打毒清涼膏新方 治陽瘡發熱燃腫疼痛用此貼之加水別仁四兩川山甲二兩

南星生四兩 石灰水飛過晒乾四兩共研末聽用 三七葉 地捻 九里明

芙蓉根葉各一大把共搗取汁浸前末晒乾 黃芩 黃栢 生大黃各六兩

苦參半斤共熬汁浸末晒乾 風化硝半斤 和猪胆二十個取汁拌硝和前末晒乾 五倍四兩研末交勻茶油三斤浸前油三日熬至渣浮濾淨油放熬至不散 鉛丹水飛淨一斤二兩 和油熬至成膏下前末熬勻取起下熟猪油二兩 樟片二兩 攪勻傾入水盆候冷取起收貯聽用

生肌白玉膏新方 白芷四兩 乳香 沒藥 象皮 白臘 五倍石灰水飛之一兩猪胆浸晒乾 木香 樟片各一兩 血竭一兩 兒茶五錢 共研細末 茶油一斤半 當歸六兩浸油三日熬至渣枯濾淨油下鉛粉炒熬成膏下熟猪油四兩 黃蠟一兩熬化 下前末和勻取起傾入水盆候冷收貯任用